医療安全

石井トク／編著

患者を護る看護プロフェッショナル

医歯薬出版株式会社

＜執筆者一覧＞

●編　集
石井　トク　岩手県立大学名誉教授

●執　筆
増田　聖子　弁護士　増田・横山法律事務所
石井　トク　編集に同じ
細江　達郎　岩手県立大学名誉教授
井上　都之　岩手県立大学看護学部　准教授
山名　泰子　盛岡繁温泉病院　副院長兼看護部長
友納　理緒　弁護士　土肥法律事務所
山内　一史　岩手県立大学看護学部　教授

（執筆順）

This book was originally published in Japanese under the title of :

IRYOUANZEN
KANJA-WO MAMORU KANGO PUROFUESSHONARU
（Patient Safety; a professional role as a nurse）

Editor:
ISHII, Toku
　Emeritus Professor, Iwate Prefectural University

© 2015 1st ed.

ISHIYAKU PUBLISHERS, INC.
　7-10, Honkomagome 1 chome, Bunkyo-ku,
　Tokyo 113-8612, Japan

序

　日本の医療は，激動の渦中にある．その背景の1つは，少子高齢社会の加速である．2008年の1億2808万人をピークに減少期に入り，2040年には全国の半数近くの市区町村において20歳から39歳の女性の数が半減し，2060年には日本の人口は8700万人に落ち込むという．

　2つめは，科学・技術・情報科学の急速な進化である．IT技術の進展は，単なる通信手段だけではなく，医療においても医療機械・医療器具等の開発が急速に進んでいる．技術の進化は，医療に多大な恩恵を与えている一方，使う側の人間が医療機械に依存する傾向が認められている．患者を診ずに，機械が示すデータで判断し，時にはコンピューターの入力に集中し，患者の顔をみない等の様相を呈している．手術様式の新たな開発や新薬の開発など，医学は進歩を続け治療が可能な疾病も増えたが，一方で，患者の価値観も多様になるなかで，コミュニケーション不足等で表出したのが「医療事故」である．

　患者の安全を確保するためには，医療に携わる者のチームワークが不可欠である．①医療の複雑性と専門分化の増加，②高齢者と複合的疾患の増加，③慢性疾患の増加，④周産期に関する母子，⑤労働力の不足，⑥安全な労働時間の確保，⑦看護職員の多様性，などの要因から効果的なチームワークの重要性が高まっている（WHO「患者安全カリキュラムガイド：多職種版2011」より）．

　日本では，『医療・看護・福祉等の専門職が患者（受益者）の問題を共有し目標に対する協動がなければ機能しない．また，「理論を臨地に活かさなければ，無きに等しい」』などを勘案して「看護師等の人材確保の促進に関する法律（1992（平成4）年11月）」が制定された．

　本書の表題を「医療安全－患者を護る看護プロフェッショナル」としたのは，このようななかで，今こそ，看護師（保健師・助産師）等が，看護専門職として実践の成果を評価・公表する時と考えるからである．

　医療法が改正され，「医療の安全の確保」に伴い，多職種によるチームワーク（協働）が始まっている．その中心的役割を担うのが看護師である．【4章　看護学教育とチーム医療およびコミュニケーション】では安全教育とコミュニケーションの重要性を示している．保健師・助産師・看護師の専門職としての条件，果たすべき役割などについては【第6章　看護プロフェッショナルとしての安全教育と社会的責務】で述べた．なお，診療の一部を担う職種に課せられている守秘義務と違反と罰則等を参考資料として示した．

　また，長年の懸案であった「特定看護師」は，当初の理念と異なるが，研修が2015年10月に開始となった．

新たな「医療事故調査制度」の開始も同時期である．【第1章　医療安全の動向】では，法的知識と，新たな医療事故調査制度を説明した．本制度は，①医療行為に起因する，②予期しない，（まさか死亡するとは思わなかった）（注：予測ではない）患者の死亡と死産に対して医学的に調査する制度である．科学の進歩は，新たな技術をも生み出すので，安全の確保から予防につなぐ重要な調査といえる．

　医療従事者の失敗からの学びは不可欠であり，各医療施設でのミスを調査し，そこから学びを得ることは，この制度の開始によりむしろ重要となってきている．システムの改善だけではなく，失敗の分析は予測能力を高めるからである．なお，日本医療機能評価機構への報告は従来通りである．

　医療事故の民事訴訟の目的は，患者に生じた被害をいかにして救済するかということである．したがって，賠償能力の高いもの「ディープ・ポケット（Deep Pocket）」を持っている者は誰かという観点から被告が選ばれる．つまり，民事訴訟では賠償保険加入の有無が，大きな影響を持っているといえる．また，民事訴訟法の固有な原理である「処分権主義」つまり，原告は，被告を決定できる．両者の争点以外の事柄は審理・判断はしない，ということである（小西知世・他：点滴静注ミス事件（その2）．看護管理，11（5），2001）．そのような法の縛りと「医療の質」を分析することは別の問題である．

　参考資料として示したが，「新千年紀の医療プロフェッション：医師の憲章」においてもプロフェッショナルとしての一連の責務が示されているように，看護がプロフェッションとしての在り方・本質を振り返り，顧みることの一助に，本書が役立てば編者として望外の喜びである．

2015年秋　　　編者　石井トク

医療安全　患者を護る看護プロフェッショナル

第1章　医療安全の動向　（増田聖子）　　1

1　はじめに ……………………………………………………………………………………… 1
　1）医療安全と医療事故，医療過誤 ……………………………………………………… 1
　2）モデル事例 ……………………………………………………………………………… 1
2　医療安全と医療事故 ………………………………………………………………………… 3
　1）安全で質の高い医療を受ける権利 …………………………………………………… 3
　2）医療安全は国の責務である …………………………………………………………… 4
　3）医療安全は，病院等の管理者の義務である ………………………………………… 4
　4）医療安全元年：1999（平成11）年　以後の取り組み ……………………………… 4
　5）主な医療安全に関連する取り組み …………………………………………………… 8
3　医療過誤と法的責任 ………………………………………………………………………… 15
　1）はじめに：結果責任は負わないこと ………………………………………………… 15
　2）医療過誤によって医師や看護師らが負う3つの法的責任 ………………………… 15
　3）民事上の責任 …………………………………………………………………………… 15
　4）刑事上の責任 …………………………………………………………………………… 16
　5）行政上の責任 …………………………………………………………………………… 17
4　医療事故，医療過誤の解決のあり方と医療訴訟 ………………………………………… 18
　1）医療事故の被害を受けた患者らと医療事故に関わった医師，看護師らの思い … 18
　2）医療事故，医療過誤の紛争解決のあり方 …………………………………………… 20
　3）医療訴訟の現状 ………………………………………………………………………… 21
5　むすび ………………………………………………………………………………………… 23

第2章　事例（判例）から看護の質を評価する　　24

1　看護の視点とヒューマンエラーの背景から　（石井トク／細江達郎） ……………… 24
　1．横浜市立大学病院患者取り違え事件 ………………………………………………… 24
　2．バイブレーター使用による乳児のうつ伏せ事故 …………………………………… 34
　3．出産後の疲労から母乳授乳中に起きた新生児の呼吸停止 ………………………… 38

4．「カンガルーケア」による新生児の低酸素脳症による重度後遺障害 …………… 45
　　5．浣腸の方法を誤ったことによる介護老人保健施設入所者の死亡事故 ………… 54
　　6．介護付有料老人ホームで，施設から贈られた芳香剤を誤嚥し，誤嚥性肺炎で死亡 ……… 59
　　7．高齢者の転倒・転落防止に対する「拘束」事例 ……………………………… 67
　　8．左右間違いの事例 ……………………………………………………………… 75
　2　ヒューマンエラーの背景―心理学からの説明（細江達郎）………………… 78
　　1）異なるアプローチのレベル …………………………………………………… 78
　　2）知覚・認知・判断・動作過程のミス ………………………………………… 80
　　3）他者，集団，組織の問題性：ミスや事故にどう関わるか …………………… 81
　3　異常事態の心理学（細江達郎）……………………………………………… 87
　　1）異常事態の心理学的特徴 ……………………………………………………… 87
　　2）異常事態への対処(1)：どうにかなる ………………………………………… 88
　　3）異常事態への対処(2)：どうにもならない …………………………………… 89
　　4）異常事態の対人的，集団的特徴 ……………………………………………… 90
　○　医療安全に係わる心理学 用語解説（細江達郎）…………………………… 93

第3章　臨床で遭遇する安全と倫理のジレンマ（石井トク）　102

　1　人の誕生 ………………………………………………………………………… 102
　　1）生殖補助医療と結果の多様性 ………………………………………………… 102
　　2）親子関係とわが国の文化 ……………………………………………………… 105
　　3）新出生前診断 …………………………………………………………………… 108
　2　エンド・オブ・ライフ ………………………………………………………… 110
　　1）延命治療の中止 ………………………………………………………………… 110

第4章　看護学教育とチーム医療およびコミュニケーション　　115

- 1　看護学教育と安全教育（石井トク）　115
  - 1）安全教育の視点　115
  - 2）チーム医療とコミュニケーション　119
  - 3）事故発見のパターンと対応　132
- 2　看護基礎教育における医療安全のためのコミュニケーション教育（井上都之）　134
  - 1）はじめに：医療安全におけるコミュニケーションの重要性　134
  - 2）アサーティブトレーニング　135
  - 3）コーチング（医療安全コーチング）　140
  - 4）医療安全に関わる看護学実習における学生指導の課題　145

第5章　事故発生時・発生直後・その対応—同様な事故を繰り返さないために　　149

- 1　看護管理者に求められる能力（山名泰子）　149
  - 1）看護職の基本的責務の明文化　149
  - 2）事故発生時の対処と事故後の対応の備え　150
  - 3）事例からの学び　150
  - 4）医療事故発生時の対応　162
- 2　事故当事者の法的支援（友納理緒）　163
  - 1）法的対応　民事／刑事その他　163
  - 2）行政処分について　172

第6章　看護プロフェッショナルとしての安全教育と社会的責務（石井トク）　　178

- 1　専門職の条件　178
  - 1）保健師助産師看護師法制定の経緯と概要　178

2）看護師資格を有する「保健師」と「助産師」 …………………………… 181
　　3）看護師の業務 ………………………………………………………………… 190
　　4）高度看護教育と実践力 ……………………………………………………… 193
　　5）専門職とは―反省的実践家 ………………………………………………… 196
　　6）これからの看護専門職の責務 ―ケアリングの可視化 ………………… 198
　2　これからの看護学水準と看護水準 …………………………………………… 203
　　1）看護師の注意義務 …………………………………………………………… 203
　　2）一般的基準（客観的基準） ………………………………………………… 203
　　3）具体的基準 …………………………………………………………………… 204

第7章　医療安全に役立つ看護情報学の知識と技術 〈山内一史〉 207

　1　患者情報をミスなく扱うための基礎知識と技術 …………………………… 207
　　1）「データ」と「情報」の違い ……………………………………………… 208
　　2）パソコンを用いた正確迅速な「データ」処理 …………………………… 209
　　3）ワークフローの「見える化」 ……………………………………………… 213
　2　患者情報漏洩防止のための知識と技術 ……………………………………… 215
　　1）データ保護の3つの下位概念 ……………………………………………… 215
　　2）プライバシー保護の新しい概念 …………………………………………… 216
　　3）個人情報保護法の成り立ち ………………………………………………… 216
　　4）患者情報漏洩防止のための基礎技術 ……………………………………… 218

参　考　資　料

- 別表a　看護師等のコメディカルの医療行為に伴う守秘義務と罰則等の規定 ……………… 223
- 別表b　医療法の改正に伴い，医師はじめ医療に従事する24職種の業務等の一覧 ………… 224
- 新千年紀の医療プロフェッション：医師の憲章 ……………………………………………… 230

索　引 …………………………………………………………………………………… 233

第1章　医療安全の動向

1　はじめに

❶　医療安全と医療事故，医療過誤

　身体の具合が悪いとき，医療機関で診察を受けて疾病の有無などを診断して疾病を治療してもらいたい，痛みや苦しみから解放してほしい，痛みや苦しみを緩和してほしいと願う．現在のわが国では，こうした願いから多くの人々が医療を受けている．そして，その結果，多くの人々が健康を回復したり，痛みや苦しみから解放されたり緩和されるなどして，大きな恩恵を受けている．

　このように，現在のわが国において，医療は，人々の生活や人生に必要不可欠である．医師や看護師，薬剤師などの医療従事者（以下，「医師や看護師ら」とする）は，このことを生きがいに医療に取り組んでいるに違いない．患者は，そのような医師や看護師らに感謝し，尊敬の念を抱いている．これが，まさに「医療の光」の部分であり，あるべき医療の姿である．

　ところが，なかには，医療を受けたために予想外の悪い結果に至ることがある．このように，医療行為（診断，治療，看護，調剤，患者管理など）を原因として患者に思いがけない被害を発生させたことが**医療事故**である．ときには，その被害は死亡や重篤な後遺症など，患者の生命や人生を左右することもある．これが，「医療の影」の部分である．

　このような医療事故は，可能な限り防止し，安全で質の高い医療を実現したい．これが，市民，患者，医師や看護師らのすべての願いであり，そのための取り組みが**医療安全**である．

　そして，医療事故のうち，その原因が，医師や看護師らの過失にある場合が**医療過誤**である．医療過誤においては，これによって発生した患者らの被害をどのように救済し，医療機関や医師や看護師らとの紛争をいかに解決するかも重大な問題となるのである．

　本章では，この医療安全と医療事故，医療過誤と法的責任，紛争解決のあり方などの概要について，解説する．

❷　モデル事例

　最初に，モデル事例を掲示する．

> **モデル事例**
>
> 太郎さん70才．子供たちは成人して別居しているため花子さんと二人暮らし．
> 太郎さんは，肺炎と胸膜炎のために，Y病院に入院していたが，まもなく退院できる見

込みとなっていた．

　12月11日，午後9時過ぎ，太郎さんに，突然39.4度の発熱が認められたため，A看護師が当直のX医師に連絡し，X医師が診察した結果，高熱のため解熱剤を処方することとなった．
　しかしながら太郎さんには，通常の解熱鎮痛剤を投与すると，重症の喘息発作をきたすアスピリン喘息があるため，X医師は，解熱消炎作用もある副腎皮質ホルモン剤を点滴で投与する方針とした．
　そこで，X医師は，副腎皮質ホルモン剤のひとつであるサクシゾンを，電子カルテから処方しようと考え，3文字入力の「サクシ」と入力したところ，Y病院にはサクシゾンが備えられていないため，画面には筋弛緩剤のサクシンの1剤のみがヒットした．
　X医師は，画面に表示された薬剤をサクシゾンであると思いこんで処方してしまった．X医師は，この病院に転勤してきて，まだ，ひと月であった．

　この処方をみたZ薬剤師は，薬剤の量は，通常の使用量を逸脱していないと判断し，調剤を行った．
　B看護師が薬剤部に薬剤を取りに行き，Z薬剤師から薬剤を受け取った．
　太郎さんに投与を実施することになったC看護師は，B看護師から薬剤を受け取り，アンプルを見て筋弛緩剤であることに気づいたので，X医師に「サクシンって，どれくらいの時間をかけて投与したらいいんですか？」と尋ねたところ，サクシゾンと聞こえたX医師は，「15から20分かけて」と答えた．

　午後9時40分ころ，C看護師は，指示された方法で，太郎さんにサクシンの投与を実施した．
　その後，太郎さんの病室を訪ねたA看護師は，「呼吸平静．入眠中」とカルテに記載した．

　午後11時45分に，A看護師が病室を訪問したときには，太郎さんは意識がなく，呼吸停止状態だった．直ちに他の看護師を呼んで，心臓マッサージを開始するとともに，X医師に，「サクシンを投与して意識がなく呼吸も停止しているようなんです」と連絡した．X医師は，投与された薬剤がサクシンであることに驚き，太郎さんのもとに駆けつけて，看護師らとともに心臓マッサージを続け，気管内挿管し，心肺蘇生のため，ボスミン等の薬剤を投与するなどの救急蘇生措置をした．しかし，翌12日午前1時45分に，太郎さんの死亡が確認された．

モデル事例は，2008年に発生した医療事故をモデルに構成した事例である．

①まず，患者や家族の気持ちを考えてみよう．

このような形で，突然死亡することになった太郎さん，妻の花子さんや，お子さんは，どのような気持ちで何を願うであろうか．

②次に，この事故に関わったX医師やA～C看護師，Z薬剤師の気持ちを考えてみよう．

図らずも重大な死亡事故に関わった，医師，看護師ら，薬剤師はどのような気持ちで何を願うだろうか．

③事故後，Y病院，X医師，A～C看護師，Z薬剤師はどう対応すべきであろうか．

④太郎さんや花子さんらの被害は，どのように救済されていくのであろうか．

⑤この事故に関わったX医師らやY病院は，どのような法的責任を負うのであろうか．

次節より，①ないし⑤を中心にして，モデルを考察しながら，検討を進めていこう．

2　医療安全と医療事故

1　安全で質の高い医療を受ける権利

安全で質の高い医療を受けたいというのは，全ての人の願いである．

この点，世界人権宣言（1948年12月10日第3回国連総会採択）は25条において，「全て人は，衣食住，医療及び必要な社会的施設等により，自己及び福祉に十分な生活水準を保持する権利（中略）を有する」と定めている．そして，世界人権宣言に法的拘束力を持たせたといわれる世界人権規約，つまり，経済的，社会的および文化的権利に関する国際規約（社会権規約：A規約，1966年12月16日採択，日本は1977年6月21日に批准し，同年9月21日発効）が12条において，「この規約の締結国は，すべての者が到達可能な最高水準の身体及び精神の健康を享受する権利を有することを認める」と定めている．

このように，安全で質の高い医療を受けることは，患者の普遍的な権利である．

そして，わが国においては，日本国憲法13条及び25条がこの権利を定めているのである．

日本国憲法第13条
　すべて国民は，個人として尊重される．生命，自由及び幸福追求に対する国民の権利については，公共の福祉に反しない限り，立法その他の国政の上で，最大の尊重を必要とする．

日本国憲法第25条
　すべて国民は，健康で文化的な最低限度の生活を営む権利を有する．
　②国は，すべての生活部面について，社会福祉，社会保障及び公衆衛生の向上及び増進に努めなければならない．

② 医療安全は国の責務である

そして，現在（2015年8月），厚生労働省のホームページの医療政策のページの冒頭には，「安全で質の高い医療サービスを提供するために」というタイトルの下，「けがをしたり病気になった時に，安全で質の高い医療サービスを受けることができる医療提供体制を確立し，赤ちゃんからお年寄りまで全ての国民が，健康で長生きできる社会を目指しています」と記載されている．このように，安全な医療は，国の医療行政の柱になっている．

医療法（2006（平成18）年改正，後述）第6条の9には，医療の安全の確保が，国や都道府県などの責務であると明記されている．

> **医療法第6条の9**
> 　国並びに都道府県，保健所を設置する市及び特別区は，医療の安全に関する情報の提供，研修の実施，意識の啓発その他の医療の安全の確保に関し必要な措置を講ずるよう努めなければならない．

③ 医療安全は，病院等の管理者の義務である

そして，医療法（2014（平成26）年改正）第6条の12は，病院等の管理者に，その病院の医療の安全を確保するための措置を講じる義務を定めている．

> **医療法第6条の12**
> 　病院等の管理者は，前2条に規定するもののほか，厚生労働省令で定めるところにより，医療の安全を確保するための指針の策定，従業員に対する研修の実施その他の当該病院等における医療の安全を確保するための措置を講じなければならない．

④ 医療安全元年；1999（平成11）年　以後の取り組み

以上のように，現在，医療安全の重要性が明らかになっているが，厚生労働省のホームページには，主な医療安全関連の経緯が**表1**（p.6）のようにまとめられ，わが国における主な医療安全施策は，これに記載されたような経緯で進展してきたとされているのである．

その主な内容については，次項以下で説明するが，一番注目するべきことは，この医療安全の経緯が1999（平成11）年から始まっていることである．つまり，1999年1月に横浜市立大学病院での患者取り違え事故が発生し，引き続くように，同年2月に都立広尾病院の消毒薬誤投与事故が発生した．いずれもが大きく取り上げられて報道されることによって，社会が騒然とするような事態となった．多くの市民が，安全と信じていた医療現場でこのような事故が相次いで起きたことに危機感を覚え，国民の医療に対する信頼が揺らぎ，二度とこんな悲惨な事故を起こしてほしくないという世論が高まって，やっと，国も医療界も含めて医療安全の取り組みがはじまっていったということが，わが国の医療安全の歴史の始まりとされているのである．

しかし，いうまでもないが，医療は，決して1999年から始まったわけではない．それ以前は，医療事故がなかったわけでもない．1999年以前は，誰も安全で質の高い医療を受けたいと願わなかったというはずもない．

　ところが，これ以前は，医療事故は起きるはずがないものと認識され，もし，起きたとしても極力起きなかったことにし，万一発覚したときには，だれか一人のうっかり者の責任であるかのようにして，ひそやかに処理されていく傾向にあった．現に，1999年1月の横浜市立大学病院の患者取り違え事故に類似した患者取り違え事故は，それ以前にわが国の別の医療機関で発生していた．しかし，その事故の原因が分析され再発防止のための取り組みが公にされることはなかった．このように日本中のいたるところでさまざまな事故が発生していたが，その教訓が公に共有されることがなかったために，類似事故が繰り返されてきたというのが，1999年までのわが国の歴史だったのである．

　他方，横浜市立大学病院の患者取り違え事故では，事故調査が実施されて，再発防止策としてネームバンドの必要性が公に指摘され，これが広く多くの医療機関でも実施されていった．非常にすばらしい取り組みであった．しかし，翻って考えてみると，以前に発生した患者取り違え事故が教訓とされ，そのときネームバンドの必要性が明らかにされていたら，横浜市大事故は，そもそも発生しなかったかもしれないのである．

　このように医療事故が発生したとき，その原因を調査分析して再発防止策をたて医療安全につなげる取り組みがなされないことが医療安全の確保を阻害するのである．

　くしくも2000（平成12）年にわが国でも翻訳され出版された本のタイトルが『人は誰でも間違える』であるように，残念ながら間違いは起こり，医療事故は発生してしまうのである．したがって，発生した医療事故を分析して教訓にし，これを皆で共有して，再発防止を図らなくてはならないのである．

　モデル事例においても，X医師がうっかり者であった．医師が薬剤を処方するにあたり，確実に確認すればよいというだけで本件事故が処理されてしまうと，同種の事故が繰り返されることになる．うっかりする者はいる．日頃は慎重な者でも，うっかりするときがある．医師が処方する薬剤を確実に確認するように注意するという他に，事故を防ぐ方法はないか，医療事故の原因分析と再発防止が必須である．実際の例では，類似した名称の薬剤が存在することの危険性が一番に指摘され，厚生労働省や日本薬剤師会も警告し，結局，薬剤の名称が変更されることにつながった．これが，医療安全の中核である．

　1999年からやっとこのような意識が広がり始めて取り組みが進められていったのである．そして，この取り組みとこれを支える文化をわが国に醸成していくことが，求められているのである．

表1　主な医療安全関連の経緯

年月		関連事項
平成11年	1月	横浜市立大学事件 ・肺手術と心臓手術の患者を取り違えて手術．この事件を契機に医療安全についての社会的関心が高まる．（その後，医師4名と看護師2名が業務上過失傷害容疑で起訴された．）
	2月	都立広尾病院事件 ・看護師が消毒液とヘパリン加生理食塩水を取り違えて静脈内に投与し，患者が死亡．この事件等を契機に医療事故の警察への届出が増加．（その後，医師が医師法21条違反容疑で起訴される等した．）
平成12年	9月	特定機能病院や医療関係団体への大臣メッセージ
平成13年	3月	「患者安全推進年」とし，「患者の安全を守るための医療関係者の共同行動（Patient Safety Action．PSAと略す．）」を推進．
	4月	医療安全推進室設置
	5月	医療安全対策検討会議の発足
	6月	ヒューマンエラー部会及び医薬品・医療用具等対策部会の設置
	10月	医療安全対策ネットワーク整備事業（ヒヤリ・ハット事例収集等事業）開始
平成14年	4月	「医療安全推進総合対策」策定（医療安全対策検討会議）
	7月	ヒヤリ・ハット事例検討作業部会設置（至平成16年3月） 医療に係る事故事例情報の取扱いに関する検討部会設置
平成15年	4月	特定機能病院及び臨床研修病院における安全管理体制の強化 　　（医療法施行規則改正　平成15年4月1日施行） 「医療安全支援センター」の設置開始
	7月	医療に係る事故事例情報の取扱いに関する検討部会の下に「医療に係る事故報告範囲検討委員会」設置
	9月	東京慈恵医大付属青戸病院事件 ・泌尿器科手術により患者が死亡．（その後，医師3名が業務上過失致死容疑で逮捕，起訴された．）
	12月	厚生労働大臣医療事故対策緊急アピール
平成16年	4月	都立広尾病院に関する最高裁判所判決 ・自己の診療していた患者であっても，異状死であれば医師法21条の届出義務を負う． ・上記は，憲法38条1項（自己に不利益な供述の強要禁止）に違反するものではない． 事例検討作業部会の設置（ヒヤリ・ハット事例検討作業部会の改組） ヒヤリ・ハット事例収集の全国展開等
	9月	日本医学会加盟の基本領域19学会の共同声明 ・「診療行為に関連して患者死亡が発生したすべての場合について，中立的専門機関に届出を行う制度を可及的速やかに確立すべき．」
	10月	医療事故事例等の収集を開始
平成17年	4月	ヒューマンエラー部会の改組（事例検討作業部会との再編） ヒヤリ・ハット事例の収集方法等の改善・定点化等
	6月	医療安全対策検討会議から厚生労働省に「今後の医療安全対策について」（ワーキンググループ報告書）を提出
	9月	「診療行為に関連した死亡の調査分析モデル事業」 ・日本内科学会を中心として，モデル事業が開始される． 　（平成22年4月より日本医療安全調査機構へ事業移管） 「周産期医療施設オープン病院化モデル事業」開始（平成19年度まで実施）
平成18年	1月	「集中治療室（ICU）における安全管理指針検討作業部会」設置（至平成19年1月）
	2月	福島県立大野病院事件 ・帝王切開中の出血により妊婦が死亡（平成16年12月）した事例において，産科医が業務上過失致死・医師法第21条違反容疑で逮捕．（その後，起訴され，平成20年9月の地裁判決が確定．）

(表1 つづき)

年月		関連事項
平成18年	6月	第164回通常国会において「良質な医療を提供する体制の確立を図るための医療法等の一部を改正する法律案」が成立 ・医療法において医療安全の確保にかかる医療機関の管理者の義務を規定することにより医療安全の確保という施策の方向性を明示. ・都道府県等が設置する医療安全支援センターについて医療法に位置づける 参議院厚生労働委員会附帯決議・衆議院厚生労働委員会決議 ・第三者機関による医療事故の調査等について検討を求める.
	8月	「新医師確保総合対策」の策定
	9月	「医療安全管理者の質の向上に関する検討作業部会」設置（至平成19年3月）
平成19年	2月	「産科医療補償制度運営組織準備委員会」発足（公益財団法人日本医療機能評価機構）
	3月	試案「診療行為に関連した死亡に係る死因究明等のあり方に関する課題と検討の方向性」厚労省より公表.（意見募集を実施） 「集中治療室（ICU）における安全管理指針検討作業部会」より報告書提出 「医療安全管理者の質の向上に関する検討作業部会」において，「医療安全管理者の業務指針および養成のための研修プログラム作成指針」をとりまとめ.
	4月	医療機関における安全管理体制の確保 （医療法施行規則改正 平成19年4月1日施行） 厚労省「診療行為に関連した死亡に係る死因究明等の在り方に関する検討会」を設置
	5月	「緊急医師確保対策について」（政府・与党決定） ・「産科医療補償制度の早期実現や，診療行為に係る死因究明制度（医療事故調査会）の構築等，医療リスクに対する支援体制を整備する.」
	6月	「経済財政改革の基本方針2007」（閣議決定） ・上記対策が盛り込まれる.
	8月	厚労省検討会「これまでの議論の整理」とりまとめ
	10月	「診療行為に関連した死亡の死因究明等の在り方に関する試案 －第二次試案－」 ・これまでの様々な議論を踏まえ，改めて厚労省としての考え方をとりまとめたもの.（意見募集を実施）
平成20年	3月	「周産期医療施設オープン病院化モデル事業の3年間の取組」をとりまとめ.
	4月	「医療の安全の確保に向けた医療事故による死亡の原因究明・再発防止等の在り方に関する試案－第三次試案－」 ・第二次試案以降の様々な議論を踏まえ，厚労省としての考え方を取りまとめたもの.（意見募集を実施） ・平成20年5月16日までに寄せられたご意見 ・平成20年5月17日から平成20年6月13日までに寄せられたご意見
	6月	「医療安全調査委員会設置法案（仮称）大綱案」 ・第三次試案及び第三次試案に対して寄せられた意見を踏まえ，厚労省としてとりまとめ.（意見募集を実施）
	10月	「第三次試案及び大綱案に寄せられた主な御意見と現時点における厚生労働省の考え」をとりまとめ.
平成21年	1月	「産科医療補償制度」運用開始
	5月	「内服薬処方せんの記載方法の在り方に関する検討会」設置
平成22年	1月	「内服薬処方せんの記載方法の在り方に関する検討会」より報告書提出
	3月	「医療裁判外紛争解決（ADR）機関連絡調整会議」設置
	6月	「死因究明に資する死亡時画像診断の活用に関する検討会」設置
平成23年	7月	「死因究明に資する死亡時画像診断の活用に関する検討会」より報告書提出
	8月	「医療の質の向上に資する無過失補償制度等のあり方に関する検討会」設置
平成24年	2月	「医療事故に係る調査の仕組み等のあり方に関する検討部会」設置

(出典：厚生労働省　http://www.mhlw.go.jp/topics/bukyoku/isei/i-anzen/keii/)

⑤ 主な医療安全に関連する取り組み

わが国における主な医療安全に関連する取り組みの概要は，次のとおりである．

1）平成18（2006）年医療法改正

平成18（2006）年の医療法改正によって，医療法において，医療の安全の確保が明記された．すなわち，「第3章　医療の安全の確保」という章が新たに追加されたのである．この章において，上述した国等の責務，医療機関の管理者に医療の安全を確保するための措置が義務づけられ，医療安全支援センターの設置が求められたのである．

この改正によって，医療の安全が，国，医療界にとっての重要課題であることが法律上も明らかな根拠をもって，確認されることになったのである．

2）医療事故情報収集等事業など

A．医療事故情報収集等事業

特定機能病院と国立高度専門医療センターおよび国立ハンセン病療養所，独立行政法人国立病院機構の開設する病院，学校教育法に基づく大学の付属施設である病院（分院を除く）の管理者には，次のイないしハに定める事故あるいは事案が発生した場合には，発生した日から2週間以内に事故等報告書を作成する義務がある（根拠法→医療法16条の3，医療法施行規則第9条の23第1項第2号及び同11条）．

> イ　誤った医療または管理を行ったことが明らかであり，その行った医療又は管理に起因して，患者が死亡し若しくは患者に心身の障害が残った事例又は予期しなかった，若しくは予期していたものを上回る処置その他の治療を要した事案
>
> ロ　誤った医療または管理を行ったことが明らかでないが，行った医療または管理に起因して，患者が死亡し，若しくは患者に心身の障害が残った事例又は予期しなかった，若しくは予期していたものを上回る処置，その他の治療を要した事案（行った医療又は管理に起因すると疑われるものを含み，当該事案の発生を予期しなかったものに限る）
>
> ハ　イ及びロに掲げるもののほか，医療機関内における事故の発生の予防及び再発の防止に資する事案

そして，上記管理者は，原則として事故発生した日から2週間以内に，事故等分析事業者に，事故等報告書を提出する義務がある．（医療法施行規則12条）

この事故等分析事業者として登録しているのが，**公益財団法人日本医療機能評価機構**であり，法に従い，遅滞なく，上記医療機関から提出された事故等報告書を分析する義務がある．（医療法施行規則第12条の6）

これにしたがって，日本医療機能評価機構は，2004（平成16）年10月から，上記のとおり医療法施行規則により報告が義務づけられた医療機関と，参加登録申請した医療機関を対象にし

て，**医療事故情報収集等事業**を実施している．これらの分析結果は，B．のヒヤリハット情報とともに，報告書，年報，医療安全情報としてとりまとめて公表されている．

同機構が2015（平成27）年6月に公表した第41回報告書によると，平成26年では，報告義務のある医療機関は275施設，任意参加は，718施設，報告件数は，前者が2,911件，後者が283件である．

また，以下の項目（**表2**）を医療事故情報収集等事業要綱に基づき特に報告を求める事例と定め，報告を求めている．（医療事故情報収集等事業要綱 第14条第2項）

表2　特に報告を求める事例

① 汚染された薬剤・材料・生体由来材料等の使用による事故
② 院内感染による死亡や障害
③ 患者の自殺又は自殺企図
④ 入院患者の失踪
⑤ 患者の熱傷
⑥ 患者の感電
⑦ 医療施設内の火災による患者の死亡や障害
⑧ 間違った保護者の許への新生児の引渡し

B．ヒヤリ・ハット事例収集分析事業

日本医療機能評価機構は，参加登録申請した医療機関から，**表3**のようなヒヤリハット事例を収集して分析し，提供する事業も実施している．

ヒヤリ・ハット事例には項目ごとの発生件数を報告する「発生件数情報」と事例についての「事例情報」（**表4**）の2種類の情報がある．

事例情報では，ヒヤリ・ハット事例の「発生年月及び発生時間帯」「医療の実施の有無」「事例の治療の程度及び影響度」「発生場所」「患者の数，患者の年齢及び性別」「事例の概要，事例の内容，発生場面，発生要因」等，24項目の情報の報告を行うとされている．

表3　ヒヤリハット事例として収集する情報

① 医療に誤りがあったが，患者に実施される前に発見された事例
② 誤った医療が実施されたが，患者への影響が認められなかった事例または軽微な処置・治療を要した事例．ただし，軽微な処置・治療とは，消毒，湿布，鎮痛剤投与等とする．
③ 誤った医療が実施されたが，患者への影響が不明な事例

表4　事例情報

i 当該事例の内容が仮に実施された場合，死亡もしくは重篤な状況に至ったと考えられる事例
ii 薬剤の名称や形状に関連する事例
iii 薬剤に由来する事例
iv 医療機器等に由来する事例
v 収集期間ごとに定められたテーマに該当する事例

C．薬局ヒヤリ・ハット事例収集分析事業

同機構は，2009（平成21）年から，参加申請した薬局（2014（平成26）年12月現在，8,244軒）を対象に，ヒヤリ・ハット事例を収集して，報告書や共有すべき事例等を公表するなどし

て，情報提供している．平成26（2014）年7月〜12月の報告件数は，2,594件である．

D． 医療安全情報提供事業

同機構は，上記報告義務対象医療機関，参加登録申請医療機関および情報提供を希望した病院に対して，月1回程度，ファクシミリにより医療安全情報を提供している．

3）診療行為に関連した死亡の調査分析モデル事業[*1]

診療行為に関連した死亡について原因を究明し，適切な対応策を立て，それを医療関係者に周知することによって医療の質と安全性を高めていくとともに，評価結果を患者ご遺族および医療機関に提供することによって医療の透明性の確保を図ることを目的とした事業である．

2015（平成27）年4月には，過去10年間の成果を総括し，今後に向けての提言をとりまとめた報告書が作成され公表されている．

A． 対象

対象地域は，全国12カ所（北海道，宮城，茨城，東京，愛知，大阪，兵庫，岡山，愛媛，福岡，佐賀）である．

対象地域の医療機関からの申請を受けて，死因究明と再発防止策を中立的な第三者機関において専門的，学術的に検討することが妥当と判断された事例を対象とする．遺族からの直接の申請は受けつけないが，遺族から要望があるときには，地域事務局窓口から医療機関に申請を働きかけている．

B． 調査分析のあり方

2011（平成23）年9月から，従来型（第三者型）のほか，協働型による調査分析も実施している．

（1）従来型（第三者型）

機構解剖協力施設で第三者（法医，病理医，臨床医）による解剖（可能であれば死亡時画像診断も活用する）を行い，機構が委嘱した第三者のみの委員構成による「地域評価委員会」で評価する．

（2）協働型（外部派遣型）

申請要件（専従の安全管理者がいる，医療安全活動の実績，過去に外部委員が参加する公式な院内調査の実績があるなどの活動が定期的に医療監視，医療機能評価機構等の外部機関により適正に評価されているなど）を満たした医療機関について，依頼医療機関が適切な院内調査を行うために，機構地域事務局は公正性を担保し調査を支援する．機構は依頼医療機関で解剖

[*1] 2005（平成17）年9月から厚生労働省補助事業として日本内科学会が運営主体となって開始し，2010（平成22）年4月からは一般社団法人日本医療安全調査機構（日本内科学会，日本外科学会，日本病理学会，日本法医学会，日本医学会によって設立された）が運営している．中央事務局と9地域事務局が設置されている．日本医学会の37学会と日本歯科医学会，日本看護系学会協議会，日本医療薬学会が協力している．

調査を行うにあたり，外部委員（解剖立会医）を派遣する．依頼医療機関の内部委員と機構が派遣した外部委員により構成される「協働調査委員会」で評価を行い，その報告書を機構「中央審査委員会」で検証する．

C．再発防止

Bのようにして完成した評価結果報告書の概要版は，遺族らの同意を経て，ホームページで公表されている．2015（平成27）年3月時点で203事例に及ぶ．また，特に情報提供する意義が多い事例は，警鐘事例としてホームページに公開され，同時点で7事例が公開されている．

4）産科医療補償制度

分娩に関連して発症した重度脳性麻痺児とその家族の経済的負担を速やかに補償するとともに，原因分析を行い，同種事例の再発防止に資する情報を提供することなどにより，紛争の防止・早期解決および産科医療の質の向上を図ることを目的として創設された制度である．2009（平成21）年1月1日以降に出生した児について，公益財団法人日本医療機能評価機構が運営している．

A．補償の対象

2009（平成21）年1月1日から2014（平成26）年12月31日までに出生した児については次のアからウの要件を満たした児が対象となる．

　ア　在胎週数33週以上かつ出生体重2,000g以上または在胎週数28週以上で低酸素状態をしめす所定の要件を満たして出生したこと
　イ　先天性や新生児期の要因によらない脳性麻痺であること
　ウ　身体障害者手帳1級・2級相当の脳性麻痺であること

2015（平成27）年1月1日以降に出生した児については，上記のアの要件が，在胎週数32週以上かつ出生体重1,400g以上または在胎週数28週以上で低酸素状態をしめす所定の要件を満たして出生したこととされて，対象が拡大される．

B．補償の水準，掛け金

補償対象とされた児について，一時金600万円と分割金2,400万円（20年×120万円）の総額3,000万円が支給される．

お産一件ごとに，分娩機関が掛け金を負担する．掛け金は，平成21年1月1日から平成26年12月31日までに出生した児は3万円，平成27年1月1日以降に出生した児については，1万5,000円である．これに伴い，2009（平成21）年1月から，健康保険から支給される出産育児一時金が3万円増額されている．

C．原因分析

補償対象となった全事例が原因分析の対象となる．分娩機関から提出された診療録等に記載された情報，保護者からの情報等に基づき原因分析委員会，同部会（6つの部会あり，各部会には，産科医の部会長の他，部会員は，8名の産科医，2名の新生児科医，1名の助産師，2

名の弁護士で構成されている）が，医学的な観点から，原因を分析して，今後の産科医療の質の向上のために再発防止策などの提言をまとめて報告書を作成する．報告書は，分娩機関および児・保護者に送付するとともに，再発防止や産科医療の質の向上のために個人情報などを保護して要約版がホームページで公表されている．

D. 再発防止

　原因分析の対象となったすべての報告書を元に，体系的に整理，蓄積し，数量的・疫学的分析を行い，テーマにそって分析し，複数の事案から見えてきた知見などによる再発防止策を提言して，「再発防止に関する報告書」をとりまとめ，これらの情報を，国民や分娩機関，関係学会，団体，行政機関等に提供して，再発防止を図っている．2015（平成27）年3月までに5回の報告書がとりまとめられ公表されている．テーマは，日常の産科医療において教訓となるものが選定され，これまで，分娩中の胎児心拍数聴取，新生児蘇生，子宮収縮薬，臍帯脱出，吸引分娩，常位胎盤早期剥離の保健指導，診療録等の記載，常位胎盤早期剥離，子宮破裂，子宮内感染，クリステレル胎児圧出法，搬送体制，臍帯脱出以外の臍帯因子，妊娠高血圧症候群について，分析されている．

5）医療安全支援センター

A. 医療法の規定

　医療法第6の13（平成26年改正）は，都道府県，保健所を設置する市および特別区に，医療の安全の確保のために，次の事務などの必要な支援を実施する施設として，医療安全支援センターを設置するよう努めなければならないと定めている．

1. 患者またはその家族からの当該都道府県等の区域内に所在する病院等における医療に関する苦情に対応し，または相談に応じるとともに，当該患者若しくはその家族または当該病院等の管理者に対し，必要に応じ，助言を行うこと
2. 当該都道府県等の区域内に所在する病院等の開設者若しくは管理者若しくは従業員または患者若しくはその家族若しくは住民に対し，医療の安全の確保に関し必要な情報の提供を行うこと
3. 当該都道府県等の区域内に所在する病院等の管理者または従業員に対し，医療の安全に関する研修を実施すること

　都道府県等は医療安全支援センターを設置したときは，名称と所在地を公示しなければならない（同法2項）．また，国は，医療安全支援センターの事務の適切な実施に資するために，医療の安全に関する情報の提供ほか，必要な助言，援助を行うものとされている（同法6条の14）．

B. 現状

　以上の医療法の規定に従い，2014（平成26）年12月現在，都道府県設置が47カ所，保健所設置市区が61カ所，二次医療圏センターが272カ所の合計380カ所の医療安全支援センターが設置されている．患者や住民からの苦情や相談に対応し，2013（平成25）年4月から2014（平成26）

年3月までの総相談件数は，10万件あまりと公表されている．そのうち，立ち入り調査（医療法25条）に結びついた件数が424件である．

6）平成26（2014）年医療法改正：新医療事故調査制度

A．新医療事故調査制度創設までの経緯

2004（平成16）年4月に日本医学会加盟の基本領域19学会が，診療行為に関連して患者死亡が発生した全ての場合について，中立的専門機関に届け出を行う制度を可及的速やかに確立すべきであるという共同声明を出した．2006（平成18）年の医療法改正にあたって，参議院および衆議院の厚生労働委員会の付帯決議で第三者機関による医療事故の調査等についての検討を求めた．これらの動きを受け，2007（平成19）年から医療事故調査制度の制定について，厚生労働省から試案が提案され，2011（平成23）年からは「医療の質の向上に資する無過失補償制度等のあり方に関する検討会」，2012（平成24）年からは，「医療事故に係る調査の仕組み等のあり方に関する検討部会」が設置されて議論が続けられ，2013（平成25）年5月，同検討部会が，「医療事故に係る調査の仕組み等に関する基本的なあり方」を取りまとめたのである．

これらの長年にわたる医療事故調査制度創設の動きを受けて，2014（平成26）年6月18日，「地域における医療及び介護の総合的な確保を推進するための関連法律の整備等に関する法律」（医療介護総合確保推進法）が成立して医療法が大きく改正され，新たに，医療事故調査制度が創設され，2015（平成27）年10月1日から施行されることになった．

2015（平成27）年5月8日には，医療法施行規則の一部を改正する省令が公布されるとともに，医政局長通知が出されている．また，同月，厚生労働省は，同省のHPにおいて，医療事故調査制度に関するQ&Aを明らかにしている．同年8月6日には，医療事故調査等支援団体（法6条の11）として，日本医師会などの職能団体，日本病院会などの病院団体等，国立病院機構などの病院事業者，日本医学会に属する学会などの学術団体が指定されて告示された．同年8月17日には医療事故調査・支援センターとして一般社団法人日本医療安全調査機構が指定され告示された．

B．新医療事故調査制度の概要

新医療事故調査制度の概要は，厚生労働省が図1のとおりにまとめている．簡単にまとめると，次のとおりとなる．

医療事故が発生した場合，医療機関は，まずは遺族に説明を行い，医療事故調査・支援センター（以下，センターとする）に報告し，その後，速やかに院内事故調査を行う．この調査にあたっては，医療事故調査等支援団体に必要な支援を受け，原則として外部の医療の専門家の支援を受けて調査する．調査終了後は，遺族に調査結果を説明し，センターに報告することになる．また医療機関が，医療事故としてセンターに報告した事案について，遺族または医療機関がセンターに調査を依頼したときには，センターが調査を行うことができる．調査終了後，センターは，調査結果を医療機関と遺族に報告する．また，センターは，報告を受けた院内事故

図1　医療事故に係る調査の流れ

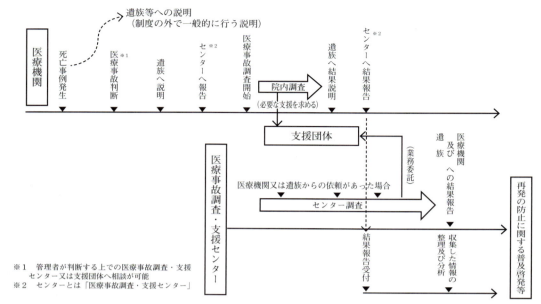

（出典：厚生労働省
http://www.mhlw.go.jp/file/06-Seisakujouhou-10800000-Iseikyoku/0000099650.pdf）

調査結果を整理，分析して，再発防止の普及啓発，研修などを実施する．

　本制度で対象となる「医療事故」については，法が当該病院等に勤務する医療従事者が提供した医療に起因し，または起因すると疑われる死亡または死産であって，当該病院の管理者が当該死亡または死産を予期しなかったものと定めている．そして，省令により，管理者は，医療従事者が，当該医療提供前に当該死亡や死産が予期されていることを説明していた場合，これを診療録等に記載しているなどした場合には，当該死亡または死産が予期されていたと認めることができると定められた．そして，こうして管理者が報告した「医療事故」だけがセンターによる調査の対象になるのである．この報告がなされていないかぎり，遺族が希望するだけでは，調査の対象とはならない．

　要するに，本制度が対象とするのは，一般に定義されている（本稿でも既述した）医療事故すべてを対象とするものではないことに留意が必要である．

　そして，院内事故調査では，医療事故の原因を明らかにするために行い，可能な限りで再発防止を検討することが求められている．調査のあり方については，これまでのモデル事業での実践などが参照されるべきであり，今後，具体的に適切な手順が定められていくことが求められる．

　また，遺族への調査結果の説明については，通知が，遺族が希望する方法で説明するよう努めなければならないと定めている．通常，口頭だけの説明で十分に理解することは困難であり，書面を交付して，説明することが必要になろう．

　本制度が，医療安全に資する100点満点の制度とは言いがたい．人的物的制度の整備や財政上

の問題もあろう．今後施行され実践のなかで，よりよい制度として改善されていくことが必要であると思われる．

3　医療過誤と法的責任

1　はじめに：結果責任は負わないこと

　医療行為（診断，治療，看護，調剤，患者管理など）によって患者に被害（身体的・精神的被害）を発生したとしても，医師や看護師らが最善の医療を尽くしているのであれば（その原因に過失がなければ＝医療過誤でなければ），医師や看護師らや医療機関が責任を負うことはない．患者の期待に添えず，結果が悪かったとしても，決してそのことだけで，責任を問われることはない．医師や看護師らが最善の医療を尽くさずそのために被害が発生したときに，医師や看護師らや彼らを使用する医療機関が責任を負うのである．最善の医療を尽くしていれば悪い結果となったとしても，医師や看護師らや医療機関が責任を問われることはないのである．以上，まとめると，医療事故があっただけでは，責任は追わない．責任を負うのは医療事故のうち医療過誤の場合のみである．

　これが，我が国の医療被害の責任のあり方のルールである．まずは，この点をしっかり理解する必要がある．

　つまり，モデル事例においては，太郎さんが死亡したという結果だけで責任を負うということではない．太郎に対して，必要な最善の医療が尽くされず（投与するべき薬剤を投与する注意義務を怠り），そのために死亡したために，責任を問われるのである．

2　医療過誤によって医師や看護師らが負う3つの法的責任

　医師や看護師らが，医療過誤によって患者に被害を発生させた場合に，医師や看護師らが負うべき法的責任は，民事上の責任，刑事上の責任，行政上の責任の3つに大別される．これらは，その責任のあり方を決める法的根拠，責任の有無や内容を決める法的手続きを異にする別々の責任である．

3　民事上の責任

　まず，民事上の責任とは，医療過誤を原因として発生した被害について，被害を受けた患者などに対して損害賠償金を支払うという責任である．

1）目的と根拠法：民法

　これは，被害を受けた患者らに発生した被害について，医療過誤を起こした医師や看護師，彼らを使用する医療機関が損害賠償金を支払うことによって，被害を救済し，患者らと医師ら

との間の民事紛争を解決することに目的がある．この責任のあり方を定めるのは，民法である．

具体的には，民法709条が医療過誤を起こした医師や看護師ら行為をした者が負う不法行為責任，民法715条がその行為者を使用する者（医療機関の開設者）が負う使用者責任を定めている．また，民法415条が，患者と診療契約を締結している者（医療機関の開設者）の契約上の責任（債務不履行責任）を定めている．

2）民法が定める責任のルール

民法（709条，415条）が定める損害賠償責任のルールについて，簡略化してごく基本的な部分だけをまとめると図2のようになる．

つまり，医師や看護師らに「過失」があり，その過失と「因果関係」のある「損害」が発生したときに，損害賠償義務を負うのである．つまり，「過失」「因果関係」「損害」が，要件である．

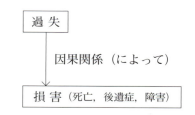

図2　損害賠償責任のルール（簡略図）

過失とは，注意義務に反することである．注意をすれば悪い結果の発生が予見でき，その発生を防止できたのに，注意を怠って悪い結果の発生を認識しなかったり，または，その発生を回避する措置をとらなかったことである．因果関係については，ある結果がある行為によって引き起こされたと認められるとき，因果関係があると判断される．

民法は，損害賠償について，金銭の支払いによる賠償を原則としている（民法417条，722条1項）．

3）モデル事例

モデル事例では，X医師は，太郎さんに処方すべき薬剤を処方するよう注意する義務があり，その義務を尽くしていれば，筋弛緩剤を投与することはありえず，太郎さんが死亡するという結果は発生しなかったものである．つまり，X医師に過失があり，その結果，太郎さんの死亡という損害が発生していて過失と損害の間に因果関係があるから，X医師は民法709条に基づき損害賠償責任を負うことになる．同時にX医師を使用しているY病院の開設者も715条によって賠償責任を負い，また，Y病院の開設者は，太郎さんと診療契約を締結しているから，民法415条によっても賠償責任を負うということになる．

4 刑事上の責任

刑事上の責任とは，医療過誤を起こした医師や看護師らが，業務上過失致死傷罪に問われて刑罰を受けるという責任である．刑法211条1項前段がその刑罰を定めた根拠条文であり，「業務上必要な注意を怠り，よって人を死傷させた者は，5年以下の懲役若しくは禁固又は百万円以下の罰金に処する」と定めている．

重要なことは，国が，医師や看護師らに対して，刑罰を下す主体であることである．

　つまり，国が医療過誤を起こした医師や看護師らに対して，検察官が刑事処分を受けることが相当かどうかを判断し，相当であると判断したときにはじめて起訴されて，刑事訴訟法に従って，刑事訴訟手続きにおいて，有罪か無罪か，有罪の場合には，どのような刑罰にするかについて，判決が下されるのである．このように起訴するかどうかを判断する権限は，国の機関である検察官のみにある（但し，検察審査会による強制起訴の制度はある）．現在も医療過誤事件は数多く発生しているが，その中で，検察官が起訴するのは，ごく稀であり，よほど悪質な事案に限られている．

　また，刑事処分を受けることと逮捕することは別の問題であり，現行犯あるいは緊急逮捕が必要な特別な場合（その要件も刑事訴訟法に定められている）を除いて（医療過誤事件では通常ないと思われる），裁判所が刑事訴訟法に定める要件を満たして必要があると判断して逮捕状を出したときにのみ，逮捕されることになる．ほとんどの医療過誤事案では，医師や看護師らが逮捕されることはなく在宅のまま捜査され刑事処分が決められている．

５　行政上の責任

　行政上の責任とは，医療過誤を起こした医師や看護師らが，その免許に関して，処分を受ける責任である．法の根拠は，それぞれの免許を定めた法律，つまり，医師の場合は，医師法，看護師の場合には，保健師助産師看護師法，薬剤師の場合には，薬剤師法にある．

　看護師，保健師，助産師については，次のように規定されている．

保健師助産師看護師法第14条第１項
　保健師，助産師若しくは看護師が第９条各号のいずれかに該当するに至ったとき，又は保健師，助産師若しくは看護師としての品位を損する行為のあったときは，厚生労働大臣は，次に掲げる処分をすることができる．
　　一　戒告
　　二　３年以内の業務の停止
　　三　免許の取り消し

同９条
　次の各号のいずれかに該当する者には，全二条の規定による免許（以下，「免許」という）を与えないことがある．
　　一　罰金以上の刑に処せられた者
　　二　前号に該当する者を除くほか保健師，助産師，看護師又は准看護師の業務に関し犯罪又は不正の行為があった者
　　　（三，四号省略）

　上記のとおり，このような処分をする主体は，免許を与えている者，つまり，医師や看護師については，厚生労働大臣である．そして，厚生労働大臣が処分すべきかどうか，するとした

ら，どのような処分をするかについてを決定するにあたっては，医道審議会の意見を聞かなければならないなどの手続きがそれぞれの法律に定められている．医師法は7条，保健師助産師看護師法は15条に規定されている．また，処分後の再教育研修制度も規定されている．（根拠法→医師法7条の2，保健師看護師助産師法15条の2）

　2005（平成17）年7月22日には，医道審議会保健師助産師看護師分科会看護倫理部会が，「保健師助産師看護師の行政処分の考え方について」を改正し，同審議会での審議にあたり，業務上過失致死傷（医療過誤）事案について，次のような視点をとりまとめている．

　「看護師等の業務は人の生命及び健康を守るべきものであると同時に，その業務の性質から危険を伴うものである．従って看護師等に対しては，危険防止の為に必要とされる最善の注意義務を要求される．看護師等が国民の信頼に応えず，当然要求される注意義務を怠り，医療過誤を起こした事案については，専門職としての責任を問う処分がなされるべきである．

　ただし，医療過誤は，様々なレベルの複合的な管理体制上の問題の集積によることも多く，一人の看護師等の責任に帰することができない場合もある．看護師等の注意義務違反の程度を認定するに当たっては，当然のことながら，病院の管理体制や他の医療従事者における注意義務違反の程度等も勘案する必要がある．

　なお，再犯の場合は，看護師としての資質及び適正を欠くものでないかどうかを特に検討すべきである．」

　上記のような観点で審議され，最新（2015（平成27）年1月）の看護師の行政処分は，15名についてなされているが，その理由となった罪名を見る限り，医療過誤を理由とする処分は一件もない．医療過誤によって，行政上の責任まで問われることは稀というのが現状といえる．

　なお，医師及び歯科医師については，医道審議会医道分科会が，平成24年3月4日に，「医師及び歯科医師に対する行政処分の考え方について」を改正している．

4　医療事故，医療過誤の解決のあり方と医療訴訟

　医療事故，医療過誤が発生すると，医療機関，医師や看護師らと患者，家族との間には，緊張関係が生じ，紛争となることが少なくない．そのような紛争は，どのように解決することが望ましいかについて，解説する．

① 医療事故の被害を受けた患者らと医療事故に関わった医師，看護師らの思い

1）医療事故の被害を受けた患者，家族らの思い

　医療事故の被害を受けた患者，家族らは，どのような思いを抱くのであろうか．

　モデル事例の妻の花子さん，お子さんたちの気持ちを考えてみよう．医療安全に取り組むには，被害者の立場にたって考察するという姿勢がとても重要である．

　筆者が長年出会ってきた被害者の方々は，おおむね次のような思いを抱いていた．

花子さんやお子さんたちの一番の願いは，太郎さんが生きて帰ってきてくれることである．後遺症を残した事例では，元通りの身体に回復してほしいということである．つまり，被害の原状回復である．これは，誰も叶えてあげることができない願いである．しかし，これが被害者の一番の願いであること，事故が発生すると真の意味で被害回復が不可能であることをよく認識しておくことが必要である．事故が発生して被害を生じてしまうと，その被害回復は不可能であるからこそ，医療安全に取り組み，事故を起こさないようにする努力が必須であることが再認識できるであろう．

　第2の願いが，どうして太郎さんが突然死亡することになったのかという真相の究明である．なぜこのような思いを抱くのか，ぜひとも考察していただきたい．大切な家族が死亡したにもかかわらず，あるいは，自分が後遺症を負ったにもかかわらず，その経緯すら不明のままでは，到底，現状を受け入れることができないからではなかろうか．事故の経緯が不明では，第3，4，5のいずれの願いも真に叶えることもできないことになる．

　第3の願いが，事故を発生させた原因が，医師や看護師ら，あるいは医療機関に責任があることなら，つまり医療過誤であるなら，反省して謝罪してもらいたいということである．あなたが花子さんであったらと想像して，X医師やY病院から謝罪をしてもらえないときの気持ちを思い，謝罪を受ける意味を考察していただきたい．

　第4の願いが，二度と同じような事故を起こさないでほしいという再発防止の願いである．この願いが叶っても，被害者が直接的に利益を受けることはないと思われる．しかし，多くの人がこのような願いを口々に話される．あなたが花子さんであったらと想像して，その理由を考えていただきたい．

　第5の願いが，医療過誤の場合の損害賠償である．過失によって人身に被害を与えた加害者と被害者との間の紛争の解決の手法として，法律が予定しているのは，前述の民事上の責任を負うこと，つまり，加害者が被害者に損害賠償金を支払うことである．生命や身体の被害は決して金銭に置き換えることはできず，決して真の被害回復ができないものの他に手立てはないため，やむなく一定の金銭を支払うことによって，解決するというルールを定めているのである．筆者は，これは，非常に合理的な近代社会のルールであると考える．さらに，一家の支柱が死亡した場合，生活や就労に支障がある後遺症を残した場合など，損害賠償金の支払いがなされないと，現在の社会保障のみでは，患者や家族の生活に困窮をきたすのが現実である．

　よって，損害賠償金の支払いは被害救済と紛争解決のために非常に重要であり，医療機関や医師らは，その支払いに備えて，損害賠償保険に加入している．

2）医療事故に関わった医師，看護師らの思い

　では，医療事故に関わることになった医師，看護師らはどのような思いをいだくのであろうか．モデル事例の，X医師や看護師たち，薬剤師の気持ちを考えてみよう．

　筆者は，患者のための医療を実践し，医療安全を願う医師，看護師らであるならば，患者，

家族の思いと変わらないはずであると考える．

　そのような医師，看護師らであれば，叶うことなら，太郎さんが元通りになってほしいと強く願うであろうし，いったいどうしてこのような事態にいたったのか事実経過を明らかにしたいし，反省するし，謝りたいし，二度とこんな事故は起こしたくない．法律のルールにしたがって，損害賠償金を支払いたい，そのために損害賠償保険に加入していると考えるのではなかろうか．患者は，そのように思う医師，看護師らに診療してもらいたい，そうでない医師，看護師らには診療してほしくないと考えるであろう．

② 医療事故，医療過誤の紛争解決のあり方

　以上のように，本来，医療事故の被害を受けた患者や家族と，医療事故にかかわった医師や看護師らの願いは同じであるはずである．そうであれば，真相究明，反省・謝罪，再発防止，損害賠償のいずれについても，医師や看護師ら，医療機関が，積極的に取り組み，患者，家族らに説明し，患者，家族らが理解することによって，医療事故，医療過誤は，解決することができるはずであると考える．

　つまり，医師や看護師ら，医療機関が進んで医療事故の経緯を検証し，その結果を患者や家族に正しく説明し，事故の原因を公正に検討して，事故を教訓にして再発防止策をたてて実行し，検討の結果，医療過誤があったときには，患者や家族に陳謝して適切な損害賠償金を支払う．このような取り組みによって，患者，家族と医師，医療機関との紛争は解決に至ることができるはずである．このようにして，医師や看護師ら，医療機関の取り組みと患者や家族の理解により話し合いによって，緊張関係は緩和し，紛争も自主的に解決できることが，本来の望ましい医療事故，医療過誤の解決のあり方であると考える．それが，最も医療安全に寄与し，かつ，医師らや医療機関と患者らとの信頼関係を維持することにもつながる．

　昨今は，このような考えにたって，医療過誤を解決し，医療安全に努める意識の高い医療機関もある．そのような医療機関であれば，患者，家族と医師，医療機関とは，それぞれが依頼した弁護士による法的な評価を経て交渉を重ねて自主的に解決することができている．これが最も理想的な紛争解決のあり方である．

　仮に，医学的，あるいは法的見解，損害賠償額の評価に大きな違いがある場合には，民事調停や各地の弁護士会の主催する紛争解決センターなどの裁判外紛争解決手続（Alternative Dispute Resolution：ＡＤＲ）において，第三者を介して話し合いをし，医療訴訟にまで発展せずに解決することもある．法的，医学的見解に大きな対立があって，どうしても自発的に解決策を見いだせない場合に，患者側が提訴することになる．しかし，この医療訴訟は，双方が納得して紛争解決するための一手段としてとらえることができる．

　ところが，他方で，医療事故があっても患者らに対して進んで説明せず，患者らから説明を求めたときさえも，説明する態度を示さないという医療機関が，非常に残念であるが，現段階においても存在する．このような場合には，患者らは，医療事故によって，被害を受けただけ

でなく，事故後の対応に誠実さがないことによって，再度被害を受けることになる．できれば訴訟は提起したくもないのに，事実経過も明らかにされず，つまり上記の第2の願いすら明らかにできないため，他に事実経過を明らかにする手立てもなく，解決の道もなく，提訴を強いられることになるのである．

3 医療訴訟の現状

医療訴訟の現状は，最高裁判所がホームページで司法統計として明らかにしている．

以下は，この統計に基づいて現状をまとめる．医療訴訟の現状を議論するときには，かならず，正しい司法統計を元に議論することに努めてほしい．

1）訴訟件数

全国の地方裁判所，簡易裁判所に，新たに提訴される件数（新受件数）を，一年ごとにまとめたのは**表5**である．ここ20年の大きな傾向は，1995（平成7）年に488件であったものが2004（平成16）年には1,110件になったようにそれまでは増加の一途をたどってきたが，2005（平成17）年から減少に転じ，以後漸減し，近年は800件前後で推移しているということである．

2）審理期間

終結までに要する期間については，**表5**の平均審理期間がこれを示している．1993（平成5）年の平均審理期間は，42.3月をピークとして，1995（平成7）年から2000（平成12）年頃までは，3年程度を要していた．このような裁判の長期化は，裁判所や弁護士においても大きな問題であり，以下のような取り組みによって，2000年以降短縮化が進み，近年はおおむね2年程度となっている．

2001（平成13）年から，大都市にある地方裁判所の民事部内に医療訴訟を集中的に取り扱う

表5　医療訴訟の新受件数と平均審理期間

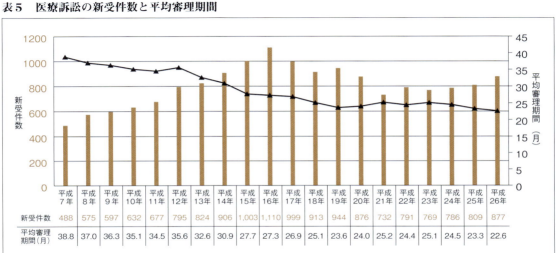

部門（医療集中部，医事部などと呼ぶ）が設置され，現時点（平成26年10月）で，全国10の地方裁判所（東京，横浜，さいたま，千葉，大阪，名古屋，広島，福岡，仙台，札幌）に，設置されている．一定の限られた裁判官が医療訴訟を集中的に扱うことで，この訴訟特有の審理の工夫を確立させ，習熟することによって審理を促進することが期待され，診療経過一覧表，争点整理表などの使用，集中証拠調べの実施など審理の促進の取り組みが進められた．また，医療訴訟では，被告となる医師や医療機関とは利害関係のない医師を鑑定人として採用する鑑定という手続きが実施されることが少なくないが，従前，鑑定人を選任に長期間を要していた．そのため，2001年に，最高裁判所は医事関係訴訟委員会を設置して，関係学会に推薦を依頼する鑑定人候補者推薦手続きを創設し，また，各地域で，鑑定人を推薦する鑑定ネットワークが整備されてきた．このような取り組みが，平均審理期間をほぼ1年短縮化することに至ったものと評価できる．

3）終局状況

終局状況は，図3の通りであり，従前から現在まで，およそ半数が訴訟上の和解で終結している．和解の内容が明らかではないが，早期終局解決のために（判決の場合には，控訴され，訴訟が継続する可能性がある），和解が選択されることが多いものと考えられる．また，判決の場合の認容率，つまり，原告（医療訴訟では，通常患者側）の言い分が一部でも認められた割合は，2000（平成12）年の46.9％をピークに漸減している．2008（平成20）年以降は30％以下であり，非常に低率にとどまっている．

このような低い認容率の原因については，診療記録も医師や看護師らの関係者も，医学的な知見も，訴訟のために必要な証拠がすべて医療側に偏在しているにも関わらず，原則として，患者が，過失，因果関係について立証責任を負担している点にもあるのではないかと考えている．

図3　医療訴訟の終局状況

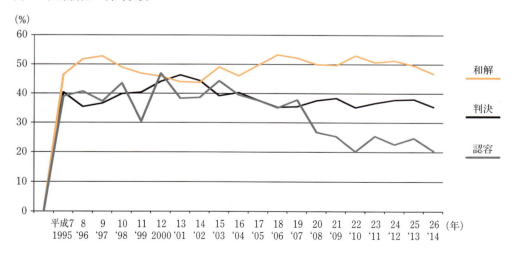

5　むすび

　医師や看護師のみなさんに「医療事故についてどんなイメージを持ちますか」と尋ねると，決して関わりたくないと答える人が多い．しかし，医療に取り組む以上，医療事故を避けて通ることができない．医療事故を起こさないために，知識と技術・技量，経験を高めて研鑽しなければならないことはいうまでもない．しかし，それでも，残念ながら医療事故は発生してしまい，関わりをもってしまうことがある．そのとき，医師や看護師らに求められていることは，「隠さない，逃げない，ごまかさない」で事故に向きあい，事故の経緯と原因を調査して，再発防止に努めることである．それが医療安全の中核である．医療事故を含めた医療安全について，確かな知識と意識を持つことが不可欠である．本稿がその一助になったらと願う．

　2015年10月1日からは新医療事故調査制度が施行される．医療者も患者，市民も一緒になって，安全で質の高い医療の実現に取り組んでいきたい．

● 文献

1) 増田聖子：医療事故と医療人権侵害．シリーズ生命倫理学編集委員会編，pp.48-66，丸善出版，2012．
2) 福田剛久・他編：医療訴訟．青林書院，2014．
3) 岩田　太編：患者の権利と医療の安全．ミネルヴァ書房，2011．
4) 甲斐克則編：医療事故と医事法．信山社，2012．
5) 加藤良夫編：実務医事法．第2版，民事法研究会，2014．
6) 日本弁護士連合会人権擁護委員会編：提言患者の権利法大綱案．2013．

第2章　事例（判例）から看護の質を評価する

1　看護の視点とヒューマンエラーの背景から

　看護教育のカリキュラムには，医療安全に対する教育が不可欠である．学習法略は様々であるが「事故判例を用いた学習」は分析力・思考力を高めると共に，倫理的・法的・社会的問題（ELSI：Ethical Legal Social Issues）の観点からも有効である．さらにここでは各事例に心理学によるヒューマンエラーを加えたので多角的に検討できる．

> **1．横浜市立大学病院患者取り違え事件**
> 　　　　　　　横浜地裁　H13.9.20判決，判例タイムズ1087号，pp.296-318
> 　　　　　　　東京高裁　H15.3.25判決，別冊ジュリストNo.183，pp.192-193

　平成11年1月11日，特定機能病院である横浜市立大学病院外科病棟の入院患者G氏男性74歳（僧帽弁形成または置換術）と，患者H氏84歳（肺手術）の両者を取り違えて手術し，看護師，麻酔医，執刀医計6名が患者の同一性確認を怠った過失があるとされ，看護師D，Eの2名，麻酔医1名，執刀医2名が有罪となった（横浜地裁平成13.9.20）．これに対し，東京高裁（平成15.3.25）は，第1審で無罪とされた麻酔医Fも有罪とし，6名全員が業務上過失傷害罪と確定した．しかし麻酔医下が上告を申し立てたが最高裁が棄却した（平成19.3.26）．

1　事実経過の概略

1）事故当時の第1外科病棟

　組織体制は**表1**を参照．
　1月11日午前9時から手術開始予定の患者は，以下の3名であった．

---

　①G氏，男性，74歳：僧帽弁形成または置換の手術目的で1月7日入院．身長166.5cm，体重53～55kg，後頭部左に手術痕約5cmがあり，頭髪は白髪交じりのいわゆる職人刈りである．後頭部と眉毛は黒い．G氏は耳が遠く，何でも「はいはい」と答え，本当にわかっているのか不安に感じるようなところがあると認識されていた．
　②H氏，男性，84歳：右肺がんの疑いで，第1外科外来を紹介され，胸部CT検査から癌の確定と転移の可能性の初見から，確定診断のため手術室で開胸生検・右肺上葉切除等を目的に

表1　組織体制

①第1外科－本件患者G氏と患者H氏の手術担当医

　外科部長・教授Aの統括のもと，①外科部長が指導・監督する心臓血管外科を担当するヘルツグループ．②それ以外の手術はN講師が指導・監督する一般外科グループで構成されている．また各グループ医師が主治医となる複数制である．
　毎週木曜の定時カンファレンスで，各主治医グループから翌週の手術予定患者の病状，予定術式が報告され決定する．外科部長が執刀医と第1助手を指名し，各主治医グループにおいて第2助手を決定している．
　担当医師は次の通りである．
　G氏担当医：執刀医A（外科部長），第1助手（K医），第2助手（I医）
　H氏担当医：執刀医B（助手），第1助手（N講師），第2助手（研修医P）

②麻酔科－手術担当医

　麻酔科部長・教授が統括し指導・監督している．手術申込書に基いて毎週金曜日の午前中までに，医局員が翌週実施される予定の麻酔医を決めている．手術内容に応じて研修医や経験の浅い麻酔医をファーストと呼称し，経験のある麻酔医をセカンドとして指導・補佐の任に当たらせている．
　ファーストの役割は①術前の患者訪問での診察と状態把握，②麻酔方法・計画，③術中の患者管理，④手術後の回診．セカンドの責務はファースト医の指導と補佐である．
　麻酔担当医は次の通りである．
　G氏担当麻酔医：医局ファーストF，セカンドJ医（助手）
　H氏担当麻酔医：研修医ファーストC，セカンドO医

③看護師

　看護師は看護部に所属し，病棟配属の看護師を病棟看護師，手術室配属の看護師を手術室看護師と称している．事故当時の病棟看護師の勤務は3交代制，深夜勤務は0時30分から午前9時である．
　看護師Dは平成10年3月第1外科病棟（7階）に配属され，手術室看護師Eは平成4年同大学病院入職，平成7年4月から手術室看護師となる．

12月28日に入院，身長165.5cm，体重47～48kg，腰部のすぐ上に約15cmの脊椎管狭窄症手術痕があり，頭部は白髪，後頭部は禿げ，左右側頭部に硬膜下血腫手術痕がある．年齢のわりにはしっかりしている．なお，術前準備の剃毛部位は，陰毛部分を含まず，1月10日に病棟看護師が施行している．
　③女性患者：一般外科グループの中の主治医グループが担当

　3人の患者は，病棟看護師が午前8時30分までに4階の「手術室交換ホール」に搬送する（これは深夜勤務の看護師の業務である）．病棟看護師Dは，麻酔医Fの指示である術前処置の塩酸モルヒネをG氏に注射すると共に，背中のフランドルテープ継続指示のため貼付を確認した．
　7階から4階（手術室ホール）へはG氏とH氏はストレッチャー搬送ができるが，女性患者は移動できないので「病床ベッドのままで」搬送するため，看護師Dは先輩看護師に手伝いを依頼したが，定時の採血等により，看護師D一人で行うことになった．手術患者受け入れ時間前では，患者をホールで待機させることになるので早めの搬送は避け，まず，G氏とH氏の両名をストレッチャーに乗せて，カルテ類は各ストレッチャーのアンダーバスケットと共に搬送

した．その後，女性患者を搬送することにした．

「手術室交換ホール」で，病棟看護師から手術室看護師に引き渡される患者は，患者担当の手術室看護師が受け入れ，定められた手術室に入室することになっていた．

2）手術室看護師の体制

本件大学病院の患者の引渡しは「手術室交換ホール」で行われる．①患者は病棟看護師がハッチウェイの移送を通して手術室看護師が患者を受け取る．②カルテ類は，「カルテ受け渡し台」で，病棟看護師から手術室看護師にカルテ類と必要な情報を伝える体制である．

手術室看護体制は各診療科を3グループに分け，手術担当となる看護師は，術前に病棟の入院患者を訪問し，手術の説明や，病状の把握を行うのが原則であるが，勤務の都合上，手術に関与しない看護師が訪問することもあった．本件もG氏に看護師3名，H氏には看護師2名が担当となっていたが，いずれの手術看護師も都合が悪く，術前訪問していない．

3）事故当時の状況

手術室看護師である看護師Eは，女性患者の手術の介助の担当である．しかし，G氏の手術担当の看護師2名，さらにH氏の手術担当看護師の2名が，患者の術前訪問に行く都合がつかないことを知り，G氏とH氏の両名患者の術前訪問を引き受け，1月8日，午後3時30分頃，入院中のG氏とH氏に初めて会い，それぞれの手術の様子について説明を行った．

手術当日，病棟看護師Dは，G氏とH氏をエレベーターで7階から4階ホールに運び，奥のハッチウェイ側に，近い方から順にG氏，H氏と並べて止めた．手術看護師Eは，リカバリールームでの手術室看護師のミーティング終了後，担当である女性手術患者の手術準備のため10番手術室に向かう途中，ホールに病棟看護師Dが，G氏とH氏の両名を搬送してきたのを目にして，自分が術前訪問した患者であることに気づき，自らこれを受け入れようと考えた．

病棟看護師Dは，ハッチウェイに来た手術室看護師Eに，「イチゲ（第1外科の通称）のGさん，Hさんです」と，同時に両名の姓を告げ，引渡しのため，G氏とH氏をそれぞれ脱衣させて全裸にし，下半身にタオルケットを掛け，頭に白色半透明の帽子を被せた後，G氏をハッチウェイに乗せて，手術室看護師Eに引き渡した．手術室看護師Eは，G氏の引渡しを受けるに当たり，目前の患者がG氏なのか，H氏なのかを区別することができなかったが，H氏の担当手術室看護師で後輩である看護師2名が近くにきていた手前，術前訪問していたのに患者の特定，確定ができないことを恥ずかしく思い，先に引き渡される患者の名前を確認するつもりで，「Gさん……」と質問か確認か判然としないような調子で，病棟看護師Dに声をかけた．「Gさんと……」と聞き取った看護師Dは，手術室看護師Eが先に引き渡された患者がGであるとわかっていて，次に引き渡す患者の名前を聞いたものと思い，次の引き渡す患者の名前を伝えるつもりで「Hさん」と答えた．

そのため看護師Eは，不安を抱いたまま，違っていれば誰かが気づいてくれるだろうという

安易な考えもあって，先に引き渡された患者がH氏であると思い，ハッチウェイを通して曖昧さを残したままG氏を受け取ると，近くに来ていたH氏の担当看護師2名に，G氏をH氏として引き渡した．次に看護師Dはカルテの引渡しを行っていないのに，「じゃ続けて」と患者を引き渡すことを促されたので，H氏をハッチウェイを通して引き渡した．この際，看護師Dは引き渡す患者の氏名を告げず，また看護師Eも，看護師Dに対して患者の氏名を確認することもせず，看護師Eは不安を抱いたまま，前同様の考えから心臓手術担当の看護師3名にH氏を引き渡した．

看護師Dはカルテ受け渡し台で患者G氏の氏名を告げ，担当看護師に手渡し，術前の塩酸モルヒネ注射，背中にフランドルテープが貼られていることを申し送った．

次いで，患者H氏の氏名を告げ，担当看護師にカルテを渡し，少し緊張しているのではないかと申し送った．

手術室に搬送中，看護師らはG氏に対して「Hさん寒くないですか」，H氏に対して「Gさん寒くないですか」と声掛けをしたが，G氏，H氏とも「ハイ」とか「頷く」等の反応があったことから，誤認のままH氏を手術室2番，G氏を手術室12番に搬入した．

② 患者G氏と患者H氏の手術室入室から執刀までの医師らの対応

1）麻酔医Fの行動

麻酔科の医師（以下，麻酔医）Fは，1月8日午後，手術予定表からG氏の麻酔を確認，G氏の術前訪問を1時間行い，診察で問診・心臓雑音聴取・指導，病棟看護師に対して①フランドルテープなどの続行，②術前8時塩酸モルヒネ5mg，③患者が眠ったら酸素吸入等の指示をした．

手術当日8時40分に手術室入室，H氏を見て別人と気づかないまま，麻酔医Fは「Gさんおはようございます，麻酔科のFです」と声をかけた．前麻酔効果の確認から何度か「Gさん」と声をかけたが，H氏は頷くなどした．麻酔医Fが点滴等の取り付けをしているときに，セカンドの麻酔医Jが麻酔薬を注入した．

2）麻酔医Fの疑問の確認行動

麻酔医Fが，患者G氏に対して抱いた疑問の確認行動を経過に従って述べる．

a．まつげを触り，麻酔の反応をみる．手術予定患者G氏の眉は黒であり，目前の患者の眉は白であるが気づかない．
b．気管内挿管の際，入れ歯が外されていないので，手術担当看護師に，病棟看護師からの申し送りの有無を確認する．その旨の確認なしの返答．
c．その際，聴診器をあてたが心雑音はなかった．
d．心臓手術なのに胸部が剃毛されていないことに気づいた．
e．各種カテーテルの挿入作業中に，ヘアーキャップがずれ，右側頭髪が見えた．この時に

髪の毛の長さや色が違うのではないかと気づき，麻酔医Jに確認を求めたが特に疑問を差し挟まなかった．（この頃，主治医グループI医師やK医師が入室）

f．この間，麻酔科教授が胸部と陰毛を剃毛していないことに気づき，その旨を指摘し看護師に剃毛を指示．同教授も主治医らも患者がG氏でないことに思い至らなかった．

g．午前9時20分頃，麻酔医Fは経食道心エコー検査のためプローベを挿入し，その後肺動脈圧の平均圧が術前では42であったが，13に低下していたため，麻酔医Jにそのことを報告した．

h．このころ，経食道心エコーのモニターを見た麻酔医Jは，僧帽弁逆流がほとんどないことを知り，学生を連れて手術室に入ってきた同僚の医師にその旨を話し，本件手術を参考のため見に来ていたL講師が執刀するものと思っていたことから，同講師にも同様の内容を話した．

i．麻酔医Fは，麻酔医Jから逆流と，エコーの初見を聞き，再び当該患者の同一性に疑問を持った．そこで，G氏の主治医のI医師とK医師に患者の確認を求めたが，はっきりした返事がなく，却ってI医師からは「散髪に行ったのではないか」と疑問を否定する話をされた．

j．しかし，麻酔医Fは同病棟に同姓患者が3名程いるらしいので，違う人が降りているかもしれないと考え，手術室看護師に，病棟看護師にG氏を手術室に搬送したか否か確認するよう指示をした．

（注）手術室看護師からの電話を受けた病棟看護師は「何かくすくす笑っているような口調で」「ちょっと変なことを伺いますが，麻酔の先生が，何かちょっと顔が違う気がすると言っているのですが」という調子であった」と述べた．

k．麻酔医Fは，麻酔医Jを介するなどしてL講師，I医師，K医師に確認するように求めた．

l．間もなく病棟からG氏は降りている旨の回答があり，また，G氏の主治医Iから「胸の形がGである」趣旨の発言があった．

m．主治医グループの医師らは，麻酔医Jを交え経食道心エコー検査の術前と術中検査の違いを検討していたが，同検査の学識と経験で本大学でも一目置かれているJ医師が麻酔の影響かもしれないという旨の発言をし，L講師をはじめ皆も納得してしまい，麻酔医Fも自分の勘違いだったのかと思った．

この後，第1助手による胸骨正中切開後，執刀医Aが入室したが，この間の出来事を誰も報告しないまま手術は施行された．

3）患者H氏の経過

麻酔医Cは1月8日，情報収集とH氏診察を行い，手術時の麻酔に関する説明と歯の状況を確認し，「部分入れ歯」は当日は外してくるように指示した．

胃酸を抑えるため，術前のガスター投与指示の記載と麻酔等を記録，セカンド担当の医師Oに報告した．

麻酔医Cは，麻酔科カンファレンス出席後，手術当日の8時40分頃に手術室に入室，すでにG氏の頭には半透明の帽子が被さり，身体にはタオルケットが掛けられ，手術台に仰向けに寝かされていた．麻酔医Cは，G氏の顔を見ながら声を掛けていたが，H氏の人相や容貌は覚えていなかったため，容貌の違いに気づかず，また，剃毛が指示の範囲を超えていたことにも気づかず，G氏をH氏と誤認したまま麻酔の準備に入った．

硬膜外麻酔のためG氏を左側臥位にした際に，麻酔部位に近い背中にフランドルテープが貼付されているのを見て，これがフランドルテープであると気がつかず，「何だこれ」と看護師に言って，その理由を確認することなく剥がした．

その後，入室したセカンド医師Oと共に既往歴として認識していた脊椎管狭窄症の手術痕が見当たらないことに気づいた．しかし，O医師が「検査だけだったのか」と話したことから，術前訪問時背中を見ていると思った麻酔医Cは，それ以上，理由を探ることもせず硬膜外麻酔を実施した．9時15分過ぎ頃，気管内挿管のため口を開けさせたところ，歯が訪問時と異なることを認識したが，取り違えの可能性には思い至らなかった．この頃，眼瞼にアイパッチが貼られた．気管内挿管終了後，O医師と共に，手術に備えG氏の体位を左側臥位にし，肺の手術が施行された．

午後4時頃，患者G氏は手術後にリカバリー（ICU）に入室，すでに入室していた患者H氏のベッドの隣に運ばれた．午後4時30分頃，G氏の主治医がICUで「顔が違う」と感じた．また，人工心肺を使用すると手術後の体重が重くなっているはずなのに，ベッドに表示されていた体重が術後の予想体重より軽すぎた．このとき初めて取り違えに気づいた．

③ 解説

本事例を契機に，医療の安全・安心が謳われるようになったともいえる．すでに多くの有識者の分析と教訓が，報道や学術誌等で得られている本事例を，あえて本稿で取り上げた事由は，看護の視点で判例事例の行間を読み取り，今後の対策に生かしたいからである．

高度な機能を有する大学病院で，患者を取り違えて手術するという本事故は，国民に不安・不信感を与えた．その重大性に鑑み，日本の医療全体の問題として取り組むことを目的に，同年2月に厚生科学研究の一環として，有識者による「患者誤認事故予防のための院内管理体制の確立・方策に関する検討会」が設置され，類似事故再発防止の具体的な方策が検討された．提言および今後の課題の要約の一部をあげる．

＜提言：全医療施設で励行すべき基本的事項＞

①医療施設管理者は，医療事故防止の対策を組織的に取り組む責任を自覚する．

②患者個々の主治医の氏名（複数制であれば責任者）を患者に明確に伝える．

③麻酔医が麻酔を開始する際には原則として主治医又は執刀医が立ち会い確認する．

＜今後の課題＞

　①啓発と普及

　　事故防止の手法を行政機関・医療関係団体・関係学会等によって，事故防止の啓発・普及の定着を図る．

　②医療従事者の卒前教育及び研修活動の充実．

　③医療事故防止の研究の推進．

　④他の医療事故等の対応：各医療施設が主体となって事故防止の取り組みを行う．

（出典：患者誤認事故防止策に関する検討会報告書　1999（平成11）年5月12日）

4　事例から推測される心理学的説明

　以後各事例の後にある「事例から推測される心理学的説明」は，それぞれ公表された記述等から特にミスの発生等について心理学的社会心理学的視点から推測したものである．したがって，詳細な事実関係が明瞭でない場合には筆者自身が解釈している．

1）コミュニケーションの過程での誤解の連鎖

　本事例は対人認知，コミュニケーション，集団過程などミスの起こりやすい心理学的，社会心理学的事象を多く含む．

　この事例で取り違えられた患者2名は男性G 74歳（僧帽弁形成または置換術）と男性H 84歳（肺手術）である．いずれも同一外科病棟に入院し，同日午前に手術が行われた．

　＜同定が困難な患者への対応＞　年齢性別が類似しており，個人を特定できる外的特徴が覆われていたり，明瞭でない場合，その区別は，それ以外の情報，主として以前に提供されている情報やその記憶に依存することになる．病棟での衣服の類似性や手術時術着，あるいは裸体などは，その区別を困難にさせる．病院では，そうした困難が常にある．本来そうした過誤が生じないようなフェイルセーフ（fail safe）[*1]思想に基づいた対策が必要とされる．

　＜コミュニケーション過程の問題＞　コミュニケーションは，送り手がある情報をメッセージとして言語等で符号化し，あるチャンネルを通し，受け手に送り，それを受け手がメッセージを解読するという過程をとる．それぞれの段階で問題が生じうる．基本的にメッセージは送り手が自分の枠組み・構え（set）[*2]で，符号化し，これを受け手は受け手の枠組みで解読し受けとる．この符号化が送り手と受け手に共有されていれば，共通の意味が伝達される．メッセージは言語がもっとも有力なチャンネルであるが，それ以外の非言語的チャンネルも使われ

---

*1　用語解説p.97「フールプルーフ（fool proof）とフェイルセーフ（fail safe）」参照

*2　用語解説p.96「認知の構え（set）・図式（スキーマ：schema）」参照

る（非言語的コミュニケーション：NVC[*3]）．受け手はそれらを総合して解読する．さまざまな障害をもつ患者は，この解読能力にも障害がある場合が多いので，留意が必要となる．

　割り当てられ管理された業務を正確に実行することを求められ，全ての患者に同じ手順で看護をするという以前よくみられた手法では，コミュニケーションの焦点は個々の患者との個別的接触よりも，手順の確実な遂行に重点が置かれていた．しかし，メッセージの受け手の解読は個人差があるので，この手法は常に問題を孕む．対象患者が『耳が遠く，何でも"はいはい"と答え，本当にわかっているのか不安に感じるようなところがある』と看護師に認識されていたとのことであるが，これは，このメッセージ過程のミスを如実に示す．また，手術室に搬送中，看護師らは『G氏に対して「Hさん寒くないですか」，H氏に対して「Gさん寒くないですか」と声掛けをしたが，G氏，H氏とも「ハイ」とか「頷く」等の反応があった』．また，『麻酔医が（本来の患者Hに）「（別患者に）Gさんおはようございます，麻酔科のFです」と声をかけ，また麻酔効果の確認のため，何度か「Gさん」と声をかけたが，H氏は頷くなどした』という記述がある．ここにもメッセージ過程のミスが現れている．以前から，医師＝患者のコミュニケーションスタイルは，患者は医師の指示と判断に従う受動的な受け手の役割を取ることが一般的にみられた．病者であり弱者と思っている患者は，「自分は受動的な役割を取るべきもの」と，医師が想定している以上に思っている．したがって医師の問いかけに疑問を持っていても，否定することは少なく，沈黙か首肯することが多くなる．医師と患者の橋渡し的役割を担う看護師に対しても患者はそうした傾向を取ることは多い．すでに裸になり手術室に向かい，さらに手術台にある患者が，正確な情報の受取人になりにくいことは想定できる．また麻酔医は該当患者を別人だと気がついていないままに声を掛けているが，この時点での声掛けは，患者を特定するためのメッセージではなかった．患者も自分を特定するためのメッセージとは思わないので，別な名前を呼ばれても，それに注意を払うことはなかった．

　このメッセージ過程のミスは，他の場面でもみられる．患者が2名同時に運び込まれた受け渡しのホールの場面で，病棟看護師Dと手術室看護師Eとの引き継ぎのコミュニケーション過程で生じている．ミスの基盤には，2名の同定困難な患者が同時に同場所に存在していたことにある．

　ホールに運ばれた患者Gと患者Hは，手術室に移動するハッチウエイに近い方からG，Hと置かれた．手術室看護師Eに病棟看護師Dは，2名の患者を「G氏，H氏である」と告げ，病棟看護師DはまずGを引き渡す．手術室看護師Eがはじめに病棟看護師Dから引き渡された患者（G）について確認するつもりで「Gさん…？」というメッセージが出された．しかし，病棟看護師Dは次に引き渡す患者を聞かれたものと思い「Hさん」と答えた．そのため手術室看護師Eは先に引き渡された患者（G）をHと思い，その後はGとHを取り違えて取り扱った．病棟看護師Dと手術室看護師Eが，それぞれ発したメッセージの解読を相互に誤ったことになる．

[*3] 用語解説p.97「非言語的コミュニケーション：NVC」参照

このミスにはいくつかの理由がある．言語的なメッセージにミスがあっても，顔や身体，服装等のNVCが「この人は○○さん」であるという言語情報と一致しなければこのミスは気づかれる．しかし，同年齢層の2名の患者であったことで，表面的な状態はこの同定を困難にさせた．本来，同定の最良の素材はカルテである．この非言語的な情報であるカルテが患者本体と共に動かずに，「患者G⇒患者H⇒カルテG⇒カルテH」の順で渡されたことで，患者の同定が患者への最初の言語情報のみによって確定されてしまい，非言語情報によって修正する機会を持たなかった．

　手術室内の手術室看護師と病棟にいる看護師との連絡メッセージのやり取りにもメッセージの解読のミスがあった．まず，疑問に思った麻酔医による手術室看護師への指示の趣旨は"目の前の患者が本当にG氏であるかどうかを病棟に確認すること"であった．しかし，連絡メッセージを受けた病棟の看護師は"G氏が手術室に降りたかどうかの確認をする"と解読することとなった．手術室看護師は"患者の顔がちょっと違うと麻酔医がいっている"と伝えてはいるが，（病棟看護師によると）その連絡の背後のリラックスした雰囲気や"ちょっと変なことを伺いますが"という口調から，患者の同定ではなく，患者が手術室に降りたかどうかの質問と受け止め，患者Gが手術室に降りたことのみを伝えることとなった．

　以上はメッセージの解読の問題やコミュニケーションのあり方について述べてきたが，こうしたミスには送り手，受け手のそれぞれの背景があると推察される．

　＜役割の混乱＞　手術室看護師Eの患者受け渡し時の役割の認識についてみる．手術室看護師Eは，患者Gと患者Hの担当ではなく，その後に行われる別の女性患者の担当であった．手術室看護師Eは手術当日，患者Gと患者Hがホールに搬送されてきたのを見て，術前訪問した二人であることから受け入れを担当した．多忙な病院看護師がそれぞれ協力融通することの事情は理解できるが，この記述にある限り，役割分担，術前訪問の意味等が明確になっていなかったことが想定される．

　＜印象管理＞　手術室看護師Eは，病棟看護師Dから受け渡されたハッチウェイに近い患者がGかHかは区別できなかった．しかし，患者Hの手術担当看護師2名が近くにおり，手術室看護師Eは術前訪問したのに特定できないことを，後輩である彼女らに見られることを"恥ずかしく思い"明確に特定するような質問をしないで，曖昧な質問をした．この手術室看護師Eの後輩への対応は，対人認知過程での"印象管理（impression formation）[4]"といわれるものである．普通，人は自分の印象を少しでも良くしようとコミュニケーション場面では工夫している．こうした印象管理と，患者特定の必要性を比較考量すれば，ここでの印象管理の問題点がわかる．しかし，この場面でこうした印象管理を取らなければならない先輩＝後輩，あるいは看護師間の人間関係のあり方にも留意が必要である．

---

[4] 用語解説p.93「印象管理（impression management）/自己提示（self-presentation）」参照

＜責任の分散＞　手術室看護師Eは患者同定に不安がありながら，いずれ誰か気付くであろうという判断をした．これは明確な役割が規定されていない集団で起きる責任の分散（diffusion of responsibility）[*5]や社会的手抜き（social loafing）[*6]といわれる．これは自分の行為が，複数の人による関与の一部であり，自分の関与が直接結果として現れない状態で発生する．

＜認知的不協和の解消＞　人の認知過程の特性の中で，大きな役割を果たすのはその人の枠組みや構え[*7]である．人は一旦この構えができれば，その構えにそって以後の情報は選択され，解釈され，その構えに合う情報が高く意味付けられ，それに合わない情報は無視されるか，そもそも知覚されない．もし取り入れた場合，先行の構えと一致しない情報は認知的不協和（cognitive dissonance）[*8]を起こすので，それを排除するために，別な解釈をする．

＜正常性バイアス＞　患者が取り違えられたあと，そのことに疑いを持ったとしても，一旦確定した判断を覆すことは困難である．人の日常の判断には正常性（normalcy）のバイアス[*9]という認知的歪みがある．日常生活の出来事をそのつど異常なものとして判断精査することは，日常生活の円滑な展開を困難にする．したがってこれは認知の歪みというよりは，人の判断の普通のあり方なのである．しかし，このことが時として問題を生じさせる．医療現場では正常性のバイアスは大きな問題となりうる．

＜他者の判断の効果＞　手術室内のやりとりについては，認知的構えに沿った判断がなされていた．誤りに誰かが気がつきながらも，患者の取り違えなどはないと思いこんでいたスタッフは，その疑問に別な解釈をした．その際，重要な役割を果たすのは他者の判断である．一般に複数の人物が存在していた方が誤りが少なくなるはずである．しかし，複数の人物のあり方により，加算的ではない．多者の存在がかえって行動を抑制することがある．

＜集団浅慮＞　集団過程で特に問題とされるのは，集団浅慮（Groupthink）[*10]といわれる過程である．結束が固く，生産性が高い集団では，時としてそれが大きな過ちをする．その兆候の1つは強いリーダーや権威者が存在し，それに異を挟むことは抑制され，個々の成員の判断と行為は，強いリーダーの示した方向に集約される．本事例にも集団浅慮と思われる特徴が現れている．

---

*5　用語解説p.94「責任の分散（diffusion of responsibility）」参照
*6　用語解説p.94「社会的手抜き（social loafing）」参照
*7　用語解説p.96「認知の構え（set）・図式（スキーマ：schema）」参照
*8　用語解説p.96「認知的不協和（cognitive dissonance）の解消」参照
*9　用語解説p.94「正常性バイアス（normalcy bias）」参照
*10　用語解説p.94　「集団浅慮（Groupthink）」参照

2．バイブレータ使用による乳児のうつ伏せ事故

千葉地裁　H16.3.26判決（確定），H12（ワ）1396号損害賠償事件

1　事例の概要

　A雄は平成11年1月28日生まれで，体重2,780g，生後4カ月半であった．事故当時の体重は7,000gであり，正常に発育していた．平成11年6月12日午後から咳，鼻水，胸がゼイゼイする様子と，同月13日深夜0時ころから喘鳴があり眠れない様子がみられ，哺乳量も少ないことから早朝4時19分，Y市立医療センターを受診した．小児科の当直医師によって細気管支炎と診断され，処置および薬の処方を受けて帰宅した．しかし，帰宅後も飲んだミルクを嘔吐するなどしたため，14日午前2時30分，再びY病院を受診，診察した医師から薬の処方を受けて帰宅した．

　同14日の午前11時27分，再び同センターの診察を受け，A雄の入院が決定した．担当医師は「風邪が長引いた程度の炎症はみられるが，問題はない．2，3日の点滴で済み，長くても一週間で退院できる」旨の説明がされた．

　A雄は，15日午前8時，体温が38度2分となっていたので，B看護師は解熱のため大人用のゴム製の水枕に氷と水を入れ，布製の水枕カバーでくるみ使用した．

　事故当日の6月16日午前5時頃，B看護師の巡回時に，A雄の体温は37度3分であったので，B看護師は水枕の中身を交換した．同日午前5時50分頃，A雄は覚醒，啼泣していた．抱き上げると泣き止むが寝かせるとすぐに泣き出すという状態であったので，C看護師は午前6時頃，A雄をあやすためにスイッチの入ったバイブレーターをA雄の左右側腹部や股間等に当て，その後，バイブレーターを当てたままその場を離れた．6時35分頃，B看護師の巡回時には，A雄は泣き止み，仰臥位でもぞもぞ手を動かしていた．

　午前6時55分頃，B看護師の巡回時に，A雄がうつ伏せの状態で，全身色不良，左頬が紫色となり，呼吸停止，心肺停止の状態にあることを発見した．直ちに，気道確保，心臓マッサージ等の蘇生措置により，心拍・自発呼吸は再開した．一命を取り留めたものの，低酸素性虚血性脳症となり，いわゆる植物状態におちいった．

　その後，A雄はY市立医療センターにおいて入院治療を受けていたが，事故から427日後の平成12年8月16日死亡した．

2　家族の訴えと裁判所の判断

1）A雄の心肺停止の原因

　①B看護師が使用した水枕は，ゴム製で弾力があって可塑性に富み，氷と水を入れて使用する状態においては乗せられた頭の形に合わせて変形する．また，大人用の水枕であったため，乳児の頭が水枕の中央に乗った時には両端が高くなるものであった．

このため，A雄は6月16日午前6時35分から6時55分までの間に，寝返りをしてうつ伏せとなり，水枕の上で顔を真下に向け水枕に顔を突っ伏した状態になり，腹臥位から仰臥位に戻り，あるいは腹臥位のまま頭を上げて水枕による窒息の危険性を回避することができずに，柔らかい水枕に鼻口部を覆われ，これによって呼吸が妨げられ，窒息の状態に至った．
②A雄は，先天的な代謝異常はなく，心肺停止が原因としての脳内出血の可能性がないので，A雄の心肺停止の原因は窒息であることは明らかである．

2）B看護師・C看護師の過失の有無と死亡との因果関係
（1）B看護師の過失

　B看護師は，A雄が生後4カ月半の乳児で，自力での寝返りが可能な時期であり，すでに片方の肩を上げたり，身体をひねったりする動作を示し，寝返りをして腹臥位となる可能性があったので，水の入った柔らかいゴム製の水枕を使用した場合に，A雄が水枕の上でうつ伏せとなって，水枕の圧迫により窒息する可能性があることを容易に予見することができた．6月16日午前5時のA雄の体温は37度3分であり，小児患者で解熱が必要とされる38度以上ではなかったので，この時点において解熱を目的とする水枕の交換は不要であり，しかも，頭部に水枕を当てる方法は解熱処置としてはほとんど効果がなく医学的には無意味な処置であったにも関わらず，A雄の水枕の中身を氷に交換して漫然と大人用の水枕の使用を継続した．午前6時35分に巡回してA雄の様子を看た際にA雄にバイブレーターが使用されていることを知りながら，午前6時55分までA雄の様子を観察しなかった．

（2）C看護師の過失

　C看護師は，乳幼児をあやすために，マッサージのための医療用器具であるバイブレーターを本来の使用目的から離れて使用すると，その振動と音の刺激により乳児が意識的ないし反射的に体を動かすことがあり，寝返りが可能な月齢に達しているA雄については，頭部に水枕を使用した状態でバイブレーターを使用すれば，バイブレーターの刺激によりA雄の姿勢転換を助長，促進し，A雄が体を動かしてうつ伏せ状態となって水の入った柔らかい水枕の上で窒息する危険性があることを容易に予見することができたにもかかわらず，A雄をあやすために，6月16日午前6時頃にA雄の体を横向きにして，バイブレーターをA雄の背中ないし右側腹部に当て，A雄の寝返りを促進する姿勢にさせて使用し，そのまま放置した．

❸ 根拠として提出された文献からの知見

1）乳児の寝返りに関する一般的知見

①1990年乳幼児身体発育調査によると，寝返りの通過率は，3カ月以上4カ月未満で19.2%，4カ月以上5カ月未満で60.9%，5カ月以上6カ月未満で84.6%，6カ月以上7カ月未満で96.3%であり，発達の早い乳幼児と遅い乳幼児の間には，可能になる年月例に差があるとされている．

②日本版デンバー式発達スクリーニング検査によれば，正常な子どもの25％が寝返りを打つことができるのは4.1カ月，50％が可能となるのは5.0カ月，75％から90％が6.0カ月から6.9カ月までの間に可能となるとされている．

　③前川による乳幼児期の運動機能発達の分類によれば，生後4カ月の乳児は半分まで寝返り，生後5カ月の乳児は寝返りを打つとされている．

2）乳児の腹臥位での運動発達状況

　①高槻赤十字病院小児科の調査によると，腹臥位で頭を挙上できる乳児の割合は，3カ月児で57％，6カ月児で100％であり，有意差があった．また，腹臥位での挙上の角度（ベッド面を基準として垂直の線と，外耳道口と眼裂とを結ぶ線との角度）の中央値および最大値，最小値は，3カ月児ではそれぞれ60度，130度，挙上しないであり，6カ月児ではそれぞれ90度，140度，50度であった．また，睡眠時および覚醒時のいずれにおいても仰向けで生育している3カ月児についてみると，腹臥位で頭を挙上できる乳児の割合は36.8％であり，腹臥位での挙上の角度の中央値および最大値はそれぞれ挙上しない，120度であった．

　②日本版デンバー式発達スクリーニング検査によれば，正常な子どもの25％が頭45度上げることができるのは1.3カ月，50％が可能となるのは2.1カ月，75％から90％が可能となるのは3.0カ月から3.8カ月までの間であり，正常な子どもの25％が頭を90度上げることができるのは約2.3カ月，50％が可能となるのは3.0カ月，75％から90％が可能となるのは3.7カ月から4.3カ月までの間であるとされている．

　③「ミュンヘン機能的発達診断」に基づいて，大阪府内で，各発達過程について乳児の90％が通過する月齢を調査したところ，①頭を45度持ち上げ10秒間支えられるのは5カ月，②頭を90度持ち上げ1分間支えられるのは6カ月，③肘を曲げて支え，頭を垂直に保っていられるのは6カ月であった．また，生後約4カ月の乳児をうつ伏せにしたとき，長時間にわたって顔を上げていることが困難との事例がある．

3）腹臥位等と窒息の危険性

　うつぶせ寝と乳児急死との関連について，うつ伏せ寝は乳児の突然死の危険因子の1つとして挙げられている一方で，鼻口閉塞による窒息が原因と考える研究者もいる．

　また，1990年代初頭以降，二酸化炭素拡散力の低い材質や柔らかい材質の寝具を使用したために，いったん吐き出した呼気の拡散が不十分な場合，次第に高二酸化炭素（炭酸ガス）血症および低酸素血症に陥り，致死的な気道閉塞（suffocation）の症状を呈するという見解（再呼吸説）が注目されている．うつ伏せ寝の場合は，頭が真下を向く状態が観察されることがあり，その時にはこのような気道閉塞の症状を呈することが認められている．

　本事例は，看護師の業務のうちの「絶対的看護行為」（p.192参照）に該当するため，看護師の

判断と，看護方法が争点となった点で，「褥瘡裁判」に準ずる事例といえる．

　乳児をあやす目的で，バイブレーター『マッサージの代用として血行促進，筋肉をほぐし，疲れをとる用具』を，医療に持ち込むことは禁忌であり製造物責任法（ＰＬ法[*1]）に抵触する．

　ＰＬ法の施行によって各種メーカーは，製品の取扱説明書とともに，注意事項や危険性が予測される使い方の禁止項目を明記するようになった．その範囲は患者の身体に影響を与える医療機器はいうまでもなく，一般家庭用機器・用具に普及している．

　したがって本件の（1）使用目的以外の目的で使用，（2）通常家庭で用いるマッサージ器具を医療という特殊な環境に持ち込む，という行為は，看護水準とはかけ離れているため，絶対に避けなければならない．

Column

ＰＬ法の観点から〜北海道大学電気メス事件（札幌高裁　昭和51年3月18日）

　北海道大学病院で昭和45年7月17日，2歳4カ月児に動脈管開存症の手術が施行された．手術は成功したが，患者の右足関節直上部に重度（第3度）の熱傷が生じていた．そのため，患児の右下腿切断をやむなくされた．熱傷の原因は，手術に使用した電気メスと対極板用のケーブル接続を看護師が間違えたことであったが，高圧電流が生じた事由については，その後の実験で検証され，ケーブル接続の間違いによって，同時に持ち込まれていた心電計との新たな電気回路が形成されて，高圧電流が生じたという事実が明らかになった．

　しかし，判旨は「〜ケーブルの交互誤接続の余地があったことは知っており，かつ電気手術器は高周波電流を患者の身体に通じ，その回路中に発生する光熱を利用する機械であることに照らし，ケーブルを誤って接続するならば，電流の流路に変更を生ずるなどして，患者に対し危険を及ぼすおそれがないわけではないことを知りえたものである〜」とし，看護師の「間違い」つまり単純ミスとして，当該看護師のみの有罪判決であった．

　この事故から電気メスと心電計という異種機械の同時使用による危険性が明らかになった．ＰＬ法が施行されている現在では，医療機器の製造者には異種機械の同時接続に対する危険予測と警告の義務があり，医師にも異種機械の同時使用に対する危険性を知る責任がある．

[*1]　ＰＬ法　　製造物責任法（Product Liability：ＰＬ法，1995年7月施行）は，「製造物の欠陥により人の生命，身体又は財産に係る被害が生じた場合における製造業者等の損害賠償の責任について定めることにより，被害者の保護を図り，もって国民生活の安定向上と国民経済の健全な発展に寄与することを目的とする（第1条）」と謳っている．

　ＰＬ法は，製品の不具合や故障によって受けた使用者の不利益を保証するための法律であるが，その趣旨は，使用者を危険や不利益から未然に守ること（利用者の保護），製品の破損を防ぐ（製品保護）ことにある．したがって，メーカー側が自己を未然に防止するために，製品に構造上の欠陥がないようにすることは当然なことである．そのためには，次の2点の対策をとる責任がある．①製品の使い方によって危険発生が合理的に予見できる場合には，安全対策を講じておくこと，②マニュアルや表示での注意の喚起による安全対策をとることである．

3．出産後の疲労から母乳授乳中に起きた新生児の呼吸停止

裁判所　判示事項の要旨：判例ID 28182287

1　事例の概要

　A子（初産，身長160cm，体重80kg）は妊娠42週2日，平成21年3月30日にY市立病院周産期病棟に入院した．予定日超過にて，翌31日に分娩誘発剤の点滴を受け，陣痛開始後5時間を経て15時37分，自然分娩でB児を出産した．体重は4,304gで巨大児である．B児は出生時，筋の緊張はなく全身チアノーゼであり，アプガースコアは5点，その後8点であった．また，羊水は混濁しており，B児の気道内吸引，酸素投与などの措置がとられ，17時7分頃に酸素投与は停止された．

　A子の出血量は，出産時1,630g，2時間後402g，計2,032gという多量な出血量であった．そこで，当面ベッドの上での安静が必要とされ，観察のため看護室に近い個室（陣痛15室）へ入室し，静脈内点滴注射が施行された．

　A子は母子同室とされたが，B児は巨大児であり，随時に小児科医が血糖値を測定するため，「授乳」の時以外はナースステーション（看護室）で預かることになった．

　なお，本件の勤務体制は三交代制である．準夜勤は16時30分からであり，助産師3名がそれぞれの係の担当者として勤務していた．①分娩室係；産婦管理・分娩介助，②褥室係；分娩室以外の入院中の妊婦，褥婦の看護，③新生児係；新生児室に入院している児および看護室で預かる児，母児同室の新生児の看護，である．当日の担当は新生児係がD助産師，褥室係はE助産師であった．

　本件病院では，新生児は基本的に母子同室とされ，母親が新生児のおむつ交換，更衣，授乳，検温，清拭（沐浴）その他の管理をするとされている．授乳は昼夜を問わず，児が欲しがる時に与える方針である．

　事故当日，新生児係の担当の状況は，母子同室8名であり，そのうちB児を含め6名が当日の出生児であった．

　新生児係のD助産師は，18時30分頃，授乳のためB児をコットで連れ，A子を訪室した．後陣痛が強かったため右側臥位になっていたA子に授乳指導を行い，血糖チェックの時間に迎えに来ることを伝え退室した．なお，退室の際，面会に来た親族らが同室していた．

　18時40分頃，褥室係のE助産師がA子を来室した際，B児はコットに寝かされていた．

　19時20分頃，E助産師が点滴の追加をするため訪室したときに，A子は，E助産師の「具合が悪くないですか」の問いに対し，「大丈夫です」と答えた．

　19時40分頃，D助産師はB児の血糖測定を行うため看護室に連れていった．19時45分の血糖値が低めであり，また，その頃，前啼泣（乳を欲しがって泣く様子）があったため，A子の居室に連れていった（本件では2度目の授乳という）．

A子は，左側臥位を取る際に，強い後陣痛のため苦痛の表情をし，「やっぱりちょっと痛いね」と話した．D助産師は，再度授乳方法を指導し20時5分頃に退室した．

　　20時15分，D助産師が訪室したところ，授乳を終えたB児はA子の左側で入眠していたが，A子は「今日は赤ちゃんとずっと一緒にいるのは疲れちゃうかもしれない」等と話していたので，D助産師は授乳時以外はB児を預かることにした．

　　21時20分頃，E助産師が訪室したところ，A子はうとうとしている様子であり，A子の了解を得て，ベッドサイドのランプのみ残して，天井の照明を消灯した．

　　なお，B児の血糖測定は20時37分頃と，21時45分頃に行われている．

　　22時10分頃，D助産師は，授乳のためB児を連れ来室すると，A子はうとうとと入眠していた様子であった．ベッドサイドで，「おっぱいいいですか．こっち（右）側」と声をかけると，A子は目を開け，右側臥位をとった．

　　D助産師は，乳頭を数回くわえ直させたり，A子が乳房を押さえる位置を調整させるなどして，「赤ちゃん窒息しないように，ここを押さえてね」と説明し，「大丈夫？」と声をかけると，A子は「大丈夫，大丈夫」と返答した．その後，A子は左側に体を倒し仰臥位になったが，吸啜は良好であったため，D助産師は「ちょっと離れますね」と声をかけ退室した．なお，この間10分ほどの在室であった（本件では3度目の授乳という）．

　　22時25分頃，D助産師がA子の室に戻るとA子がB児の上に覆いかぶさるように入眠していた．D助産師は，A子の左肩を押して下敷きになっていたB児を抱き上げ「A子さん．一旦赤ちゃんお預かりします」と声をかけたが，A子が覚醒していたかどうかは確認しないまま，走って看護室内にあるインファントウォーマーに連れていき，E助産師が小児科医に連絡した．

　　B児は，全身チアノーゼ，自発呼吸なし，心拍数拍動100未満であったが，その後小児科医らの救命措置後，23時30分，救急車でM県立こども病院に搬送されたが，B児は低酸素性虚血性脳症による四肢麻痺となった（身体障害等級1級）．

2　家族の訴えと裁判所の判断

　本件の重要な点は，B児の呼吸停止状態が「いつ」「どこで」発生したのかが原告・被告で異なっていることである．したがって争点は2点の仮定で成り立っている極めて特殊な事例である．

1）家族の訴え

　B児が出生当日に，呼吸停止状態に陥り低酸素虚血性脳症による四肢麻痺の後遺障害を負ったのは，次の事由である．

　①被告病院医療従事者（D助産師）が看護室で預かっていた際にB児の経過観察を怠った．

　②仮にB児の呼吸停止状態が母親A子の授乳中に発生したとすれば，

　　a．担当D助産師が，B児を母親A子に引き渡す際に安全確認を怠った．

b．終始あるいは頻繁な監視を怠った．

2）裁判所の判断

　家族の訴えのいずれも棄却した．（仙台地方裁判所，平成24年9月13日）

解説

　人のライフサイクルには，いくつかの危機状況があるが，女性にとって最大の危機状況は妊娠と出産である．

　妊娠・出産は，生理的あるいは自然の現象であるという認識があるが，生理学的にはリスクの状況にあり，容易に異常状態に移行しやすいという特性を有している．

　厚労省が1991～92（平成3～4）年の妊産婦死亡の評価を行ったところ，死亡者の約4割は救命の可能性があったと，貴重な報告をしている（**表2～4**）．

　また，母親の救命はできたが，後遺症で植物状態に陥ったり，健康で生まれるはずであった児の死亡・後遺症の児が多く存在している．産科医療事故の特徴は母と子のふたりの生命の侵襲，突発性，そして家族が崩壊することもある．そこで本事案の分析を通して，母子の安全性について考えたい．

表2　死亡に直接結びついたと考えられる原因

	症例数		症例数
出血性ショック	74	多臓器不全，DIC	4
脳内出血	19.5	不適切な麻酔，挿管による死亡	4
肺血栓塞栓	17	妊娠悪阻	3
妊娠中毒症	17	嘔吐による窒息事故	2
くも膜下出血	7	薬剤の副作用	1.5
羊水塞栓	7	その他の合併症	19
敗血症性ショック	5	不明	17

（因果関係が双方にある一例については各々0.5で計算）

表3　出血性ショックの内訳

	症例数		症例数
子宮破裂	14	子宮外妊娠	8
弛緩出血	11	前置胎盤	6
常位胎盤早期剥離DIC	10	頸管裂傷，腟壁裂傷	5
その他のDIC	8	原因不明の出血	4
手術後の出血	8		

表4　救命の条件の判定集計（重複選択あり）

救命の原因	委員の50％以上がYES	委員の70％以上がYES
緊急時以前の対応が原因	30（44.4％）	16（22.2％）
緊急時の対応が原因	68（94.4％）	54（75.0％）
基本的な知識や技術で対応できた	57（79.2％）	36（50.0％）
高次施設でなければ処置は困難	33（45.8％）	9（12.5％）

72例に占める実数と割合
（出典：武田佳彦：妊産婦死亡の防止に関する研究，「厚生省心身障害研究報告書」平成8年）

1）本事案の分析

　本件の裁判審査はA子の妊娠経過の情報に触れていないが，妊娠42週2日と過期産（正期産37週～42週未満）のため，分娩目的での入院である．A子（身長160cm，体重80kg）はリスクを有した妊婦である．分娩誘発剤の点滴注射を受け，5時間あまりでB児を出産したが，「羊水混濁」の所見からB児のリスクが推測できる．

A．母児の状態

（1）B児の評価

　出産時，筋の緊張がなく全身チアノーゼであり（アプガースコア[*1]5点），羊水混濁[*2]，気管内吸引，酸素吸入の措置，17時7分（1時間30分）酸素吸入等の蘇生処置が施行された．なお，体重は4,804gの巨大児（4,000g以上）である．通常，巨大児は在胎週数に関係なく，経過観察が必要とされる．また，低血糖が推測されることから，当面看護室（ナースステーション）で「預かる」ことにしたとあるが，B児に対して厳重な観察が求められるにもかかわらず，血糖値の評価に対する医療処置がみられない．

（2）母A子の評価

　15時37分，B児出産後の出血量は1,630g，2時間値が402g，計2,032gであった．したがって，当面ベッド上での安静が必要とされ，静脈内点滴注射が施行された．

　分娩出血量は，通常300～499g以内であり，500g以上は異常であり，弛緩出血である．1,000g以上となると出血性ショックを起こし，さらに2,000g以上に達すると，播種性血管内凝固症候群（DIC）を発症する可能性が高くなり生命の危険がある．本件A子の出血量は計2,032gであるので，A子のその後の出血量，子宮の収縮状態，血圧測定等の十分な経過観察が必要であり，B児への授乳は避けるべきであったといえる．

B．3度目の授乳の評価

①A子には3度目の授乳についての記憶がなく，3度目の授乳について記載されている被告病院の看護記録は事後に作成されたものであり，診療録には「20：15頃　児：状態悪化とのTEL」と記載されていると述べている．

②被告病院はA子の精神的疾患の可能性を考え，4月7日に精神科で18の診察が行われた．医師の所見は「何らかの時点で意識障害を生じていて，逆行性健忘を生じた可能性や軽度意識障害が考えられるが原因を証明するのは不可能であること，あくまで仮説に基づく解釈で

[*1] アプガースコア　児の胎外適応状態を評価する指標としてアプガースコア（Apgar score）がある．①心拍動，②呼吸，③筋緊張，④反射，⑤皮膚の色の5項目について観察・採点し，評価する．さらに5分後にも採点し，得点の低い場合は，10点までに要した時間を記録する．なお，10～8が正常，7～5が軽症仮死，4～0が重症仮死である．

[*2] 羊水混濁　羊水混濁は，胎内で胎児が酸欠状態になり，低酸素血症によって腸運動が促進され肛門括約筋の緊張が低下し胎便の排出によって羊水が混濁される．

あるが，産褥期であり，貧血，ストレス，睡眠不足を背景とした神経調整性失神，起立性失神，睡眠発作の可能性はある」ことを述べ「一過性意識障害の疑い」と診断した．なお，「看護計画には授乳の配慮として，a）授乳開始時間延長，b）一時お休み，c）夜間授乳休み　の基準があるが検討された形跡はない．その背景には，①業務分担者間での情報不足，②責任者の不明瞭，③医師との共働と情報の不足を挙げることができる．

さらに，注目したい点がある．A子の多量出血に対する医療措置としての静脈内点滴注射を受けながら授乳をしていた状況である．出産後の「A子の目が充血」は，分娩誘発剤点滴・巨大児・短時間内での出産等から強い怒責があり，A子はかなりの疲労感があったと推察できる．

❹ 産科医療における助産師の業務責任

1）産科医療事故の特徴

産科医療事故には，妊産婦，いわゆる母親に関する事故と，胎児および新生児に関する事故に大別できる．

また，事故の転機には8つのパターンがある．①母親の死亡，②母親の障害，③児の死亡，④児の障害，⑤母親の死亡と児の死亡，⑥母親の障害と児の死亡，⑦母親の死亡と児の障害，⑧母親の障害と児の障害である．産科医療事故は，事故の及ぼす影響の多様性と，人の生き方を決定するという重大性が，他の領域と異なる．

2）助産師の資格と業務責任

産科医療に直接なかかわりをもつ医療職は，産婦人科医師と助産師である．医師の業務は医師法，助産師の業務は保健師助産師看護師法（以下，保助看法と略記）に規定されている．「助産師とは，厚生大臣の免許を受けて，助産又は妊婦，じょく婦若しくは新生児の保健指導をこなすことを業とする女子（3条）」，「助産師でなければ，第3条に規定する業をしてはならない（30条）」と，業務独占であることが示されている．

「助産」とは，分娩介助だけではない．①妊娠の診断と指導，②妊娠経過中の母体と胎児の健康診断と保健指導，③分娩経過から児娩出までの母児の健康診断および保健指導と分娩介助，④胎児娩出後の母体の健康診断と保健指導，⑤出産直後の新生児の健康診断，⑥褥婦の健康診断と保健指導である．

とくに褥婦と新生児の保健指導は，妊娠・分娩による母児の侵襲による負荷の軽減まで含まれると解されるので，退院時期の決定，退院時の保健指導，在宅における「ケア」に助産師の注意義務がある．したがって，看護師・准看護師・保健師が上記の「助産師の業務」を行うことは違法である．

また，医師法と同様に助産師には，各種義務が規定されている．妊産婦の診療の求めに応じる応召義務（39条），証明書交付義務（出生証明書，死産証書），届出義務，死胎検案書（39条

2項），異常死産児の届出（41条），助産録の記載・保存義務（42条），そして刑法134条1項の守秘義務である．これらの業務に過失があれば，助産師に法的責任が問われることはいうまでもない．

A．「分娩の開始」から胎児娩出までの健康診断と分娩介助

陣痛によるストレス負荷が，胎児と母体の健康に与える影響は多大である．分娩経過中の観察は，断続的ではなく，継続的な観察と診断が求められる．そのために，専門職として助産師の資格を定めたという経緯がある．専門的知識に支えられた母児の情報収集，アセスメント能力が，分娩介助の方法を決定する．さらに，助産師は分娩を正常に進行するために母体に対し心身の助産ケアの提供と，保健指導の業務責任がある．

事例1　分娩後の多量出血で母親が死亡

E子（35歳）は，第一子の出産後8年を経ての妊娠であった．陣痛が発来したので20時45分，定期検診先の総合病院に入院した．分娩は急速に進行し，20分後には人工破膜，21時5分に会陰切開，クリステレルを施行し，21時9分に体重3,365gの男児を出産した．出産直後に子宮収縮剤を静注するが出血が持続している．出血部位を確認したところ，10時の方向で，約5mmの頸管裂傷を認め縫合したが，なお出血するので，再検査したところ，腟壁左側の3時の方向に約1cmの裂傷を認めた．この時点での出血は羊水を合わせて約500mLであった．出血は依然として持続し，出血量は850mLに達した．血圧は78/44と下降し，顔色は蒼白となり意識やや混濁状態であった．22時25分の出血量は1,745mLとなった．あらゆる救命措置を行ったがすでに遅く，28日午前0時44分に死亡した（東京地裁，平2.7.30，判例タイムズ737号，p.198）．

男児を娩出後わずか3時間30分，母親が病院に入院してから4時間後の死亡であった．

本事例に示すように，死亡にいたる経過は急速であり，その結果も最悪になりやすいのが産科医療の特徴である．とくに母体死亡は，出血によることが多い．

このようなハイリスクエリアに，助産師資格を持たない看護師および准看護師が関与している．危険の予測ができないだけではなく，異常の判断もできないまま分娩が進行するので，重大な事態に陥っている．次の例も，そのような状況下で引き起こされた事故ともいえよう．

事例2　准看護師による分娩監視と出生児の脳性麻痺による後遺障害

本件は無資格者である准看護師らに助産行為を行わせたことによる事例である．

「助産資格のない准看護師が分娩監視装置の記録を判断しており，看護記録上も「KHT 120」「FHR良好」等の記載しかなく，胎児拍数のみを聴取し，子宮収縮との関係を厳重に観察した形跡はない．また70bpm台の高度徐脈を，看護記録上に「FHR90台」と記載し，判読を誤る等，極めて杜撰な観察が行われていた」（名古屋地裁，平21.6.24．判例タイムズ1320号）

准看護師の助産行為は言うまでもなく，看護師の助産行為も法に抵触する．

B．褥婦および新生児の保健指導上の責任

　助産師の業務は，分娩直後の褥婦および新生児はいうまでもなく，生後1週間までの早期新生児と，褥婦に対する助産ケアがある．仮に，看護師らとの看護体制であれば，助産師は看護師に対して指導監督の責任がある．また，産褥とは妊娠および分娩の侵襲が母体および新生児に与えている期間と解し，生理的には約6週間であるが，個々の侵襲度が異なるので画一的には定められない．したがって，個別の看護計画と保健指導案の作成は助産師の責任となる．

　なお，褥婦に対する療養上の世話は看護師でも行える（保助看法5条）．しかし，分娩第4期以降でリスクがない褥婦である．なお，分娩期における看護師は自らの判断で分娩の進行管理は行うことができない．医師または助産師の指導監督の下で，診療または助産の補助を担い『産婦の看護』を行う（平成19.3.30医政発：分娩における医師，助産師，看護師等の役割分担と連携について）．助産師は分娩状況と分娩の侵襲を十分ふまえた全身的・局所的観察義務がある点で，注意義務の質が異なる．

　わが国の少子化対策において，生命の出発点であり，生命の質を左右する産科医療はもっと注目されるべきである．産科医療が「リスクエリア」にあるという認識が低いことは，産婦人科医師の減少にも現れている．また，産科医療の専門職である助産師が適正に配置されず，看護師あるいは准看護師らの無資格者に依存する施設および看護管理者の責任は重い．

　これからの産科医療における事故防止は，管理者の意識改革が鍵である．産科医療に従事する産婦人科医師と助産師の共同責任という視点から，業務の法的注意義務を問うことが，質の向上と安全の保障になることを強調したい．

4.「カンガルーケア」による新生児の低酸素脳症による重度後遺障害

判例ID 28213721
大阪地裁　H25.9.11　判例時報2200号

1　事例の概要

新生児異常事態発見までの経過

　産婦Xは平成22年12月12日，午前9時20分頃，破水したので，9時間50分頃に夫に付き添われ，被告総合病院（370床）に入院した．妊娠・出産の経過は異常なく午後3時30分に正期産（37週6日）で花子を出産（出血量115g，縫合時75g，計190g）．児は体重2,855g，アプガースコア（略Ap）1分後：8点／10点，5分後：9点／10点である．

　臍帯切断後，花子の身体を拭き2枚のタオルにくるみ，母Xの素肌の胸に仰臥位で抱かせた．その状態で胎盤の娩出，会陰裂傷の縫合の処置が行われた．

　午後4時45分，分娩を介助した助産師J（助Jと略）が，母子の記念撮影のため来室し，花子を母Xの胸の上に置きかえて写真を撮った．午後4時50分頃，助Jは，母Xを右側臥位にさせ（添い寝），右脇の下に花子の頭が来るようにして右側の乳首を含ませ授乳を開始した．花子は吸啜したり，啼泣したりしていた．母Xは花子が吸啜すると「わあー，吸っている」と，嬉しそうに花子を見つめていた．助Jは，30分後に反対側の左側乳首にすると伝え退室した．

　4時56分頃，助Jが再度タオルケットを持って来室し，花子がおっぱいを吸っていないので，再度，乳首に口を含ませ，花子の上にタオルケットを掛けた．

　その後，タオルケットだけでは寒いと考え，リネン室へ布団を取りに行き，花子の横顔が見えるようにタオルケットの上に布団を掛けた．数分，花子が吸啜をしたり，しなかったりを繰り返しているのを見て，母Xに「吸われている感じがしますか」と問いかけると，母Xは「わかる」と笑顔で答えた．

　花子の父親が「こんなに密着して大丈夫ですか」と尋ねると，花子の鼻と乳房の接触状況から鼻は圧迫されていないこと，乾いたタオルで花子の体位も保持されていることを確認し，「大丈夫です」と答えた．助産師は退室の際に，母Xに「出血や我慢できない腹痛および気分が悪いとき，花子の顔色が悪くなったら教えて下さい」と指示をした．

　午後5時15分頃，花子が動かなくなったので，母Xは花子が眠ったのかなと思ったが，そろそろ反対側の乳房に交替する頃なのに誰も来ないので不安になり，人を呼ぶために父親は分娩室を出てみたが誰も居ないので，分娩室に戻った．しばらく待つと人の気配がしたので，室外に出て「看護師」に声を掛けたところ「すぐいきます」と言ったが，なかなか来てくれなかった．

　そのとき，他の児を計測していた看護師は「30分たったらおっぱいの向きを変えると

言われたのですが，おっぱいの向きを変えてもらっていいですか」と声をかけられた．夫の口調からも異常があると想定できなかったので，「今，計測中なので，少し待ってもらっていいですか」と伝えたところ，夫は「はいわかりました」と返答したと言っており，双方に認識の違いがみられる．

午後5時20分頃，助産師が，先に記念撮影した写真を渡すために部屋に来たが，花子を気遣う様子がないので，夫が「ちょっと様子がおかしいのですが」と声をかけた．助産師が抱きかかえたところ，花子はぐったりして，全身蒼白，呼吸停止，心拍数低下の状態であった．

これに対して助産師は，父親は様子がおかしいと言わず「おっぱいを片方に替えて欲しい」と言われたため，布団をめくった時に花子の顔が蒼白になっていたので異常を察知したと述べている．

蘇生処置から転院までの経過

午後5時32分頃，連絡を受けた小児科が駆けつけ，蘇生措置後，小児科病棟に移し，人工呼吸器を開始した．本来であれば血液ガスの検査器で酸素や二酸化炭素の濃度を測定しつつ，人工呼吸器の調整を行うべきであったが，血液ガス機械が故障しており，この修理も遅々として進まなかったので，午後10時45分に測定が開始するまで，長時間O_2の多い過換気の状態におかれていた．

花子の心拍は回復したが，激しい痙攣をたびたび起こし，脳波の検査の必要が生じたが，本件病院には，ベッドサイドでの脳波検査をする機械がなかったため，翌13日の午後4時40分頃，K大学病院NICUに転院した．

2 家族の訴えと裁判所の判断

1）家族の訴え
①被告病院で出生した花子が重度の後遺障害を負ったのは，被告病院の医師がカンガルーケア（以下略，KC）の説明義務を怠ったからである．
②KCを行うにあたり安全性を確保する措置を講じなかった．

2）裁判所の判断
①本件新生児は母親の乳房圧迫により呼吸ができなくなり窒息した可能性がある．
②母児同室下の授乳にあたり，母親に授乳の際に鼻腔を閉塞しないようにすべきことを理解する能力がない等の特段の事情がない限り，病院ないし医療関係者に，授乳の際における鼻腔閉塞による窒息を防止すべき法的義務があるとは言えない．また，その後の観察義務があったとも言えない．

3）大阪高等裁判所の判断（判例ID 28224847）

本件は社会的に注目された事案である．第一審判決を不服とした家族の控訴を受けた大阪高裁の判決は，平成26年10月31日，第一審地裁の判断を支持し，控訴を棄却した．

① 本件新生児は，呼吸停止は窒息ではない乳幼児突発性危急事態（ALTE；apparent life-threatening event）である．なかでも重症であったから早期に治療を開始しても予後が良好になるとまで断ずることはできない．

② 人的・モニタリングによる経過観察義務違反と重篤な後残遺障害という結果に，高度の蓋然性があるということはできない．

③ ＫＣを実施するに際して説明義務違反があるということはできない．仮に，それがあるとしてもＫＣには母乳育児や母子相互関係の確立に加えて，児の全身状態を安定させる等の効果があることが明らかであり，母Ｘらが ＫＣの有能性と児の危険の双方について説明を受けた場合に，ＫＣを受けないとの選択をした蓋然性が高かったと認める証拠はない．

よって，本件病院の医療従事者の説明義務と花子に重度の後遺障害が残存したことの因果関係は肯定できない．

3 解説

1）低出生体重児と正常出産児

A．低出生体重児とカンガルーケア

カンガルーケア（Kangaroo Care：KC）は，1970年代，南コロンビアで，低出生体重児に対する保育器不足から，母親の乳房の間に裸の児を抱くことが始められた．その様相がカンガルーに似ていることから，呼称され，発展途上国等に広がった．

1980年代からは欧米で，低出生体重児に対する「愛とぬくもりと母乳」を期待して，新生児医療施設で実践，評価された（Kangaroo Mothers Care Program）．

B．正常産児と早期母子接触

低出生体重児に対するＫＣは医療行為の一環として考えられているのに対して，正常産児[*1]直後の母子接触は，クラウスの哺乳動物の母子分離の研究に由来する．正常産児でも良好な母子関係が構築できるのではないかとの観点から，急速に広がった．

しかし，正常産児にも低出生体重児と同じ用語のＫＣが用いられたり，分娩室で母が胸に抱く行為である皮膚接触「skin to skin contact（STS）」，生後直後の早期皮膚接触「early skin to skin contact（ESTS）」，バースカンガルーケア「birth kangaroo Care（BKC）」等の呼称がみられ混乱を極めていたが，2012（平成24）年10月に「早期母子接触」と統一された．

[*1] 中村友彦（日産婦医会報平成19年）は，「正常産児」の用語を用いている．石井も適切な用語として使用した．妊娠，分娩経過，娩出が正常に経過し，母親，出生児とともに正常であることを「正常産児」と中村は称している．なお，新生児の定義は出生28日未満であることから，混乱するので避けたい．

早期母子接触とカンガルーケアについては，p.49の補足も参照されたい．

　1989年，ユニセフ（国連児童基金）とWHO（世界保健機構）は，開発途上国の乳幼児の健康増進を目的として「母乳育児を成功させるための10か条」の共同宣言を出した．さらに，日本では1991年7月，10か条を採用・実践する医療施設に対して，"赤ちゃんにやさしい病院（Baby Friendly Hospital：BHF）を認定している．

　わが国の「母乳」について紐解くと，古くから子どもへの授乳は母乳であり，足りない場合は貰い乳などをしていた．しかし，家庭分娩から施設分娩に移行するに伴い人工栄養が導入されてきた経緯がある．だが，1955年に発生した森永ヒ素事件によって，再び母乳栄養が見直されてきた．さらに1970年代には授乳を通しての母子相互作用による子どもの情緒的発達などが検証され，積極的に母乳栄養を推進する施設が増大した．母乳推進の標語「母乳栄養率100％を目指せ」等が産科施設のいたるところに貼られたのもこの頃である．出産すればホルモンの機序によって母乳が分泌されるが，すべての母親が児に必要な十分な量が分泌できるとは限らない．いささか過熱気味の母乳推進によって，子どもが空腹で泣いていても，看護師からミルクをもらうことができないだけではなく，"それでも母親なのか""やる気がないからだ"と叱咤することは，激励の意図があっても，頑張っても母乳が出ない母親にとってはプレッシャーにしかならない．それでなくてもホルモン環境の変動で感情的になっている母親は涙することが多かった．画一的な母乳推進は，時には逆効果になることもある．

　また，"赤ちゃんにやさしい病院"として認定された施設の中には，10か条にある「医学的に必要がないのに母乳以外のもの（水分，糖水，人工乳）を与えないこと」を忠実に守るために，次の事態（①体重減少が顕著なとき，②黄疸が強く光線療法をする場合，③熱発し冷やしても解熱しないとき，④尿排泄が顕著に減少）に陥らない限り母乳が不足しても与えないとしていたところもある．

2）正常産児の早期接触と安全確保

　本件事故は，2010（平成22）年であるが，すでに2007（平成19）年，日本産科婦人科学会会報で正常産児の事故事例と課題が記載されている．

①出生後早期接触は胎内生活から胎外生活に移行し呼吸循環状態がダイナミックに移行しているときだけに，呼吸循環状態が不安定なため危機的状況となる可能性が高い時期である．しかし正常産児に対する生後早期のＫＣに関する文献では，その観点からの安全は議論されていない現状と問題を指摘している．

②有効性と安全性：2003（平成15）年のCochrane reviewでは，17の文献，総数806件の検討から，有意に1～3月の母乳哺育率を向上させ，母乳哺育期間の延長と啼泣回数の減少をあげているが，生後早期の母子接触によってその後の良い母子関係が築かれるかの評価は困難であるとしている．

③安全性については早産児，正常産児ともに系統的な検討は報告されていない．

④早期接触は，分娩後のよりよい母子関係を築き，母乳哺育を進めるための文化的・生活習慣上の行動として推奨されている．低出生体重児に対する治療は医療であるが，正常産児へのケアは医療ではないので，ＫＣ施行中の安全性の責任を担うのは「医療者側なのか母親なのか不明確である」と，新たな「責任問題」を提起している．

3）安全性の確保と責任
A．安全性の責任
　この事例は医療施設内での事故であるので「安全性の責任」の観点から施設の管理体制の責任と無関係ではない．

　「本件病院は日本周産期・専門医及び母体・胎児専門の研修施設であって，基幹研修施設ではない．本件小児科にはNICUはなく，しかも周産期・新生児医会に所属する新生児専門医もいなかった」という事実から，むしろ早い段階で高度医療施設に搬送するべきであった．

B．説明義務について
　高裁は，説明義務違反を否定しているが，有用性とリスクについて説明する「インフォームド・コンセント」は，法的に規定されている．医療法の平成9年の追加と平成13年の改正により，「医師，歯科医師，薬剤師，看護師その他の医療の担い手は医療を提供するに当たり，適切な説明を行い，医療を受けるものの理解を得るように努めなければならない」と規定している．

　なお，被告は「布団をめくらなければ，顔が見えないという状態にあった」と証言をしている．児は，すでに2枚のタオルにくるまれて母の寝着の内にいる．その上にタオルケットをかけ，さらにその上に布団をかけると，鼻呼吸である新生児の呼吸機能を阻害しやすい．

　1933年と1994年に行われたドイツの調査では，新生児の呼吸機能を阻害する要因として，「死亡発見時のベッドカバー（掛け布団）が頭部までおおっていた」ことがあげられている．

　本事案を，原因不明な「ALTE」とした根拠は明らかではない．

　今後の課題は，正常出産児の急変・死亡・事故事例を「母親と新生児」双方の観点から分析・検討・評価する．そして得た知見を共有することが重要と考える．

4）早期母子接触とカンガルーケア（補足）
　補足として，次の1～3を加える

1　正期産児の生後早期の母子接触　カンガルーケアの際の留意点
　妊娠，分娩が正常の経過をたどり，生後5分のアプガースコアが8点以上である児は，すべて正常というわけではない．『出生直後は肺動脈圧が体動脈圧よりも高いため，動脈管を介して右－左シャントが存在しているが，肺呼吸の開始により肺血管抵抗が低下するに従い，右－左シャントが減少し，胎盤循環から肺循環に移行するには平均で20分以上を要している（馬場）』．また，肺胞液の吸収不全による一過性多呼吸や，ある種の先天性心疾患（たとえば，総肺静脈還流異常症）などは，生後数分から数時間の間に症状が出現，増悪する．したがって，ESTS開

始前および実施中の十分な状態評価が必要である．

その根拠に基づき，生後1，5，10，20分にアプガースコアに準じた全身状態の評価と記録を行うことが不可欠である．

なお，パルスオキシメータで，下肢のSpO$_2$が生後10分で90％以上，20分で95％以上を確認する．（中村友彦：正期産児の生後早期の母子接触（SSC）：助産雑誌，64（8），2010）

2 「カンガルーケアと医療安全」の情報公開

日本産婦人科医会では，出生直後の「カンガルーケア」の実施上の注意事項について，日本産婦人科医会のホームページや日本産婦人科医会会報，第50回記者懇談会（2012年1月18日）においてもあらためて説明している（日本産婦人科医会幹事　鈴木俊治）．

記者懇談会で提供された資料を一部抜粋する．

---

①出生後間もない新生児の急変に関する全国調査：大木茂，日本未熟児新生児学会2010

期間：2008～2009年．対象：周産期専門医制度研修施設456施設→277施設より回答（有効回答率：60.7％）

結果：出生直後に異常なしと診断され，その後予期せぬ急変で蘇生処置を必要とした症例62例（0.024％）．（死亡：10例，後障害：21例，軽快49例，不明2例）．生後二時間以内の新生児の急変26例．うち死亡2例（気胸，先天性横隔膜ヘルニア）．後障害5例，軽快17例，不明2例．26例のうちカンガルーケア実施中：6例（23％），生後一時間以内の新生児の急変12例，12例のうちカンガルーケア実施中：2例（17％）

②全国産科施設へのアンケート結果に基づくSTS(Early skin to skin contact)の現状：坂田けさみ，他（周産期シンポジウム2010）

期間：平成20年2～3月．対象：全国の産科医療機関2,762（有効回答1,124，有効回答率40.7％）

結果：病院・診療所60～70％，助産所は約95％がSTSを導入．実施基準ありは約30％．STS開始時期は約70％が出生後1～2分以内．「器械的モニタリングあり」約30％．「常に専属スタッフが側から離れない」約30％．「児の状態の悪化などSTS導入後の中断の経験あり」約40％．チアノーゼの増強，低体温，低酸素，無呼吸などが理由．うち，小児専門施設への搬送経験あり：約20％．約1/3は児の先天異常・奇形によるものであったが，なかには児の鼻閉塞などSTS実施方法の問題もあった．

---

3 「早期母子接触」実施の留意点

早期母児接触については8つの学会，団体が連名で次の実施の留意点を公表した．

（作成　日本周産期・新生児医学会理事会内「早期母子接触」ワーキンググループ　2012年10月17日）

1．「カンガルーケア」とは，全身状態が安定した早産児にNICU（新生児集中治療室）内で従来から実施されてきた母子の皮膚接触を通常指す．一方で，正期産新生児の出生直後に分娩室で実施される母子の皮膚接触は，異なるケアが求められるにも関わらず，この「カンガルーケア」という言葉が国内外を問わず用いられ，用語の使用が混乱している．そこで，正期産新生児の出生直後に実施する母子の皮膚接触については，ここでは「早期母子接触」と呼ぶ．

2．出生直後の新生児は，胎内生活から胎外生活への急激な変化に適応する時期であり，呼吸・循環機能は容易に破綻し，呼吸循環不全を起こし得る．したがって，「早期母子接触」の実施に関わらず，この時期は新生児の全身状態が急変する可能性があるため，注意深い観察と充分な管理が必要である（この時期には早期母子接触の実施に関わらず，呼吸停止などの重篤な事象は約5万出生に1回，何らかの状態の変化は約1万出生に1.5回と報告されている）．

3．分娩施設は，「早期母子接触」実施の有無にかかわらず，新生児蘇生法（NCPR）の研修を受けたスタッフを常時配置し，突然の児の急変に備える．また，「新生児の蘇生法アルゴリズム」を分娩室に掲示してその啓発に努める．

4．「早期母子接触」を実施する施設では，各施設の実情に応じた「適応基準」「中止基準」「実施方法」を作成する．

5．妊娠中（たとえばバースプラン作成時）に，新生児期に起き得る危険状態が理解できるように努め，「早期母子接触」の十分な説明を妊婦へ行い，夫や家族にも理解を促す．その際に，有益性や効果だけではなく児の危険性についても十分に説明する．

6．分娩後に「早期母子接触」希望の有無を再度確認した上で，希望者にのみ実施し，そのことをカルテに記載する．

早期母子接触の適応基準，中止基準，実施方法
　施設の物理的，人的条件等により，ここに推奨する基本的な実施方法を一部変更せざるを得ない場合がある．そのような場合にも，早期母子接触の効果と安全性について十分に吟味し，母子の最大の利益となるように実施方法を決定する．また，早期母子接触を実施しない選択肢も考慮すべきである．
　以下に経腟分娩を対象とした各基準を示す．
＜適応基準＞
1．母親の基準
・本人が「早期母子接触」を実施する意思がある
・バイタルサインが安定している
・疲労困憊していない
・医師，助産師が不適切と認めていない
2．児の基準
・胎児機能不全がなかった
・新生児仮死がない（1分・5分Apgarスコアが8点以上）
・正期産新生児
・低出生体重児でない

・医師，助産師，看護師が不適切と認めていない
＜中止基準＞
1．母親の基準
・傾眠傾向
・医師，助産師が不適切と判断する
2．児の基準
・呼吸障害（無呼吸，あえぎ呼吸を含む）がある
・SpO_2：90％未満となる
・ぐったりし活気に乏しい
・睡眠状態となる
・医師，助産師，看護師が不適切と判断する
＜実施方法＞
　早期母子接触は母子に対して種々の利点がある．したがって，早期母子接触を実施できない特別な医学的理由が存在しない場合は，周産期医療従事者として，その機会を設けることを考える必要がある．早期母子接触は医療ではなく，ケアであることから，母親とスタッフ間のコミュニケーションがスムーズに行われている必要があり，出産後の母子を孤立させない配慮が大切である．特に，早期母子接触を実施する時は，母親に児のケアを任せてしまうのではなく，スタッフも児の観察を怠らないように注意する必要がある．
①バースプラン作成時に「早期母子接触」についての説明を行う．
②出生後できるだけ早期に開始する．30分以上，もしくは，児の吸啜まで継続することが望ましい．
③継続時間は上限を2時間以内とし，児が睡眠したり，母親が傾眠状態となった時点で終了する．
④分娩施設は早期母子接触を行わなかった場合の母子のデメリットを克服するために，産褥期およびその後の育児に対する何らかのサポートを講じることが求められる．
1．母親
・「早期母子接触」希望の意思を確認する
・上体挙上する（30度前後が望ましい）
・胸腹部の汗を拭う
・裸の赤ちゃんを抱っこする
・母子の胸と胸を合わせ両手でしっかり児を支える
2．児
・ドライアップする
・児の顔を横に向け鼻腔閉塞を起こさず，呼吸が楽にできるようにする
・温めたバスタオルで児を覆う
・パルスオキシメータのプローブを下肢に装着するか，担当者が実施中付き添い，母子だけにはしない
＜以下の事項を観察，チェックし記録する＞
・呼吸状態：努力呼吸，陥没呼吸，多呼吸，呻吟，無呼吸に注意する
・冷感，チアノーゼ
・バイタルサイン（心拍数，呼吸数，体温など）
・実施中の母子行動
・終了時にはバイタルサイン，児の状態を記録する

（出典：「早期母子接触」実施の留意点（日本周産期・新生児医学会，日本産科婦人科学会，日本産婦人科医会，日本小児科学会，日本未熟児新生児学会，日本小児外科学会，日本助産師会，日本看護協会）一部改変）

4 事例にみる心理学的説明

新スキルの導入は間違いのもと？

　母子早期接触は多くの利点があり，なによりも人類の出産の自然型とも思われる．また"カンガルーケア"という呼称が，人々に安心感を与える．新しい仕組みやスキルが導入されたとき，医療に限らず，多くの組織においてもさまざまな問題が起きる．人はその新しい仕組みやスキルの詳細を正確に理解するまでには時間がかかる．当面は表面に顕れている名称，レッテルでその特質を推測し，関連する経験や記憶にもとづく態度（attitude）[*2]によって肯定的＝否定的評価を行う．新しい仕組みは多くの利点とともに，問題点をもっている．一般に，肯定的評価者はより肯定的に，否定的評価者はより否定的に評価を強化する．ここに新しい仕組みやスキル導入時の混乱と問題の発生の基盤がある．以前よりもっている態度の変化は新しい対象への好悪感情の成分，それを実際に使用しようとする行動傾向成分，論理的な評価の成分の3成分の不一致から始まる．新スキルが権威者の推奨などでとにかく使用させるという行動傾向成分が先行する場合，論理的正しさや好悪感情に不協和を抱えながら受け入れることとなる．その不十分な変化の過程で混乱とミスが生じやすい．

[*2] 用語解説p.95「態度（attitude）」参照

5．浣腸の方法を誤ったことによる介護老人保健施設入所者の死亡事故

大阪地裁　H24.3.27.判決　一部容認，一部棄却（控訴）
判例時報2161号，pp.77-86

1　事例の概要

　A子（女性，80歳）は昭和55年～60年頃から糖尿病を患い，平成11年1月以降慢性腎症による慢性腎不全で人工透析を行っている．また，平成15年～16年頃から認知症もあり要介護2の状態にあった．
　A子は介護老人保健施設において短期入所療養介護サービス，いわゆるショートステイを利用していた．平成21年10月22日から入所していたA子は，24日から26日までの3日間便秘状態が続いていたので，アローゼン（緩下剤）を服用したが反応はなかった．27日，排便がないため，本件施設の看護師Bは10時35分テレミンソフト座薬（下剤）を挿入し，A子は11時にトイレ（洋式）に行き怒責するも排便がなかった．そこで看護師Bは，一度トイレから出て休もうと声をかけたが，応じてもらえず，さらに，浣腸を実施する旨を伝えたがA子はトイレから出てこなかった．
　そこで，看護師Bは，11時15分頃，トイレ内でAを中腰の姿勢で立たせ，立位の状態でディスポーザブルグリセリン60mLの浣腸を実施した．
　A子は15時頃おやつを半分ほど摂取した直後に嘔吐し，腹痛を訴え下痢便を排出した．15時30分の体温は38.2度，その後も高熱が続き解熱剤を与薬したが改善しないため，19時15分，本件病院に入院した．
　翌28日5時以降，水様便を数回排出し排便時には腹痛を訴え，9時頃から体温38度以上となり悪寒戦慄，腹部の圧痛も認められた．11時21分頃のCT検査の結果は，「直腸右壁から漿膜下にairが広がっており，一部周囲に漏出し，仙骨子宮靭内に広がっている」との所見を踏まえ，主治医は直腸の穿孔による直腸壁内気腫からの敗血症を疑った．17時頃には，A子の血圧は低下傾向となり，翌29日には炎症反応の上昇，同日22時35分に死亡，死亡診断書には「直接死因は敗血症，その原因は直腸内気腫」と記載された．

2　家族の訴えと裁判所の判断

1）家族の訴え

　A子の弟妹孫らは，看護師Bによる浣腸の実施方法を問題として提訴した．
　①浣腸器具を挿入する角度，力の入れ方を誤った．
　看護師Bは，浣腸器具のストッパーを先端部から7～8cmの位置にセットし，ストッパーより先の部分を持ったと主張するが，先を持つくらいであれば，ストッパーの位置自体を短くセットすべきであり，これを怠った．

2）家族の訴えに対する被告の反論

①硬便のため5cm程度しか挿入できなかった．②浣腸は左側が推奨されているが介護の実際の現場でトイレでの立位での浣腸の実施はやむを得ない場合が多い．③本件については看護師Bが，A子に何回も声をかけたが，トイレから出ようとしなかったという事情がある．

3）裁判所の判断

病院（被告）は，証拠として次の3点を主張した．
① 患者の希望・要望等によって，「現場では基本通りにできないこともある」
② 「トイレなど左側臥位で施行できない場合も多い」
③ 一連の安全情報の中には，「安全情報が医療従事者の裁量を制限したり，義務や責任を課してはならない」という指摘もある．

これらの指摘に対し，判旨は次のように述べている．

「浣腸を立位で行った場合には，直腸の穿孔ないし損傷の危険性を高め，患者の健康を脅かす恐れがあり．しかも大腸穿孔は汎発性腹膜炎から敗血症，多臓器不全に至る予後不良な救急疾患である．

看護師はそのような危険性を減少させ，患者の安全を確保することが最優先の責務である．浣腸の時期の選択，看護師の対応の仕方，さらには施設の環境整備等の工夫ないし改善をすることによって，一般の医療機関のみならず，本件介護老人施設においても，浣腸を立位で行う「慣行」を改善することが可能と考える．

したがって，浣腸時の体位は，原則的には左側臥位にすることが法的な注意義務である．その上で，特段の事情がある場合の看護師の裁量と解することがある」

3　解説

本件は介護老人保健施設[*1]（略称老健）の入所者に対する看護師の浣腸手技について注意義務違反と判決した．看護師の浣腸実施の注意義務違反は病院・診療所での事故で占められていたが，本件は介護老人保健施設であっても，一般の医療機関における看護師に求められる同程度の水準の注意義務があるとした．本判旨は，基礎的な看護技術に対する重要な判決である．

周知のように，わが国は1990年代後半から高齢者人口と15歳未満の人口が逆転し，その形態

[*1] 介護老人保健施設　介護老人保健施設とは，要介護者（その治療の必要の程度につき厚生労働省令で定めるものに限る．以下この項において同じ．）に対し，施設サービス計画に基づいて，看護，医学的管理の下における介護及び機能訓練その他必要な医療並びに日常生活上の世話を行うことを目的とする施設として，第九十四条第一項の都道府県知事の許可を受けたものをいい，「介護保健施設サービス」とは，介護老人保健施設に入所する要介護者に対し，施設サービス計画に基づいて行われる看護，医学的管理の下における介護及び機能訓練その他必要な医療並びに日常生活上の世話をいう（介護保険法第八条27）．

は核家族化と高齢化世帯の増加となった．世界に類をみない少子高齢社会は，医療・社会・経済・家族関係，そして人々の多様な価値観を有する時代にある．

　なかでも家族形態の変化は，高齢となった親を自宅で世話ができないことから「介護老人保健施設（老健）」あるいは「特別養護施設（略称特養）」等が主要な受け皿となっている．

　今後，ますます高齢者の利用者の増加が推測されることから，本件「老健」の判例を通して看護師の業務責務と，高齢者の特性を踏まえた安全確保を図る必要がある．

4　判例の検討

1）看護師の注意義務

　過失の判定は，必要な最善の看護が尽くされず死亡，障害にいたったときに過失となる．

　注意義務とは，事故発生の可能性を予測し（危険発生の予見義務），それを回避する行為（危険回避義務）をとることができたかどうかである．看護師の看護行為は，常に予見行為（観察・予測のための情報収集）と，回避行為（予防・看護の援助）である．

　したがって，看護師として当然なすべき看護行為をしないときには注意義務違反となる．

　老健施設等の看護師は，一般の医療施設での看護師と同程度の水準の知識と技術が求められる．特に高齢者は便秘になりやすい．便秘には大腸の蠕動運動・筋力の低下による「弛緩性便秘」と，排便反射の減弱による「直腸性便秘－硬便」の2つのタイプがある．

　本件看護師Bは，A子に対する浣腸時の状況を述べているが，適切ではないことに気がついていない．①硬便のため5cmしかレクタルチューブが挿入できなかった．②便の隙間に円滑に入る場所を探した．③浣腸液は肛門内の便にはね返された．

　つまり，「排便が3日間ない→下剤を服用させる→座薬を挿肛する→グリセリン浣腸」のようなアセスメントがないまま，定まった手順，は，悪しき慣習である．

　なお，「便秘」の明らかな定義はないが，通常3日以上排便がない，あるいは排便の回数が週2回以下である．また「直腸の貯留の状態」が重要といわれている．

　A子の排便に関する情報によって，看護の対応は異なる．便意の我慢，飲料水の制限，残便感の有無，排便困難情報，また食欲・嘔気等の観察，さらにA子は，慢性腎不全で人工透析を受け腸管が脆弱になっている等から，医師・看護師との情報の共有と連携が必要であったと言える．

5　看護実践と基礎的知識

1）添付文書の厳守

　添付文書：患者を左側臥位にして実施すること．レクタルチューブを無理に挿入すると，直腸粘膜を損傷することがあるので，注意すること（立位の状態の浣腸は危険なので行わない）と記載されており，慎重投与をすべき対象として高齢者があげられている．

2）各種機関からの警告
A．日本医療機能評価機構（医療事故情報収集等事業）[*2]

「医療安全情報」として重大な医療事故発生時には即座に分析，再発防止のため事故事例を発信・警告している．グリセリン浣腸実施に伴い直腸穿孔等をきたした事例7件を報告，そのうち6件は，本件同様に立位前屈でトイレで施行している（2004（平成16）年10月1日～2006（平成18）年9月30日）．

本事案は2009（平成21）年の事故であるが，すでに4年前の2005（平成17）年には日本医療機能評価機構の（立位によるグリセリン浣腸等の穿孔）報告事例が4件あり，「立位による浣腸実施の事故」として2006年2月に報告された「2005（平成18）年10月31日の集計結果」では，①立位で浣腸することの問題点，②リスクマネジメントのポイントとして，a）解剖生理の理解：側臥位と立位の直腸の形態の違いを認識し，立位の実施の危険を理解する．b）処置時の環境整備：処置時間の考察，トイレの確保等，患者が安心して浣腸を受けられる環境を整備する．c）グリセリン浣腸の必要性の評価：手術・検査の前処置として，ルーチンで行われているグリセリン浣腸の見直しをする．③参考文献等を具体的に示している．

B．日本看護協会「緊急安全情報および安全情報」

日本看護協会は2000（平成12）年6月より医療事故情報の収集を行い，2004（平成16）年度以降から，毎年「看護職の関与した医療事故報道収集結果」を再発防止を目的に公式ホームページに掲載している．

基本であることは理解していても，介護の実際の現場ではトイレでの浣腸（立位による）をやむを得ないとして実施している場合が多い．その事由は①トイレに行くまで漏れる，②トイレが空いてないと困る等である．

これらを鑑み，日本看護協会は2006（平成18年2月）に「緊急安全情報」として立位での浣腸実施に対して次のように警告した．

①直腸の形態が変化するので，カテーテルが直腸壁を損傷しやすい．
②立位は患者が緊張し直腸の収縮によって，カテーテルの挿入が安全にできない．
③実施者の視野が確保できず，挿入の長さの確認をしにくい．
④挿入したカテーテルの安定が保ちにくく過長挿入やカテーテル脱出をしやすい．

さらにトイレ内での立位前傾姿勢で実施することの危険性を解剖生理に照らし理解すること，場所を確保し患者が安心して浣腸を受けられ環境を整備する必要性に言及した．

[*2] 日本医療機能評価機構医療事故情報収集等事業　厚生労働省は平成13年10月から，ヒヤリハット事例を収集・分析して改善方策等医療安全に資する情報を提供する「医療安全対策ネットワーク整備事業」を開始し，第1回から10回まで公表してきたが，平成16年（第11回）からは公益財団法人日本医療機能評価機構が引き継いだ．なお，平成16年9月21日付けで医療法施行規則の一部を改正し，特定機能病院等に医療事故の報告を義務とした（第1章，p.9参照）．

しかし，これらの情報提供があっても依然として事故は発生し，2007（平成19）年2月の調査では，直腸穿孔7例中6例が立位であった．それを受けて，同年の看護師国家試験においても正しい体位について出題された．

　その後，2009（平成21）年2月16日付けの医療安全情報報告でも「2月以降4件の類似事故」を報告している．

　なお，2004（平成16）年から2012（平成24）年までにグリセリン浣腸事故は18件ある．

6. 介護付有料老人ホームで，施設から贈られた芳香剤を誤嚥し，誤嚥性肺炎で死亡

広島地裁　和解　H24.10.26.　平成23年（ワ）第1760号

1　事例の概要

　A子（女性，94歳）は，認知症と食事の摂取等の困難から，家族は安全を考え，施設の敷地内に病院を有している介護付き有料老人ホーム（以下，本件施設）に平成19年3月に入所させ，平穏に過ごしていた．

　平成22年9月19日，9時30分から12時頃まで同施設で敬老会が催され，A子も参加した．終了間際に，施設から参加者全員に「芳香剤」がプレゼントとして贈られた．

　ところが，同日14時10分頃，3階の認知症の入居者が，プレゼントされた芳香剤を誤って飲む事故が起きた．本件施設はすぐに一部の入居者から芳香剤を回収したが，A子は回収対象から外れていた．

　同月24日14時20分，介護士がA子を訪室した際，A子がむせたように返事をしたため，不審に思い尋ねると，「さっきこれを一口飲んだらおかしくなって」と，ゴミ箱から芳香剤を拾い，これを飲んだことを告げた．介護士はその場でA子の芳香剤を回収し，看護師に事態を報告すると共に，お茶と白湯，洗面器をA子の部屋に運んだ．看護師がバイタルサインを測定すると，体温36.1度，脈拍114回，血圧155/94mmHg，酸素飽和度99％（基準値95〜100％）であった．その際にA子は「変なもの飲んだ」「何でこんなものをくれたんでしょう」「何で教えてくれなかったの」等と言い，看護師の「体調は大丈夫ですか」の問いに「大丈夫，大丈夫」と笑顔を見せ，顔色不良もなかったので，看護師，介護師共に安心した．

　その後，看護師は医師に報告，医師はステロイド注射を指示した．また，芳香剤の誤飲は他の看護師にも報告され，全ての芳香剤の回収が行われた．

　14時40分に看護師がA子にステロイド注射のため訪室すると，A子はトイレの前で倒れていた．看護師の呼びかけに，A子は「足に力が入らんのよ」と答えた．意識は明瞭であったが，冷汗をかいていた．注射後，A子をベッドに移乗，バイタルサインを測定したところ体温36.3度，脈拍82回，血圧85/54mmHg，酸素飽和度95％であった．

　介護士が「血圧が低いので足を上げておきますね」と言って，足を上げたとき「オホッ」という音と共に，握り拳大の量の茶色の液体を嘔吐した．介護士は看護師を呼ぶとともに，誤嚥を避けるためにA子の頭を高くした．

　この時，介護士が調べた酸素飽和度の数値は82％であった．14時49分，看護師が吸引器と酸素ボンベを持って居室に行き，内科医にも事態が報告された．酸素飽和度の急激な低下，電子血圧計による血圧測定も不能であった．酸素マスクで毎分5Lの酸素吸入を開始した．

胃を吸引すると，茶色で芳香臭のする水様の胃内容物が100〜200mL吸引された．食物残渣物はなかった．まもなく，酸素飽和度67％に低下し，意識がない状態になった．
　医師は，15時18分過ぎにＹ市民病院への救急搬送を指示した．同45分，Ｙ市民病院に到着した（搬送中，心肺停止となり蘇生法が実施されている）．Ｙ市民病院でエフェドリンの投与（気管支拡張等）と，微温湯2Ｌで胃洗浄を行った際，洗浄液から芳香臭がした．集中治療室で数々の救命処置が行われたが，25日午前2時14分，Ａ子は意識を回復することなく死亡した．
　Ｙ市民病院の医師は，現象とＡ子の経過から，嘔吐→誤嚥に拠る窒息→酸素低下→心肺停止，つまり「誤嚥により窒息が心肺停止の原因」と判断し，その旨を家族に説明した．

2　家族の訴えと裁判所の判断

　家族の主張は認められ，「和解」をもって確定した．
　判旨は，本件入院契約は高齢者の居室・食事・介護・健康管理等を提供するものである．したがって，被告はＡ子に対し，日常生活上生じる危険から生命・身体を守るべきであり，その安全を配慮する義務を有しているとし，Ａ子が死に至る過程での「安全配慮義務」を次のように述べている．

① 本件芳香剤は飲み物と間違うおそれがある．したがって，誤飲は予見できたので芳香剤は贈るべきでなかった．しかし，漫然とこれを贈り，本件誤飲に至った．
② 芳香剤を贈った当日に，他の入居者が現にこれを誤飲したのであるから，即座にＡ子の芳香剤を回収するべきところ，これを放置した．
③ 14時40分に，倒れ，不調の訴えと急激に血圧低下等をきたした．このとき，介護士は血圧を上げるため足を上げたので，Ａ子の嘔吐を逆に誘うことになった．

注）芳香剤は笠のついた半透明のガラス瓶に入った黄緑色の液体．香料，アルコール，水，色素，溶剤，防腐剤を含有する．総量は90mLである．

3　解説

　わが国では，高齢化が急速に進み，2013（平成25）年の統計では，65歳以上の高齢者は全人口の25％を占めているが，2035（平成47）年には33.4％になると推定されている．したがって，高齢者に対する安全対策は，重要かつ緊急課題である．
　わが国がリスクマネジメントに真剣に取り組み始めたのは，1999（平成11）年に起きた「横浜市立大手術患者取り違え事件」からである（p.24参照）．本事案を契機に全国の医療機関・および福祉施設においても，リスクマネジメントの導入が急務となっている．
　2001（平成13）年に社会福祉法人会福祉協議会が「福祉サービス事故事例集」を報告し，各

種福祉施設における実態と問題点を初めて明らかにした．本稿は，主に老人福祉施設に従事する介護者に対して，高齢者の事故防止について述べたい．

1）「介護事故」の特性と定義

介護事故とは，高齢者の介護中に介護対象者の心身になんらかの侵襲を与えることをいう．その内容は，精神的苦痛，障害，死亡も含まれる．また，施設に入所している高齢者同士の事故も含まれるというのが筆者の考えである．その事由は，医療および看護が健康回復への援助であるのに対して，「介護」は，日常生活への支援であるからである．したがって，施設内の対人関係，建物の設損による「つまづき事故」も日常生活上の問題であるので，介護事故に包含される．

2）高齢者の特性と介護事故

全国社会福祉協議会の事故調査（1998年1月1日〜2000年12月31日までの3年間，以下，全社協調査と略）によると，特別養護老人ホームの約9割が，なんらかの介護事故を起こしている．

加齢に伴う各臓器の機能低下，視力・聴力・味覚などの低下，筋力の低下などから，高齢者の事故は容易に起こりやすい状態にある．介護者には，高齢者の特性を理解し，事故を未然に防ぐことが求められる．

高齢者に起こりやすい事故を多い順に並べると，①転倒，②窒息（嚥下障害），③誤飲による中毒事故，④溺死，⑤感染，⑥施設内における高齢者同士の暴行・傷害事故，⑦介護者による虐待行為（p.64コラム参照）などである．

3）高齢者事故の時間帯別発生状況

老人福祉施設のリスクマネジメントでは，時間帯による事故の特徴をおさえることが重要である．全社協調査によると，老人福祉施設では，9〜18時までの間に全体の64.2％の事故が発生している．

なかでも，朝食，昼食，入浴などのサービスが行われる時間帯の事故発生率は，全体の46.3％を占めていた．このことは何を示唆しているのであろうか．食事時の嚥下事故，椅子からの転倒，入浴時の溺れ・転落・転倒が，日常的に起きているということが推測できる．

さらに注目したいのが，特別養護老人ホームの就寝時間帯である21時以降，翌日の6時までの事故の特徴である．21〜6時にかけての事故の割合は，睡眠中の転落（22.3％），排泄中の転倒（13.2％），居室・施設内の移動・歩行中の事故（60.4％）となり，夜間における睡眠中のベッドからの転落，起きがけの事故など，施設内の環境要因の問題の深さが推測できる．

4）高齢者の転倒・転落事故

すでに多くの文献から，高齢者に転倒・転落が多いことが指摘されているが，全社協調査に

おいても，転倒，転落がもっとも多い事故であり，内訳では，転倒が多く37％を超えていた．転倒の原因は，加齢に伴う機能の低下による内的要因と，施設内・居室などの環境による外的要因がある．

　老人特有の「すり足」は，屋外だけではなく，室内でも容易に転倒しやすい．そのはずみで骨折することが多々ある．さらに，骨折部位の多くは大腿骨頸部骨折である．ちなみに，先の調査では，特別養護老人ホームにおける事故の52.2％が「骨折」で，そのうち60％が大腿骨頸部骨折である．高齢者にとって骨折は，臥床を余儀なくさせる．1日の臥床でも下肢の筋力は急速に低下し，寝たきり状態となりやすい．

5）転倒後の心的影響

　高齢者の大きな課題は，寝たきりにならないための予防であるが，転倒後の高齢者は再度転倒するのではないかというおそれから，動くことに対して消極的になりがちである．

　一方，介護者の不手際によって転倒させた場合，介護者自身が，高齢者の活動を抑制する傾向を取りやすい．これは両者にとって不幸なことである．高齢者の生活の質を低下させる介護者による保身的介護は，介護者としての知識，技術の向上にならない．

　高齢者の転倒は，予測できるものである．介護者自らが転倒の予測能力を高め，予防的措置をとることが重要である．

6）誤嚥による肺炎，窒息事故

　加齢に伴い筋力の低下，誤嚥反射の低下をきたすため，高齢者は食事の際にむせたりすることが多くなる．誤嚥から肺炎（誤嚥性肺炎）を併発したり，時には喉につまり，窒息死に至ることがあるので，その予防のため介護者は摂食嚥下のメカニズムを理解することが肝要である．

　「食べ方が汚い」「こぼす」「食物を落とす」「早く食べない」ことは，高齢者を介護する者にとってよく見られるふつうのことのようであるが，食事の仕方，食事中にむせる，咳，声の変化（かすれ），食物を吐き出すなどは，危険発生のシグナルである．

　摂食嚥下のメカニズムに照らし，その理由がわかってこそ，高齢者の誤嚥の予測ができる．さらに，予防のための食事中の観察点，食事介助の留意点が明確になる．例えば，「背中を90度のまっすぐな姿勢にし，頭を前方45度の角度とする姿勢は，気管を閉じさせるとともに食道を開かせるので嚥下が容易である」といったことである．

7）介護者の食事に伴う介助事故

　介護者によって引き起こされた他の事故で，朝食の食物を嘔吐（誤嚥の可能性もあり）し，死亡した例がある．これは食事介助の際に，無理に朝食を全量摂取させた可能性がある．

　この事例は，高齢者の特性と嚥下メカニズムの無知からきている．また，もっとも重要なことは，介護者が，体調に左右される対象者の食欲の変化等に全く注意を払わず「全量摂取」を

仕事の完結とみる誤った認識に陥ることである．高齢者を一人の尊厳ある人間としてみる倫理性に欠けると，「嚥下事故」の危険性を念頭に入れることを困難にする．思いやりのない食事介助は，誤嚥の誘引となることを認識すべきである．

8）高齢者の中毒事故と防止

「中毒事故」は，幼児に特有なものだけではなく，高齢者にも多い．高齢者の異物中毒症状の特徴は，加齢に伴う各種臓器の機能低下によって毒物の排泄機能が悪いため重症となりやすく，時には死亡に至ることもあるので，高齢者の心身の特性を理解することが重要である．

① 視覚機能低下により内容の確認が困難，特に注意事項などを見落とすことが多い．
② 臭覚・味覚等の機能低下により，誤って口にしても気がつかず，また，異常な味に気がついても，反射機能も低下しているため呑み込んでしまう．また，誤飲に気がついてもプライドがあるので何もなかったようにふるまうことがある．

昨今，市場に，消毒剤，殺菌薬，あるいは高齢者用の日常品の普及が多くなったことも増加の誘因となっている．なんらかの異物を服用し，中毒症状を起こす事例が多くなってきているので注意したい（**表5**）．

日本中毒情報センター報告件数をみると，1998（平成10）年は1147件であったが，2013（平成25）年には684件と減少しているが，高齢者の構成比は高くなっていることに注目したい（**表6**）．

ちなみに類似した事例として，2000（平成12）年にはショートステイしていた男性が，施設内に置いてあった害虫駆除薬を飲み，病院で胃洗浄を受けたが2日後に死亡した例がある．

これらのことに鑑み，介護者は高齢者の特性を理解し，次の点に留意する必要がある．

①高齢者の身の回りを常に整理し，口に入れては困るものを置かない
②世話をしたときに用いた医薬品などは，必ず，忘れずに介護者は持ち帰る
③お菓子の缶などの再利用の際には，食品以外の品目を入れない．とくに，薬剤，ナフタリン類などを入れて用いない
④冷蔵庫の中には，飲料水，食品類を入れるのが通常であるので，医薬品，その他，口に入れてはならないものは入れない
⑤同様に，配膳室，台所の下などに消毒薬品類は置いておかない

異物による中毒事故は，転倒，溺水，誤嚥と異なり，発見が遅れるという特徴がある．発見は，老人の急変と状況によって判明する場合と，まったく気がつかないときがある．

前述したが，高齢者も気がつかなかったり，気がついても誇りがあるので，なにもなかったかのようにふるまうこともある．したがって，いつもと違い，体調が悪いときには，他の疾病とともに中毒事故の可能性も考えることが重要である．

表5　高齢者の誤飲・誤食
2013年1月～12月（65歳以上）

品目	件数
漂白剤	146
義歯洗浄剤	135
乾燥剤	92
芳香剤	91
殺虫剤	71
石鹸	66
その他	61
鮮度保持剤	52
食器洗い用洗剤	52
文具・美術工芸用品	43
基礎化粧品	39
紙おむつ類	38

（日本中毒情報センター受信報告
品目別受信件数・家庭用品の上位のもの）

表6　医療機関からの中毒症状報告で65歳以上のもの

年	受信件数（件）	年齢層の構成比（％）
1998	1147	12.8
1999	1220	13.0
2000	1386	13.5
2001	1192	12.9
2002	1243	13.3
2003	1191	13.6
2004	1127	14.3
2005	1148	15.2
2006	1076	15.4
2007	1082	17.4
2008	997	17.4
2009	841	18.5
2010	863	20.6
2011	707	18.3
2012	676	18.5
2013	684	20.5

（公益財団法人日本中毒情報センター年報受信報告，表3『患者年齢層別受信者件数と連絡者の内訳』より医療機関からの報告で65歳以上の患者のみを抜粋）
http://www.j-poison-ic.or.jp/homepage.nsf

9）感染（インフルエンザ，結核，食中毒）

　感染は，施設管理者の責任と，職員の個々の健康管理責任がある．とくに高齢者は，感染に対する抗体が低下しているので罹患しやすく，集団感染になりやすい．

　たとえば，1996（平成8）年ごろから2000（平成12）年にかけて，特別養護老人ホームに集団感染が頻発した．容易に重症化し，死亡の転帰に至ることが多い．そこで，2000（平成12）年度，予防接種法が改正され，予防接種法の第2類として，高齢者に対するインフルエンザワクチンが追加されて義務化となった経緯がある．

Column

養介護施設従事者等による高齢者虐待

イ　高齢者の身体に外傷が生じ，または生じるおそれのある暴行を加えること

ロ　高齢者を衰弱させるような著しい減食または長時間の放置その他の高齢者を養護すべき職務上の義務を著しく怠ること

ハ　高齢者に対する著しい暴言または著しく拒絶的な対応その他の高齢者に著しい心理的外傷を与える言動を行うこと

ニ　高齢者にわいせつな行為をすることまたは高齢者をしてわいせつな行為をさせること

ホ　高齢者の財産を不当に処分することその他当該高齢者から不当に財産上の利益を得ること
（高齢者虐待の防止，高齢者の養護者に対する支援等に関する法律　平成18年4月施行，最終校正平成24年4月6日，10月1日施行）

4 事例から推測される心理学的説明

＜本来の用途はそれを理解している人のみが共有している＞ 人は視覚的に提示された情報を最大限利用し，それに左右される．その中身をいちいち確認することはしない．外見が美麗であればあるほどそれを好意的に評価する．対人知覚における外見の影響の大きさは多くの人が知っていることである．綺麗なパッケージに包まれ，広告宣伝で頻繁に目にする芳香剤が飲用に供されるとは普通の人は想像しない．ほとんどの人が共有する芳香剤本来の用途は，CMに触れ，実際に使用することなどで，その用途を当然なものとして受け入れている人々には共有されているが，用途を学習していない人，用途を忘れた人には，外見および芳香の好ましさが一番重要な手がかりとされる．

＜フェイルセーフとフールプルーフ＞ 本事例のような芳香剤が飲用に供されるなど，通常な範囲での使用を超えた使用が起き，それが危険性を持つ場合，それを防ぐ工夫がなされることになる．芳香剤の用途を間違える人が，使用できないようにする容器の設計などである．人はミスをするという前提でそれを人間工学的に防ごうとするのがフェイルセーフとフールプルーフ[*1]の考え方であり，医療器具にはこの方法が多く使われている．

＜規範の共有と顕出＞ 本事例の場合，フェイルセーフに依存するまでもない問題がある．認知症高齢者施設では当然予想される誤飲の危険性について，施設内の集会を実施する部門が共有していなかったことである．プレゼントとして芳香剤を選択した過程も結果としてミスを生むことになったが，その過程にはその選択を是認する"規範"があり，それに従ったことになる．このことを行動規範の並列と顕出（salience）[*2]という視点から考えてみる．

事故の後，どうしてそんなことに気がつかなかったのかという指摘がよくされる．しかし，日常生活の場面は常に複数の行動規範が併存している．施設内の集会を楽しく，また参加者にプレゼントをあげて喜んでもらいたいという規範と，認知症高齢者には誤飲の危険性があるから注意をしなければという規範は現実の場面では併存している．併存する規範はそれだけでは行為に結びつかない．併存する規範がその場で効果を持つためには，その規範をなんらかの手段で顕出することが必要である．芳香剤が渡された集会実施の場所は病棟ではなく共有場所であり，その集会は施設運営者側の職員によって実施されたのであれば，一般にその専有場所の運営規範が顕出される．認知症高齢者には誤飲の危険性があるという規範は病棟では当然であるが，他の場所でいつも顕出しているわけではない．患者が病棟等の本来の場所を離れたとき，病棟では当然とされる規範の実行が不十分になることに関して，関係者は十分留意が求められる．

＜異なる組織の調整＞ 既存の2つ以上の集団や組織が共同作業をするとき，その作業を調整するために上位の意思決定過程が必要となる．この上位意思決定過程が生ずると，基本的に

[*1] 用語解説p.97「フールプルーフ（fool proof）とフェイルセーフ（fail safe）」参照

[*2] 用語解説p.93「規範の顕出（salience of norms）」参照

は下位部門やその成員はその決定に従う．この事例では，病棟内での患者の管理をする組織と病棟外で集会を運営する組織との調整が問題となる．組織間が調整し，共同で作業をする際に，既存の組織では必須事項とされる事項（規範）の伝達や委任が適切に行われることが必要となる．一般に，既存の組織にとって当然である規範は，共同作業をする他の組織も当然共有するものと推測してしまう．当然視されている行為規範を共同する他の組織にも共有してもらうためのチェックリストなど伝達・確認の仕組みが必要である．

　＜事態発生後に責任追求重視の問題＞　ミスの発生を特殊なもの，ここだけのものとして重要視しない傾向がある．事故発生の原因を探求するのではなく，事故責任の追求を重視する傾向がこれを誘発する．管理部門等が，責任追求に重点を置く姿勢が強い場合，事故発生当事者はこの事態を大げさなものとしない，また隠蔽することもある．本事例に限らず，当初のミスや事故の発生自体はもちろん回避しなければならないが，その後の対応のミスがより重大なミスを生むことは少なくない．事故責任の過剰な追求姿勢は留意が必要である．

7. 高齢者の転倒・転落防止に対する「拘束」事例

判例時報2031号
判例タイムズ1317号

 事例の概要

　A子（80歳，女性）は，平成15（2003）年10月7日，変形性脊椎症・腎不全・狭心症等で本件病院（内科・消化器科，外科，リハビリテーション科，救急指定）に入院した．A子は本件病院の入院は2度目である．

　A子の既往は，同年7月16日，両側胸部痛で入院していた他病院（整形外科）において，入眠薬剤を投与された状態で歩行していたところ，トイレ内で転倒し，左恥骨骨折の障害を負っている．その後，8月1日に本件病院に入院，肋間神経痛・左恥骨骨折治療・リハビリテーションを行い9月12日に退院した．

　今回の入院当初は腰痛のため歩行困難であったが，ベッドから車椅子に移乗し，トイレに行ったり，手すりにつかまり立ちはできた．しかし，看護計画は，「痛みがひどい時は無理にトイレに行かず，昼はリハビリパンツを，夜はオムツを着用」とされた．

　同年10月22日から夜間にせん妄の症状が見られていた．11月4日にはせん妄の状態で何度もナースコールをし，オムツを替えて欲しいと要求したが，オムツは汚れていなかった．対応した看護師はA子にその旨を説明したが，A子は理解できず，ひとりでトイレに行った帰りに車椅子を押しながら歩き，転倒したことがあった．

事故発生時の状況

　平成15年11月15日午後9時の消灯前に，A子は入眠薬を服用したが，消灯後も頻繁にオムツを替えてもらいたいとナースコールした．看護師らはオムツを確認して，汚れていない時は，そのことを説明，オムツに触らせるなどしたが，A子は納得しなかったため，汚れていなくてもその都度オムツを交換するなどし，A子を落ち着かせようとした．

　A子は10時過ぎころ，車椅子を足でこぐようにしてナースステーションを訪れ，病棟内に響く大声で「看護婦さんオムツみて」と訴えた．これに対し看護師は病室につれ戻しオムツを交換して入眠を促したが，その後，何度も車椅子でナースステーションを訪れ看護師にオムツの汚れを繰り返し大声で訴えていた．

　3名の看護師らは，その都度病室に連れ戻し，汚れていなくてもオムツを交換していた．看護師らは，より薬効の強い向精神薬をA子に服用させることについては，腎機能がよくないため危険であると判断し，前述のような対応をした．翌16日午前1時頃，車椅子でナースステーションを訪れ，車椅子から立ち上がろうなどし，「おしっこびたびたやでオムツ替えて」「私ぼけとらへんて」等と，大声を出した．B看護師は，同室者に迷惑をかけることと，転倒・転落する危険性から，C看護師と共にナースステーションに近い個室にA子をベッドごと移動させ，声かけ，お茶を飲ませる等したが，A子の興奮状態は一向に収

まらず，なおもベッドから起き上がろうとする動作を繰り返した．このため看護師らは，抑制具であるミトンを用いて，Ａ子右手をベッドの右側，左手は左の柵にくくりつけた（本件抑制行為）．

Ａ子は，口でミトンのひもをかじり片方を外してしまったが（このとき生じたと思われる右手首皮下出血および下唇擦過傷がみられている），やがて眠り始め，午前３時頃，看護師らは，Ａ子の入眠を確認し，もう片方のミトンを外して明け方にはＡ子を元の病室に戻した．なお，本事件当時の病棟の看護態勢は，看護師３名が２７名の患者（その内１名は特殊（要注意）・ドレナージ中）を受け持っていた．

なお，Ａ子は，腎不全治療のため１１月２１日に退院，１８年９月８日に死亡した．

2 家族の訴えと裁判所の判断

1）家族の訴え

事前に身体拘束の可能性の説明がなかったこと，さらに拘束３日後に至るまで拘束・抑制行為を親族に説明・報告しなかったことは，診療契約上の義務に違反する違法な行為であるとして，債務不履行または不法行為に基づき損害賠償を求め，平成16年11月6日提訴した．

2）裁判所の判断

第１審：抑制以外に切迫した危険性を避ける手段はなく，本抑制方法・対応は危険を回避するための必要最小限であるとして棄却（名古屋地裁一宮支部　平成18年9月13日）

第２審：夜間のせん妄に対する不適切な対応など等から容認（名古屋高裁　平成20年9月5日）

最高裁判：第２審（原判）を破棄し，家族らの訴えを棄却（平成22年1月26日）

3 事例の意義と課題

本件判例は，昨今の課題ともいえる高齢者の拘束・抑制に関する看護行為の違法性が問われ，第１審の地方裁から第２審の高等裁，そして最高裁判所で審議された重要な事例である．最高裁の判旨は，先例となって，その後の判決に多大な影響を与えることを鑑み，看護の視点から検討を試みる．

1）高齢女性の特性 − 転倒と排尿障害

少子高齢社会は高齢者の急速な人口増加となり，家族形態をも変化させ，核家族，独居世帯を増加させている．家族形態の変化は，人々が高齢者を身近に知り，理解し，思いやること等を学ぶ機会を失わせたといえる．

一方，高齢者に対する研究が進み，加齢に伴う慢性疾患，老年症候群が複雑に絡み合い，総合的な判断力が求められている．特に高齢者の著しい個別性，男女の性差による疾病の特性及

び症状の特性を理解する．

A．高齢女性の転倒・転落による「障害を避ける」ための対応

高齢女性の転倒・転落の誘引は，①加齢によるエストロゲン減少，②筋力の低下，③睡眠障害，④排尿障害等がある．これらは高齢女性の生理的特徴（形態的・機能的変化）によるところが多い．女性の転倒・転落による「障害」の多くは骨折であり，なかでも大腿部骨折は，高齢者の特徴である．

転倒・転落による「障害」を避ける対応として，高齢者に対する身体拘束を行っていることがある．しかし，身体拘束が心身のストレスとなり，そのストレスからせん妄を発生することもある．また，せん妄は睡眠障害をきたす．催眠薬剤，抗精神薬の副作用などから，注意力が減退し，転倒・転落の誘発となる．転倒・転落の既往は，再度の転倒・転落のリスクが高くなることから，歩行を避けるために臥床にさせる．臥床を保持するためにオムツを当てるという負の連鎖となる．

本件事故のそもそもの契機は，高齢女性の特有な「排尿障害」に対する看護師の不適切な対応にあったといえる．

B．高齢女性の特性－排尿障害

排尿障害は蓄尿障害と狭義の排尿障害（排出障害）に大別され，主たる症状は頻尿と尿失禁である．特に高齢女性は，女性に多い切迫性尿失禁，腹圧性尿失禁などの恒常性失禁と，一過性尿失禁の識別が重要である．一過性尿失禁とは，尿路感染症，萎縮性膣炎，常用薬剤による薬剤性尿失禁，運動制限，便秘，精神錯乱やせん妄状態等の精神疾患による二次的な尿失禁である．高齢者は複数疾患の合併症や薬物の影響を受けやすいためさまざまな排尿障害を招きやすい．

特に，利尿剤，循環作動薬は，膀胱排尿筋，骨盤底筋に作用し，尿失禁の原因となる．また，女性は尿道の形態的特徴から感染しやすい．若年者の症状は排尿痛，排尿困難であるが，高齢女性はこのような症状ではなく，失禁症状を呈するので注意が必要である．

さらに，高齢者に多い腰痛・関節炎などによる歩行障害は，トイレにいくことが困難なので，尿失禁の症状を呈することがある[9]．

C．転倒の危険予測－本件の看護計画立案は適切であったか

入院当初のA子の動静は，腰痛のため歩行は困難であったが，ベッドから車椅子に移乗し，トイレに行ったり，手すりにつかまり立ちできるようにはなっていた．されど，看護計画は，「痛みがひどい時は無理にトイレに行かず，昼はリハビリパンツを，夜はオムツを着用」であった．本件看護計画は，目標のない単なる看護方法の決定であり，看護師間で検討された形跡はない．目標のない看護計画は，看護計画とはいわない．

人の自立の基盤となるのが自尊心である．特に排泄は，誰の手もかりずに自分自身で始末したいという欲求があり，そのニーズは，老若男女共通である．

本件看護師らは，A子の動静の現状把握に欠け，A子の意志と努力もみていない．過去のト

イレ内での転倒による恥骨骨折を重視した看護師らが，再度のトイレ内の転倒を恐れ，A子が車椅子に乗り，自力でトイレに行こうとしている行動を，「言うことを聞かない患者」「困った患者」というレッテルを貼ったうえ，あたかも認知症であるというような対応を恒常的にとっていたのであれば，A子の自尊心は傷つけられ，相当のストレスであったと考える．「私はぼけとらへんで」の言葉に看護師の患者に対する日常的な姿勢が伺える．患者にとって医療職との人間関係のストレスは，せん妄状態の誘引要因でもある．おむつが汚れていなくても，頻回に「おむつを替えてもらいたい」と訴えた時に，高齢女性の特有な排尿障害に思いを寄せ，感染，尿意切迫感を有した頻尿および夜間頻尿を伴う過活動膀胱などの知識を踏まえたアセスメントをすることが看護師の専門性の証である．また，昼に着用するリハビリパンツ，オムツは患者にとって，排泄時の着脱が困難であることも機能性尿失禁の関連要因であることも認識しておく必要がある[10]．

2）「本件抑制行為」の適切性と代替方法

A．身体拘束と安全保持

入院患者に対する身体拘束（restraints）は，手術後などの治療において安静保持を目的とした一時的な身体拘束が，高齢者の転倒・転落防止を目的とした「安全確保」にすり変わってきた経緯がある．

臨床では，抑制と表しているが，「restraints」の和訳は抑圧，鎮圧である．つまり，病院などの医療機関にみられる態様は，まさに「拘束」といわざるを得ないところから，医療従事者および医療管理者の早急な意識改革を進めるため，「抑制」というソフトな表現ではなく「拘束」と表することが重要であると考える．

「身体拘束」の一般的な社会認識は，罪人に与えられる懲罰である．本件のA子の供述，同室の患者が「何も悪いことしないのに何でそんなことするんや」と同調した反応を示していたこともあり，本件看護師の対応が不適切であったことは，次の状況からも十分に推測できる．

A子の腰は曲がり腰痛のため仰向けに寝ることができない状態にある．しかし，看護師がA子の両手にミトンをはめ，そのミトンを左右のベッドに括り縛ったことは，仰向けに体位を固定することによって，腰痛を増強させ，苦痛を強いたということである．はたして看護師はこのことを認識した上での行為だったのか．それとも知らずに行ったことなのか．前者であれば意図的な行為であり刑法に該当する．後者は看護師として注意義務違反に該当する．いずれにせよ，それぞれの行為自体は法に抵触する．

B．リハビリテーション科での評価

本件病院は，急性期医療から回復期医療への転換期に当たる患者に対してリハビリテーション科を備えている．入院当初のリハビリテーション総合実施計画書では，A子は，廊下歩行，病棟トイレへの歩行は監視が必要であるが，車椅子での病棟トイレ（昼），ベッド間の移乗，便器での排泄（昼夜）は独立してできるという評価であった．しかし，看護計画立案に反映され

ないまま，つまり，情報が生かされないまま経過し，さらに「本件拘束行為」に至る8日前の11月8日，3日前の11月13日の日付の評価も，「A子は車椅子で自走でき，トイレに自分でいくことができると」とされていた．

A子のADLに関するリハビリテーションの重要な情報を看護師らは無視していると言わざるをえない．A子が車いすで自走とトイレ等ができるという評価を，確認していない．リハビリテーションの動静評価と実際の患者の状態が異なる場合は，病棟の環境・構造（病室・トイレ），手技などの検証が求められる．

また，拘束がA子の就寝前の服用「抗不安薬（副作用は依存性・ふらつき）」による転倒防止を目的とした動静制限であれば，適切な看護方法とはいえない．

ふらつき等から転倒の危険性があれば医師に伝え，服薬減量・中止・薬剤変更などを計る必要がある．さらにA子のニーズに沿った看護方法のカンファレンス，作業療法士との情報の共有も不可欠である．

さらに，A子が被告病院に入院してから15日後の10月22日に夜間せん妄の症状が出始めたことは，本件病院の組織・医療・看護の質と無関係ではない．

C．本件事案時の看護態勢と看護の質

高裁は，本件抑制自体の不当性として，「度々のナースコール，ナースステーションへの来訪に対する事件当日の看護師の対応」に触れ，「十分に話を聞き，穏やかに接してA子を落ち着かせるといった対応をせず，叱責し，止めるように説得しようとし，さらにはオムツをA子の顔に当てるなどして，A子を逆上，興奮させた結果，招いたものである」と主張したのに対し，最高裁は，付き添うことで，A子の状態が好転するとは考え難いと述べている．

本件事件当夜の看護体制は病床41床のところ，患者数実質27名（2名外泊中）に対して，3名の夜勤看護師である．そのうち1名はA子の担当看護師であるが，事案当時は仮眠中であり，本件拘束に関与していない．

病院側の主張は①当直看護師は，オムツが汚れていないことを何度もA子に確認させたり，②車椅子で詰所に来たA子を何度も病室まで送るなどして，就寝するよう説得に努めた．これらの当直看護師の対応は適切とは言えない．大声で叫ぶという行為は基本的に誰かに助けてもらいたいことがあり人を呼ぶという行為である．対象者にとって，えも言われぬ不安感や恐怖心，被害的な妄想などを体験していることのあらわれである．助けてもらいたい内容は身体的・心理的・社会的な要因などから起こっており，一見して理解できるものではないかもしれない．また対象者にとっても，自分自身の状況を認知することができないため非常に苦痛な体験となっている．

このような状況にある時，「確認させる」「説得」は適切な対応とは言いがたい．

3）一般病院の入院患者に対する「拘束」の問題

最高裁は，入院患者の身体を抑制することは，患者の受傷を防止するために「必要やむを得

ないと認められる事情がある場合にのみ許容されるべきものである」とした上で，本件の事案を判断している．手島[13]は「原審も最高裁も，分析枠組みは基本的には共通しているが，危険の切迫性の存否の評価に違いがあって，それが結果の違いになったと解される」として，最高裁が限定的であれ拘束を認めたことの影響に言及している．

「医療・看護の質の評価」を重視する動向にあって個別性を無視した画一的な看護計画はありえない．「悪しき慣習」ともいえる．

最高裁は，人の自由を奪い行動抑制・身体の拘束を認めたわけではない．したがって，最高裁のお墨付きとして判決が一人歩きすることは避けなければならない．

そもそも，人の身体を拘束し，自由を制限することができるのは，精神科医師であり，精神保健及び精神障害者福祉に関する法律における「認定医の資格」を有していることが条件である．（昭和25年5月1日／最終改正：平成26年6月25日）

なお，刑法では違法性の阻却を認め，緊急避難の要件を定めている．①自己または他人の生命，身体，自由または財産に対する現在の危難が存在すること，②その危機を避けるため，やむを得ずにした行為であること，③その行為により生じた害が，避けようとした害の程度を越えないこと，としている．

③の要件を，本件に置き換えてみると「患者を拘束する行為によって，病状を悪化させ，あるいは死亡に至らしめてはならない」のである．

早くから高齢者に対する身体の抑制の問題に注目していた看護職・福祉職らは，1998（平成10）年に「抑制廃止福岡宣言」を出した．これらの状況を受け，2000年3月に厚生労働省より「身体拘束禁止」省令が発令された．厚生労働省の「身体拘束ゼロの手引き（2001年）」では，介護保険法運営基準として身体拘束を原則的に禁止している．その根拠は次の3点である．

①高齢者のQOLを根本から損なう危険性を有していること．
②高齢者の身体機能が低下し，寝たきりにつながるおそれがあること．
③人間としての尊厳を侵し，死期を早めるケースも生じかねないこと．

緊急やむを得ない場合の対応について，「切迫性（利用者本人または他の利用者等の生命または身体が危険にさらされる可能性が著しく高いこと）」「非代替性（身体拘束その他の行動制限を行う以外に代替する介護方法がないこと）」「一時性（身体拘束その他の行動制限が一時的なものであること）」の3つの要件を満たすことが必要とされ，記録（態様および時間，その際の利用者の心身の状況，緊急やむを得なかった理由）を義務づけている．

高齢者は，多種多様な疾患と症状を有しており，医療機関に入院，搬送されることが多くなることから，病院機関に介護と同様な「身体拘束の禁止と要件」を導入する必要があると考える．

また，ICU入室患者，術後患者の拘束を避けるために「看護補助者」を見守り手として導入し安全を確保する医療機関もある．薬剤に起因する転倒・転落による長期臥床を避けるためのチーム医療が必要不可欠である．

Column

拘束の利用に関するエビデンス

　フランスでは，国立健康保障評価機関（ANAES＝Agence nationale d'accréditation et d'évaluation en santé）が，拘束の動機，効果，結果に関して実施された調査の分析に基づいて，拘束の利用に関する事項を定めている．

　拘束とは「体全体または一部の自由意志による運動能力を発揮できないようにしたり制限したりするために，何らかの手段，方法，材料または衣服を利用することからなるものである」．

　その動機は主として「転倒の危険を防止し，興奮を抑え，徘徊を少なくする」ことにある．

　効果について，「このような動機で使用する場合，その効果の科学的な証明はない」．

　ANAESが分析した結果を総合すると，拘束の実施中とそれ以降の期間に転倒の頻度はむしろ高くなっている．しかも，くくりつけておいた人の方が転倒により重大な結果になる頻度が高い（通常の5％に対して17％）．1年の間にベッドから起き上がろうとして転倒した人のうち，88％が囲いのあるベッドであった．さらにまた，長期療養施設では，拘束中とその後数時間のほうが，まったく拘束をしていない時よりも興奮の程度が大きい．

　また，認知症に関する最近の神経心理学研究によれば，徘徊（時にぶらつき癖と呼ばれる）は抑えがたい衝動的行動であると考えられる．それを拘束することは，取り返しの付かないほど興奮行動の伝播と悪化をもたらすため（椅子の横板を叩いたり，えんえんとわめき続けたりするなど），チームがやむなく精神緩解治療を依頼して，認知能力を悪化させたり，感覚の鈍化を招いたり，さらには元に戻らない不随意の運動異常を招いてしまうことが多い．

　転倒や興奮のほかにも，錯乱，院内感染，褥瘡，失禁，筋肉の条件反射消失などの出現と悪化，能力の喪失，入院期間の長期化（短期の場合には，通常8日に対して20日）や死亡率の増大（通常3％に対して24％）をもたらしている．

（文献：イヴ・ジネスト監修／本田美和子翻訳，辻谷慎一郎：Humanitude（ユマニチュード）．トライアリスト東京，2014.）

④ 事例から推測される心理学的説明

1）身体拘束の判断

　本例では，患者の繰り返す言動に十分対処し，かつその言動から危険性が予測されるとした判断，身体抑制手段が必要最小限であり，危険をさけるために，緊急的なものであったかどうかの判断の合理性が問われている．

　判断過程は，情報の取り入れから始まるが，午後9時から午前1時までのおよそ4時間の患者の言動からの判断は，緊急事態での情報取り入れのミスそれに依る判断とは異なり，時間的経過は十分なものであったと想像される．また複数の看護師により確認されていることから，判断は看護師間には共通認識があったと思われる．医師の判断が加わる必要性についての医療上の責任の有無は明確ではないが，この段階の複数看護師の判断はより合理性となる傾向がある．複数者の判断はひとりの判断の誤りを修正することが可能である一方で，先行判断を複数者によってより強化する傾向があることは留意しなければならない．

複数判断者の異質性は判断の質を高める一方で緊急性即時性に対応できない場合も少なくない．医療場面での異なる職種の医療従事者，患者，患者家族等が医療場面のどう参加するかは，現在さまざまな論議がされている課題であると思われる．本事例にみられるように，複数看護師で共有された判断が，患者等に受け入れられないという事態は，今後も増加すると思われる．少なくとも患者やその関係者への事前の説明は，共通理解を得るために一層必要となる．

8　左右間違いの事例

　事例

　左右間違いの医療事故，ヒヤリハット事例は多く発生している．以下に事例をいくつかあげる．

●**入院受付の際の入力間違い**

　骨折で入院中の女性患者の手術．左右の足を取り違えた．
　<u>入院受付の際に骨折した部位を左右取り違えて入力した</u>医長をはじめ，手術担当看護師，副院長，看護部長ら6名の戒告．このほか手術にかかわった医師ら5名が文書訓告や厳重注意を受けた．

●**医師のカルテ記載の間違い**

　乳がん40代女性．
　左乳房のがん診断のため保存手術施行，8～9月に計16回，本来は左にすべき放射線の照射を右乳房に受けた．<u>医師のカルテ記載間違えであった</u>．同年9月，2度目の医師の診察時に記載ミスが発覚し，当該医師より謝罪されたが，照射は放射線技師に一任されていた．この間の照射量は，一年間の許容被曝線量の3万2千倍であり，将来的に皮膚がんの危険性が高い．患者は「放射線は色も熱もなくどこに照らされているかわからなかった」と述べている．

●**CT写真の画像裏表の誤り，皮膚マーキングを怠る**

　腎臓がん60代男性．
　入院中の当事者に対する手術前の打ち合わせをせず，<u>裏表を逆にしたX線フィルムを見て正常な左の腎臓を摘出した</u>．同病院は2007年以降臓器摘出の手術では油性ペンでマーキングすることになっていたものの本手術では怠っていた．画像は他病院で撮影されたものであるが画像の左右を示す印が小さいながらついており「注意深く見れば判断できたはず」であるが，<u>執刀医らは「当日は手術が立て込むなど極めて忙しかったため」</u>と説明した．ミスに気がつき1時間30分後に腎臓を元に戻したが，腎臓の機能は回復しなかった．
　癌腎臓は摘出しないが，いずれ人工透析の治療となる．

●**CT撮影時のミス**

　慢性硬膜下血腫の除去手術80代女性．通常はCT撮影時には頭部側から撮影するものであるが，患者の状況次第で足側から行う．その場合は画像も左右逆になるので，<u>放射線技師は反転のスイッチを入れなくてはならないが，今回は入れ忘れたという</u>．医師は画像を見て，頭蓋に1cmの穴を開けたが血腫は見つからず，再度CTを行い，反対側の開頭をし，切除した（予防措置：撮影時に頭部左側にL字マークをいれる）

● マーキング部位間違い

くも膜下出血手術80代女性．手術の際，頭部の切開部分を間違える．執刀医らはすぐに気づいて骨を元に戻したが，女性は２週間後に死亡した．

手術部位のマーキングで，患部に近い右側に印を付けるべきなのに，担当の脳神経外科医が左側に付けてしまったという．執刀医らは約１時間後にミスに気づき，家族に事情を説明して，手術を続けた．１時は回復したが，２週間後に脳内出血を起こして死亡．「ミスが死亡原因ではない」と病院は説明しているが，道義的責任はあるとして，遺族と示談交渉を進めているという．

● 思い込みによる部位間違い

眼の腫瘍の摘出手術 50代男性．間違えて正常な右側を切開．手術開始から１時間後，切った部分から目で確認しようとしたが，見つからず，左右取り違えに気づいた．すぐ家族に説明・謝罪，正しい左側の手術を続行した（手術時間は計６時間ほど）．術前に執刀医がマーキングしたが，「右眼だと思い込んでいた」．手術室には助手の医師，看護師ら５人がいた．医師は５日前の会議で手術手順を確認．看護師は麻酔をする前に当該患者に部位を尋ね，左眼側であることは知っていたが，執刀医の間違えには気がつかなかったという．

2　解説

このように，手術・処置での左右の間違いは多く発生している．公益財団法人日本医療機能評価機構に2004（平成16）年10月〜2009（平成21）年６月30日までに報告された手術・処置部位の間違いに関連した医療事故は70件であり，この医療事故についての分析対象期間（2006（平成18）年10月１日〜2004（平成21年６月30日まで）の手術・処置部位の間違いに関連した医療事故51件のうち，左右間違いは17件であった．

手術・処置部位の間違いのヒヤリハット事例についても，同報告書の中で，第29回および第30回ヒヤリ・ハット収集事業（事例発生期間：平成20年７月１日から平成20年12月31日まで）での，手術・処置部位の間違いに関連した事例の発生状況を，縦軸に医療従事者の業務の段階，横軸に左右間違えの部位として整理している（**表7**）（文献14 p.123より）．

表7　ヒヤリ・ハットの発生状況（左右間違い）

業務の段階	頭部	眼	胸部	乳房	四肢	不明	その他	合計
指示出し	−	8	−	2	12	8	6	36
指示受け・申し送り段階	−	−	−	−	−	−	−	−
準備段階	1	9	−	1	2	−	1	14
実施段階	−	1	1	−	1	−	−	3
実施後の観察及び管理	1	−	−	−	−	−	−	1
不明	−	−	−	−	−	−	2	2
合計	2	18	1	3	15	8	9	56

（平成21年９月29日　財団法人日本医療機能評価機構医療事故情報収集等事業第18回報告書．p.153　図表Ⅲ-２-28より）

③ 事例から推測される心理学的説明

1）間違いやすい右左：ダブルチェックが必要

　視覚，聴覚などの左右対の感覚器官の特性についての心理学的研究は以前から行われてきた[15〜17]．大脳半球の左右の機能差については研究が進んでいるが，依然不確かなことが多い．右半球が左手，左半身に関わり，左半球が右手，右半身に関わるとされるが，分離脳でない脳梁によってつながっている普通の人にそれほど明瞭な心理学的な差があるとは思えない．左半球が論理的で右半球が直感的であり，左脳人間，右脳人間などは現段階の研究では確たることはいえない．

　しかし，いくつかの実験で左周り優位とか，左側歩行優先などの結果が出ており，また左向きの顔を書く傾向があるとも指摘されているがこれも明確な説明はできていない．右利きが多いがその理由も明確ではない．そもそも日常的に左回り，右回りも混乱する．向かって右，向かって左などというややこしい表現がある．つまり見る人と，見られる人，観客と舞台俳優の右左は逆になる．医療従事者と患者は観察者と被観察者，説明する人と説明を受ける人と対比的な位置をとる．さまざまな医療機器の進歩は，患者の左右，前後の映像を簡単に移動確認をすることを可能とした．左右取り違え問題は，臓器が左右対称に存在し，患者と医療従事者は向かい合うことにそもそも帰因がある．さらに，医療技術の進歩がこれを複雑にしている．ひとりの医療従事者のみで左右取り違え事故を防ぐのは困難のようである．複数者間の確実な情報伝達，対称臓器の側を確認できる複数の手段の導入などが一層必要となる．

　受付時など初期の入力段階やカルテ作成時の入力ミスが修正されないまま手術に至る例があるが，入力時の初歩的ミスはその段階で再確認する仕組みが必要である．初期の誤りを訂正しないのは，人の認知過程の特徴であり，先行する刺激が前提としてそれぞれの段階の作業は実施遂行されていくので，少なくとも最終段階には基本的な確認をするシステム，手術前での点検が必要である．しかし，この最終点検も形式化し，先行決定を尊重する場となるならば，こうしたミスは防げない．次にX線やCT画像の反転，裏表の判断ミスから起きる事例がある．現在の技術では指標を画面上に示すなどの手法がとられ，防止策が考えられているが，これも先行決定に依存し，その指標そのものを見落とすことが起こりうる．手術部位のマーキングミスの事例も少なくない．誤った先行情報に依存してマーキングする例，その場で単純に誤ってマーキングする例など，ひとりの判断のみではこの左右のミスは起こりうることから，他の人の判断，他の手段との併用など，複数回の確認が必要である．また緊急手術の必要，複数患者の立て込みなど医療従事者の多忙などが，左右判断の誤りを導く例も見られる．緊急事態の認知過程の質の低下は明らかであり，そうしたときにこそ適切なダブルチェックが求められる．

2　ヒューマンエラーの背景―心理学からの説明

　医療事故は基本的に人為が何らかの形で関わる．その意味ではヒューマンエラーである．したがって医療事故の対策を考えるとき，「人間をどのように理解するか」は欠かすことはできない[1,2]．ここでは人間理解の基礎的な分野である心理学・社会心理学からヒューマンエラーの基盤となる心理的過程についてみていく．

1　異なるアプローチのレベル

　心理学の対象は人間の意識と行動である．しかし，この主体としての人間にアプローチする場合，さまざまなレベルの違いがあり，それに対応して特徴が異なる．人間の起こす事故やミスは，このレベルに応じて検討する必要がある．

　レベルについて最も一般的な区分は，ミクロ・マクロといった接近単位の大きさによるものである．この表現はさまざまな科学が取り扱う対象に使われるが，心理学のミクロ側に接する科学は生理学であり，マクロ側に接する科学は社会学で，心理学・社会心理学の視点はこの両側の科学に対応している．

1）感覚知覚のレベル

　ミクロ側に位置する心理学の対象は「感覚・知覚」である．外的刺激を感覚器官の受容器を通して取り込むときの心理的過程を取り扱う．視る主体としての人の，見えた，眩しい，暗いという「意識過程」が生理的過程と対応しつつ，さまざまな可能性をもたらす．ここに事故，ミスの心理学的基盤がある．

　感覚・知覚は，基本的に「刺激特性」に大きく異存する．それを受容する過程は心理的意識（無意識）過程であり，そこで感覚・知覚の基礎的な特性（恒常性，構造性，選択性など）に依存する[*1]．一般的に知られるさまざまな錯覚もある．また，対象刺激の特徴に限らず，その刺激の付置や刺激のおかれた状況も関わる．

2）認知過程のレベル

　受容過程に続く心理学的な過程は，その刺激を解釈し，判断し，評価する過程である．「感覚・知覚」過程でも，すでにその選択や省略や集約は行われているが，認知過程はまさに心理学的過程の中核である．この認知過程では刺激特性や刺激の付置に加えて，特に認知者の状態が大きな影響を与える．一般に認知者の学習，記憶，経験が役割を果たす．認知者側の見方，

[*1] 用語解説p.95「知覚の恒常性・構造性・選択性」参照

枠組みは，構え（set）や図式（スキーマ：schema）[*2]として，行動に至るさまざまな過程に影響する．

個人特有のスキーマには，場合によっては明らかにその個人特有なミスを誘導するものもある．一般的な認知判断もヒューリステックスと言われる簡便法がとられるなど，認知バイアスといわれるものがある[*3]．これらのヒューリステックスやバイアスは当然ミスの誘因となりうる．しかし，判断者個人はバイアスではなく，その個人にとっては正当なものと思っていることにも留意が必要である．

3）パーソナリティのレベル

次に，認知判断をする「人」そのものに焦点を置くレベルである．広く「パーソナリティ」といわれるレベルである．経験や学習といった背景となるパーソナリティは，より一般的には，年齢や経歴などで表現されたり，知的能力，判断能力といった特定の傾向として捉えることもできる．パーソナリティ傾向には認知の「場依存＝場独立」といった傾向[*4]，原因の「内部帰属＝外部帰属」[*5]のスタイル，より一般的な「ビッグ・ファイブ（Big Five）」[*6]に代表される性格傾向，さらに特化した「事故多発傾向」（p.86コラム参照）[*7]などがある．

4）対人的社会的レベル

認知し判断した人はそれに基づき行動を起こす．行動は客観的に表出される．それは特定の場所，状況の中で起きる．ここに心理学の次のステップの対人的社会的関係がある．他者の存在などの客観的状況は，認知判断過程での主体的意図とは一致しない行動を生み出すことも少なくない．他者の存在が行動を抑制したり，逆に促進したりする．二者関係に留まらず，人は多くの社会的関係に関わる．人は多くの集団や組織に参加して日常生活を送る．しかし，所属集団・組織の基準・規範・文化は普遍的なものでもなければ，すべて正当なものとはいえず，基本的にはその社会関係存続の必要性に応じて存在する．また参加する個人は，その規範への同一化の程度に違いがある．この一致・不一致，適応・非適応は，個人と集団の関係で日常的である．多くのミスもその関係の中で生起する．

このように心理学の視点から見たミスの要因は，感覚・知覚，認知・判断，パーソナリティ，

[*2] 用語解説p.96「認知過程」「認知の構え・図式（スキーマ）」参照
[*3] 用語解説p.97「ヒューリステイックス」参照
[*4] 用語解説p.96「場依存性―場独立性」参照
[*5] 用語解説p.95「内部帰属―外部帰属」参照
[*6] 用語解説p.98「ビッグ・ファイブ」参照
[*7] 用語解説p.94「事故多発傾向」参照

行動化する状況と社会的関係の視点まで広く展開する．現実のミスは特定の様相によって起因するものから，それぞれの様相が輻輳的になって発生するものまで多様である．それぞれの段階でのミスをさらにみていく．

② 知覚・認知・判断・動作過程のミス

＜刺激特性と知覚者の特性＞

感覚知覚ミスは刺激特性に依存することが多い．例として各種錯覚があげられる．刺激の，大きさ，色，音声等で，多くの人が錯覚を起こす．知覚者側の要件で代表的なものは色覚異常であり，約5％程度いるとされる色覚異常者への対応は，すでに多くの医療機関で取り組まれている．色と形の併用などバリアフリー化を進めることで，これに起因するミスを防ぐ．同様に，高齢者等の視力が減弱した人にとって，細かい字の識読は困難であり，そこを読み落とすこととなる．薬品等の重要事項を細かい字で提示することは，その責を果たしたことにならない．利用者の側に立つ姿勢が求められる．

＜情報量の過多・過少の問題＞

一度に大量な刺激情報（いっぱいの注意事項，たくさんのスイッチ，多すぎる素材）は処理できず，無視するかカットされる．注意限界は「マジカルナンバー7」として知られているように，人は7つ程度が限界で，これをひとまとめにして受け止める．これを超える場合は，より大きな単位のまとめが必要となる．一方，変化のない情報の過少もミスを生む．単純作業や変化のない監視作業が覚醒水準を低下し，見落としミスを誘発する．常態化した変化のない安全施策や設備は形骸化する．無事故が何年も続くと，安全対策は徐々に手抜きがされる．しかし，「災害は忘れた頃にやってくる」ものである．

＜認知者の枠組み（スキーマ）のミス：記憶の問題＞

認知過程は認知者側の持つ枠組みに大きな影響を受ける．学習，経験などによって保持された記憶や知識などで枠組みは構成される．この知識や記憶そのものが不正確ならば，それを利用するスキーマも不適切になる．記憶のミスは日常的なことである．初めから記憶していなかったという「記憶」の失敗は，視れども見えず，聴けども聞かず，情報としてそもそも取り入れなかった，といった段階である．次に「保持」の失敗である．保持を強化するためには，繰り返し刺激を取り込むことと，既存の記憶等と関連づけるなどの手法が取られる．不充分な反復学習や不適切な関連づけは保持のミスを生む．「再生」のミスはこの保持のミスに影響を受けるが，正確に保持されていても，それを取り出すためには，習得した状況などの関連刺激が有効となる．多くの記憶は時間の経過とともに再生が困難となり，また他の情報の取り込みによって記憶の変容が起きる．これもミスの要因である．

＜認知者の枠組（スキーマ）のミス：意図の問題＞

認知過程の前段として"意図"が存在する．意図形成にミスがあれば，それによって選択されるスキーマ自身が不適切になる．スキーマの選択だけでなく，あいまいな不完全なスキーマを

生み出し，事態をより混乱させる．意図形成は状況と認知者側との相互関連の産物である．状況には他者の指示や判断も含むし，患者の容体などのその場の諸条件も含む．それらを認知者は自分の既存の意図と合わせて，この場はこうすべきものとするという意図を形成する．ここで状況を誤解し，指示を聞き落とし，自分の既存の意図が誤っていた場合，それによって選択されるスキーマも当然誤りとなる．

＜枠組（スキーマ）の選択から行動化のミス＞

医療場面のような複雑で緊急性の高い場面では，認知者は変化する状況に応じて，次々とスキーマを選択し，それに基づき行動化していく．手術をするという上位スキーマのもとにたくさんの下位スキーマがつながる．実際は下位の多くのスキーマによって認知過程が起き，行為が生じる．複雑な医療行為においては，それぞれの過程は連続的系列的であるが，輻輳的重複的でもある．ある下位スキーマによって行為が行われ，その行為自体も指を動かす，ハサミを取るなど，たくさんの複数な小行為の連続である．前のスキーマによる行為が継続している場合に，その行為を中断して，別の新たなスキーマによる行為の実行に移ることがある．こうした動作の省略，飛ばし，順序の変更はミスの温床となる．

実際，知覚⇒認知⇒判断⇒動作といった段階を着実に進むわけではない．引き金となる入力情報だけで動作が作動してしまうミス（スリップ）も起こる．過度に習熟した，知悉した場面では，こうした認知判断過程をほとんど意識しないで行動化される例も多い．患者や病態は時々刻々と，個別的に変化することからすると，経験や習熟がミスを生むことがあることにも自覚が必要であろう．

認知・判断・動作過程において共通にみられる傾向は，先行する処理に後の処理が影響を受け，形体的や意味的に類似した処理が促進される傾向である．これは一般に，プライミング効果（priming effect）といわれる．これはヒューリステックスと同様に日常生活の円滑運営にとって効果的な側面があるが，後で促進された処理が，すべて正しいわけではなく，複雑な医療場面ではミスの発生が予測される処理でもある．

いずれにしろ認知・判断は，実際にある外部の刺激を取り込む処理と，すでに行為者が既存に持っている概念・枠組との共同作業である．そのどちらかに過度に依存することはミスを引き起こす．期待や欲求が大きすぎれば外部情報を歪め，無視することもあり，また記憶や経験を無視し，外部状況のみで判断すれば誤った行為を誘発する．

③ 他者，集団，組織の問題性：ミスや事故にどう関わるか

他者の存在とその関係のあり方は日常の人間生活にさまざまな影響を与える．そこにはさまざまな歪みや非適応などの問題も孕み，当初予想もしなかった問題をも引き起こす．ミスや事故も例外ではない．ここではそうした問題を引き起こす他者，集団，組織等の特質についてみていく．

1）効果的に機能しない複数の他者

A．社会的促進・抑制

人は，そばに他の人がいると一人でいるときよりも頑張ることがよくいわれる．しかし，他者の存在が人の行動を促進する一方で，人が見ているとかえって失敗する場合がある．この一見異なる現象は，他者の存在がその人の覚醒水準を上げ，その時に優勢な行動（その行動に習熟しているか，未習熟か）を増加させるとして，共通な枠組みで説明されている．つまり他者の存在の影響は，よく学習した課題や簡単な課題では肯定的成果をより促進させ，一方で未習熟な課題では不正確な動作やミスを増やすこととなる．習熟度の異なる看護師間での先輩看護師や医師の監視作業のあり方などは留意が必要である．

B．他者の評価が気になる，自分の責任がなければ

他者の存在が社会的行動を抑制する状況は，社会心理学では「多元的無知」「責任の分散」「社会的手抜き」「評価懸念」「印象管理」などの視点で説明される[*8]．いずれも，複数の人が存在する状況では，一人でいる時よりも行動の質量とも増加することが期待されるにも関わらず，行動が抑制され，場合によっては否定的な行動を生み出す状況を説明するものである．他者の存在が否定的行動を生む典型例には，乱集行動やパニックがある[*9]．そこでは個々人は自分の欲望の達成だけが優先され，他者のことは全く考慮されない（「3．異常事態の心理学」を参照）．

通常は，参加成員の目標を相互に調整し，参加組織の目標を達成しようとする．しかし，上記の状況では，参加者がある事態を見て，他の人が何もしないならば，自分も何しなくてもいいと推測し行動を起こさない（多元的無知）．またその事態に自分に責任がないと推測すれば，行動を起こさない（責任の分散）．行動を起こしても，その成果に自分の貢献度がみえないならば，手抜きをする．

異なる役割をもった多くの医療スタッフが参加する場面では，行動の誤った抑制は医療ミスにつながりかねない否定的な働きをする．この特徴や問題点をよく理解しておく必要がある．

2）緊急事態では行動が抑制される

A．緊急事態とは

緊急事態への対処は簡単ではなく，多くの人はその対処に戸惑い，不安に包まれる[*10]．そもそも緊急事態に遭遇することは，練習しないで突然舞台に立つ役者みたいなものであり，その行動は自分もその緊急事態の危険に巻き込まれるかもしれない行動である．できることは原状回復程度であり，失敗した時の評価はかなり低いものである．したがって緊急事態への対処行動は一般に抑制される．緊急事態に直面することの多い医療場面では，こうした混乱を回避する

[*8] 用語解説p.93～「多元的無知」「責任の分散」「社会的手抜き」「評価懸念」「印象管理」参照
[*9] 用語解説p.96「パニック」参照
[*10] 用語解説p.93「緊急事態の心理」参照

ために各種訓練が必要となる．

B．段階を踏む緊急事態の場面

緊急事態はいくつかの段階を経て実際の行動に移される．それぞれの段階で行動が抑制される状況がある．(1)事態に気づく段階：この段階で，一人の耳目よりも複数の耳目の方が気づきやすいことが予想される．しかし，複数者が一致して同方向のみを注視していた場合，一人より気づく確率が多いとはいえない．(2)緊急事態であると解釈する段階：一人の場合は自らの判断によるが，他者がいればその判断が考慮される．他者が無視すれば緊急事態とは解釈しない．(3)緊急事態への介入責任の判断の段階：一人の場合は自分に責任があると思う．複数の場合は責任の分散[*11]が起きる．(4)行為手段の選択および実行の段階：責任があると判断しても，的確な介入手段がなければ介入行為が起きない．他者の行為が先行している場合などは行為の実行は躊躇される．

このように，それぞれの段階で他者の存在が抑制的な影響をもたらすことも少なくない．複数者で行われる医療，看護場面でのミスや見落としに，それぞれの段階の過程に沿った理解が必要である．

3）他の人に同調することの問題

会議で自分の前に発言した人に賛同する，寄付集めのとき最初の人の金額に合わせる，さらには流行を追うなど，他者の判断や行動の影響を模倣する同調行動[*12]は日常的によくみられる．これもミスにつながる場合がある．他者の判断を取り入れるとき，他者の判断を自分の判断のための新たな情報として受け止めるか，自分の所属する集団の多くの人や中心となる人物の判断としてそれを受け止めるかにより，その影響は異なる．前者は情報的影響であり，基本的に合理的判断の下で行われる．後者は規範的影響であり，参加している集団の成員としての同一視に関わり，自分の判断を公開で示さなければならない時，大きな影響を持つ．これはまた参加集団への自我関与の程度を表す．集団の規範を共有し，他成員やリーダーに評価されたいと思う程度が高いほど，この影響を強く受ける．

同調への圧力は，別項の服従と異なり強制的ではなく暗黙の指示なので，実際，非同調者も少なくはない．みんなが同じ行動をとっているのに一人同調しない人は集団ではあまり評判がよくない．しかし，この人たちすべてが集団への対抗者や破壊者ではない．集団に所属していても，その集団に自我関与していないことから結果的に違う判断をした者，さらに提起された課題に忠実に判断した結果，たまたま多数者と判断が違っただけで，自分は集団に貢献していると信じているものもいる．

同調行動は日常的ではあるが，同調内容そのものに問題がある場合，ミスを生む土壌になる．

[*11] 用語解説p.94「責任の分散（diffusion of responsibility）」参照

[*12] 用語解説p.95「同調行動」参照

集団メンバー，特に上位者は同調行動の特徴をよく理解する必要がある．

4）集団参加が効果的に働かない
A．成員の限定性，境界性からの問題性
　集団参加は自発的とは限らないし，成員であることが，個人目標の達成を阻害することもある．自発的参加であっても，その集団の目標や規範をすべて受容しているわけではない．このような状態が持続した成員は一般に無気力的反応か代償的な自我回復行動をとる．これらの成員のインフォーマルな動きはさまざまな問題性を孕む[*13]．公式な台本の裏の隠れた台本の存在，いじめなどは，集団から離れたくても困難なメンバー内で起きる．

　医療場面でスタッフは基本的には自発的に集団に参加している．しかし，こうした問題性に無縁ではない．また患者は医療場面に自発参加しているとは限らない．成員の限定性，境界性は医療場面でもさまざまな問題を生み出す．

B．組織化，役割分化，規範整備が進みすぎることによる問題
　集団目標を効果的に達成するための役割分化や規範の整備は，一方で，成員の行動の自由度を拘束し，状況即応的な対応ができなくなるという問題を生じさせる．安定度の高い集団や組織でも，前例重視や硬直性が問題となる．管理を重要視する組織は個人の自由度を制限し，組織効率を最優先とする傾向がある．成員の自由裁量が狭隘化すると，前述のインフォーマルな自我回復行動をとるか無気力的行動をとる．生産性の低下や小事故が発生すると管理者はさらに強い統制を加える．問題はさらに潜在化する．大きな事故を起こした組織の管理上によく現れる現象である．医療組織でも無縁ではない．

C．集団目標を重視し，高い忠誠心からくる「服従」の問題性
　安定した組織が，命令と服従の下に，時として違法行為を行う例がある．社会心理学の記念碑的な服従の実験[3)]は，集団過程の持つこの問題性を鮮やかに示した[*14]．学習と罰との関係という科学的な実験に参加した普通の人の６割が，心理学の研究者の命令に従って，誰もが望まず予想しなかった，死に至る450vの電気ショックを同じ実験参加者に与えた．医療場面でも，とんでもないと思われる事件が起きるが，とても信じられない服従行動についても集団過程の特徴に沿って理解すると不思議ではない．

D．凝集性が高すぎることからくる問題性
　社会心理学者Janis[4)]は，高い知性を持った極めて凝集性の高いアメリカ大統領の幕僚たちが過去大きな判断ミスをした事例を詳細に集めて，これを高すぎる凝集性が起こす問題：集団浅慮（Groupthink）[*15]として分析した．

[*13] 用語解説p.97「フォーマル＝インフォーマル集団」参照

[*14] 用語解説p.98「服従」参照

[*15] 用語解説p.94「集団浅慮」参照

①集団が高い凝集性をもち，成員が同じ見解を持ち，相互の社会的支持に重きをおいているとき，②異なった情報源や別な意見を取り入れないか，隔離されているとき，③問題の複雑性を考えるゆとりがなく，一度した決定を再検討することに時間を使わないとき，④力と権威を持ったリーダーが強く私見を提示し，それへの同調が促進されていくとき，集団浅慮は増長する．

この状況下では，集団の鍵となる価値を強く主張するという単純な解決が魅力的に見える．自集団の正当性や優位性の信念が一層促進され，自集団のアイデンティティを高め，外集団に対する否定的ステレオタイプ化を導く．一度決定した意見とは別な見解を排除し，楽観的な幻想の中に，悲劇的な結末を迎えるという悪循環となる．

病院や会社組織で時として集団浅慮は大きな事件を引き起こす．広くミスの背景として理解しておく必要がある．

Column

事故多発傾向

どういう人が事故やミスを起こすかということについては，特に日常的に事故が絶えない交通事故について，これまでさまざまな研究が続けられている．それらは，人の事故親和特性として，軽率（拙速・動作先行）傾向，軽はずみに信じる傾向（見込みの甘い人），感情的でカッとなる傾向（興奮性），自己本位的傾向（ひとりよがり）などにまとめられている．ここではそれらの研究をもとに考察する．

事故親和特性という表現からは，特定の人の持つ性質や特性という感じが強いように思われる．そして，たしかにそういう傾向を強く持つ人もいる．しかし，そういう傾向は少ないと思っている人でも，そういう傾向を顕しやすい状況（例えば疲れている時，緊急事態など）では異なる行為をすることもあり，留意が必要である．繰り返しになるが，事故やミスは，人と状況の両面から見ていかなければならない．

①軽率（拙速）傾向（速いが間違いが多い）

軽率（拙速）傾向は，衝動的で判断よりも動作が先行する傾向でもある．刺激や事態の特徴を認知，判断，確認するより行動の方に早くいってしまう傾向である．その結果，たしかに早いが間違いが多い，拙速傾向となる．反応時間の研究では，もっとも短い反応時間を示す年代は20歳代の中頃で，残念ながら人の反応時間は以後年齢増加に従って増加する．情報をとりいれる目など視覚機能も年齢増加に従って衰退する．スポーツの連想から，一般に敏捷さや，早いことはいいことだと思われるが，それがミスを誘発しては困るのである．若年層が早いとされた反応時間は，提示される一定の刺激に対して決められた反応をするという，いわゆる単純反応の場合で，医療など現実の場面では，このような単純反応は皆無で，提示される刺激も多様で，また，それに応じた反応も選択判断が必要とされる．このような反応では選択判断のエラーが伴う．こうした選択反応では，若年層の成績はあまり芳しくなく，早い場合にはエラーが多く，判断過程を重視し，正確さを求められると時間をロスすることになる．

②軽はずみに信じる傾向（見通しが甘い…危険をかける）

速いということは，この軽はずみに信じるという事故多発者の傾向にも関係する．これに関連する心理的傾向については，慎重さの欠如，危険をかける，早のみこみ，ためらわない，などがあげられている．早い決断として賞賛される行為が，多様な選択場面でその選択が引き起こす危険性を予測や確認をしないで，行

われたものであれば，それは偶然によるものである．しかし，人は偶然でもその選択が好結果を生んだとき，その行為選択を重視する（代表性ヒューリステックス）．ミスはそうしたとき起きる．ミスを防ぐために危険予測能力の開発が求められる．医療の現場にはさまざまな危険が潜んでいる．それは明らかに眼前に顕在化しているものもあれば，表面に顕れていないものもある．危険予測能力の低い人は目の前の刺激に強く縛られ，その背後や事後の展開まで考察できない．さまざまな危険チェックリストや他者の視点が必要となる．

③カッとなる傾向（興奮性）

　医療現場の人材にこの傾向の強い人はいないと思われるが，冷静な判断を求められる場合においては，感情優位が問題性を持つことは間違いない．しかし，感情的傾向を持たない人はいない．常に冷静だと思われている人物でも，ある特殊な状況では，容易に感情的になることがある．それはまたミスの起きやすい状況でもある．内的状態としては疲労，焦燥などがあげられる．アルコール摂取や特殊薬物も異常興奮状態を引き起こす．強者と弱者といった対決的関係も，異常な自我拡張感をもたらし，感情的，挑発的行為を引き起こしやすい．

④自己本位的傾向（ひとりよがり）

　医療場面の人材にはこうした傾向者は少ないと思うが，交通事故を頻発する自動車運転者などには見られる．ここでは自分の行動を自分の都合のいい判断で行い，他者のことは配慮しない．裁判の判決の常套語に"被告人の身勝手な行動…"があるが，自己本位性を示すものである．医療場面ではありえないことであるが，事故やミスの背景に行為者の狭い（自分だけの）判断がある．他者との関係のあり方や，社会性のレベルが問われる．社会性欠如，非協調的，非協力的，独立的，他者への配慮が少ない，思いやりがない，自分勝手などの性向が，事故の多くの研究で共通に強調されている．事故やミスはこうした社会生活上のマナーとが不可欠であることを示しているものある．

⑤寛容性，あいまい（曖昧）さへ耐性の欠如，適切な距離感の喪失

　さて，事故やミスを発生する人の共通な性質をまとめるとすれば，めんどうくさくなる，単純になる，複雑に考えられない，ということといえよう．

　人は，はっきりしない状態に耐えることはなかなか難しく，単純が好きである．単純な二分法は魅力的である．善悪という二分法はテレビドラマの最も好まれるテーマである．しかし，実際の人は，多面的，複雑，曖昧な人間である．この曖昧で複雑な見方は，対人関係の距離感にも関わる．自らの位置や主体性が十分確立できていない子供や青年等にとって，こうした適切な距離感を取ることが難しいとされる．引きこもりと異常な癒着といった対人関係失調が現れる．ミスの心理的背景はさらに広い課題に関わる．

1）細江達郎：ノート；異常事態（災害時）の心理．岩手フィールドワークモノグラフ 4：38-47，2002．
2）丸山欣哉：適性・事故・運転の心理学．企業開発センター，1995．
3）松浦常夫：統計データが語る交通事故防止のヒント．東京法令出版，2014．
4）蓮花一己：交通危険学．啓正社，1996．
5）所　正文：運転適性の概念と事故傾性．国士舘大学政経講義，84：1-28,1993．

3　異常事態の心理学

　医療事故に限らず，各種事故は発生に至るまでの当事者，関係者の心身的状態と，発生する場面に関わる対人的社会的，さらには物理的環境条件との動的関係により引き起こされる．また，発生した事故によって当事者が混乱し，そのことでさらに重大事態に至ることも少なくない．ここでは発生に至る人々の心理的特殊性と，直面した異常時や異常事態での人のこころの特徴について考察していくが，特に医療事故に限らず災害や各種事故などの異常事態に共通する心的過程についてみていく．

❶　異常事態の心理学的特徴

1）異常事態：思いもかけないことが突然起きる

　異常事態は日常的な生活や仕事の営みが普通に予測通り展開している状況で，目の前で思いがけず突然起きる．その事態は放置すれば日常的な営みに大きな否定的影響，場合によっては人命損傷などを引きこす事態でもある．事件・事故は全てが自分にとって対処しなければならない異常事態ではない．それは少なくとも目の前で自分に関係した状況下で起きている事態であり，なんらかの対応を求められる事態のことである．

　異常事態は多くの人にとって未経験であり，どう対処していいか学習していない．類似例と思われる事態を過去に経験していたとしても，目の前の異常事態は基本的にケース・バイ・ケースで異なっており，過去の対処方法が有効であることは限らない．

2）不安・感情的・単純化

　異常事態での心理的特徴として，まず不安が上げられる．人はさまざま不安をもっているが，不安という感情は，これから先なにが起きるか不確定であることと，それに自分が対処できないことから起きる主観的な心理状態である．人は未知なること，不明なことに，その人にとって理解できる範囲内で見通しを持ち，自らを省察しつつ，不安に立向って人生を送っている．しかし，異常事態にみられるような過度に予測が困難で対処が困難な状況は，不安を一層高める．異常事態への直面は，以後の予測や対処に必要な冷静さで論理的な思考を阻み，不安によって引き起こされた恐怖や怒りといった感情の亢進とその感情に巻き込まれた興奮と混乱を作り出すこととなる．

　感情的な状態は，論理的な複綜的思考ではなく，その対局にある．事態を単純化し，一様に色づける傾向に誘う．人は冷静な状態であれば，複雑な現象を理解し，多面的な把握が可能である．しかし異常事態，緊急事態への直面は，人々を複雑さに耐えられなくしてしまい，事態を単純に判断し，また極端な判断に走らせてしまうこととなる．

　災害時の情報の特徴，特に問題となるうわさや流言の特徴には，このような単純化，極端化，

強調化が特に認められる[*1]．異常時災害時には発信元のはっきりしない極端な情報は必ず出所を確認することが求められる．「フールプルーフ」[*2]といわれる，事故や緊急事態での心理に注意が必要である．事故によって混乱した心があらたな問題を生じさせる．人間は元々ミスを犯し易いが，緊急事態ではさらに混乱することになる．したがって，そういう事態に陥っても安全を確保できる装置，制度，組織や仕組を前もって作っておく「フェイルセーフ」[*3]が求められている．

2 異常事態への対処 （1）どうにかなる

1）不安の解消：原因を求める

人は異常事態に直面すると，「何が起きたのか」を知りたくなり，ついで「なぜ起きたか」を推測する．当初は異常事態をそれほど重要なものと認識せず，「何とかなる」と思う（正常性バイアス）[*4]．事態がさらに特異的であり，あきらかに対処が必要となる異常事態であるとの認識は前述のように不安を引き起こす．不安はその事態の原因が不明であり，今後の展開が明らかでなく，また対処法も不明であることによりさらに亢進する．この曖昧ではっきりしない，よくわからない事態に直面した人は，まず何が起きたのか，その原因は何か，対処方法はあるのかの推測を始める．

異常事態や緊急事態での原因の探求は，冷静な判断によってなされる客観的原因の探求ではない．それは事態に直面した人々が納得できる"原因"なのである．この事態が当面どのように解消されるのかといった結論を性急に求める[*5]．緊急な異常事態に直面した人々，場合によっては被害者が，客観的な原因ではなく，その場で当面納得できる原因を求める傾向は，医療事故でも当てはまる．医療関係者は，こうした事態での関係者の心情に対応した情報提供が求められる．

2）納得の論理・経験論で解釈

当事者が納得すれば当面は解決することになるが，本来は，正確に納得されなければならない．つまりできる限り科学的客観的な説明が必要である．しかし，異常事態を正確で客観的な説明をし，原因を探求することは容易ではない．科学的な説明を人は日常的に使用するわけではなく，人はまず自分の経験に基づき解釈する傾向がある．人は事態を自分の枠組みで解釈し，

[*1] 「〇〇地区は全滅である」「数万人死んだ」といった"全て""極端な数字"が入ったうわさが飛び交う．
[*2] 用語解説p.97「フールプルーフとフェイルセーフ」参照．
[*3] 「フェイルセーフ」の設定も人によって行われるのであり，人は別な理由（火災報知機の非火災報が続く）から，この設定を煩瑣や事故不発の誤信などからわざわざとりはずしてしまうこともある．
[*4] 用語解説p.94「正常性バイアス」
[*5] 不通となった列車内で車掌が「今のところ復旧の見込みがありません」という説明は客観的には正しいが，乗客は不親切な対応として非難する．

日々の問題状況に対応していく．こうした枠組みや論理は「しろうと理論[*6]」[1)]といわれる．人は概ねこの理論を使用しながら日常生活を送る．異常事態では特にこの理論が重きをなす．経験による解釈は「しろうと理論」の主要な特徴のひとつである．科学的説明とは何かかについては論議が多いが，ある事象が条件Aで起き，条件非Aで起きないということを証明することであると言われている．特に後段は「反証の論理」と言われている．経験論は残念ながら起きたことに依存する「実証の論理」である．自分の人生で経験しなかったことによってではなく，経験したことによって作られるのである．これまでの病院での対応で，ある方式が間違いなかったから，その方式は安全だと解釈する．間違いがあったという反証例は経験してはいないのである．事故は異常事態であるので，多くの人には未経験である．我々は日常的にある状況（実証例）で解釈することによって，事態を安全であると判断しようとする．一方で，事故を経験していた場合は，逆にそれに過度に依存した説明をする．

3）慎重の側へのシフト（Cautious Shift）と危険の側へのシフト（Risky Shift）

　異常時の心的過程の極端反応には2つの方向がある．異常事態が起きたとき，危険性・異常性を必要以上に強調するか（Risky Shift），逆に必要以上に平静さを装い，危険に積極的に対処しない（Cautious Shift）という2つの傾向である．異常事態を強調するRisky Shiftでは冷静な対処行動が困難になることが予想される．このことからCautious Shift が適切のように思われるが，こちらも問題がある．

　冷静な判断者は期待されるリーダー像とされ，慌てふためく対応よりも Cautious Shift を選択する傾向がある．冷静さは多くの場面で成功するが，そのことが単に過去の成功経験に依っている場合は，対処行動を取らないことによる問題がある[*7]．集団状況ではリーダーの判断の影響は大きい．特に成員個々人が勝手な行動を取りにくい集団，教室やリーダーに強い権力がある集団では注意が必要である．これは医療集団においても起こりうる．

③　異常事態への対処（2）：どうにもならない

1）2つの処理：心（不安）の処理と危険回避行動や避難行動

　事態への対処の次の段階はどうにもならない段階である．どうにもならなくなったとき人は基本的に2つの処理をとる．1つは不安や恐怖といった心理的感情的な問題の処理と危険回避や避難といった場面からの逃避行動をとることである．この2つを適切に取ることが望ましいが，処理量に人は限界があり，このどちらかを先行する．

[*6] Furnham(1988) の普通の人がもつ日常的な理論（しろうと理論）は，経験論，単純論，2分法，極端化，原因と結果の混同，状況の過小評価，実証の理論などをあげている．

[*7] 異常事態で教室で教師が冷静さを装うことによって，事態を過小評価し，退避行動を命じないことから，生徒が逃げ遅れる例など

普通は感情的心理的処理が中心となる．強度の興奮，恐怖，不安は，通常可能な平易な対処行動も困難にする．つまり心の処理の方にとくに重点が置かれると，行動的な対処が困難になる．感情的な興奮に巻き込まれない冷静な行動が求められるが，この傾向は経験を積んだ専門家や医療従事者が求められる対処の仕方でもある．ところが心の方は一見冷静のようであるが，このことは後になって問題となる．いわゆるPTSD（心的外傷後ストレス症候群）の問題である．PTSDは被害者・被災者のことを一般に念頭においているが，行動の対処に集中し，無表情に冷静に処理する医療従事者等専門家の問題としても無視できない．専門家であっても当事者同士や上司，さらには臨床心理士等心の専門家による時間を置かない感情の吐露（debriefing）が必要となる．

2）不安恐怖の閾値を越える

　上述のように，普通の人は先ず不安の処理に集中する．何とか処理できる不安のレベルを越え，さらに不安や恐怖が高まると，処理できる境目，閾値を超えてしまい，特有の異常行動が発生する．感情的になる，泣きわめく，単純行動・無意味な行動を繰り返す，暴発行動をとる．場合によっては倒れ，歩くこともできなくなる．これらは個人レベルの行動であるが，それを複数の状態，大勢の人たちが一斉にやり始めると，集団としてコントロールすることができない混乱状態に陥いる．

❹　異常事態の対人的，集団的特徴

　異常な状態が複数の人のいる場面で発生すると，集団特有な問題が起きる．次にこうした対人的，集団的特徴を考えてみる[*8]．いわゆる医療事故やミスではここで取り上げる事態にはあてはまらないが，大災害発生時には病院等の役割が重要となっており，こうした異常時の集団的な問題性の理解も必要となる．

1）対面する場の人間関係の特徴

　地震のような突然起きる異常事態に直面する人々の集まりは，既存の安定した集団というよりも，偶然の出会いによるメンバーによって作られ，それは群集状況に近い人々の集まりである．こういう人たちが特殊な事態に直面するとどうなるのであろうか．
　最初の段階は，先ず不安状態に陥る．不安状態になると，普通ならば何らの会話もしないような他者とも会話を始める．不安は，人々を普通の状態では起きないような対人接触を引き起こし，対者への依存の事態をつくり出す．会話や依存さらに親和関係の発展，また一体化も起きる．この段階で，こうした関係を適切に利用すれば，群集を安全な方向に導くことができる．エレベーターが一時的に止まったくらいならば，偶然の出会いが好意的な働きを促す．しかし，

[*8]「第2項3節　他者，集団，組織の問題性」p.81参照

異常事態は，その程度で収まってくれるとは限らない．

2）混乱した群集での対人関係の問題

　未組織，未知な人々が過度な異常事態に直面したとき，混乱した群集，つまり乱集状態となりうる．そこでは個々人がそれぞれ個人的な動機で勝手に行動し，集団のような安定的な組織的動きができなくなる．群集と集団の差異は影響の安定性，持続性，組織性にあるが，特にメンバーの境界性・限定性[*9]が特徴的である．群集ではメンバーの境界が明確でないが，集団は含まれるメンバーが確定している．集団のメンバーのそれぞれの個人的な動機は集団の目標に調整される．群集状態においても，そこに集まる個々人の動機は異なるが，現前の強い刺激や目標物の影響から一時的にまとまった集合を形成している．

　しかし，異常事態での恐怖心の亢進は，安定性の少ない群集を，その集合的組織化や調整とは逆の方向，つまり以前の個人的な動機に基づくバラバラな行動へと容易に引き戻すことになる．つまり集合としての組織的な動機ではなく，個人的動機（われ先に早く逃げ出したいなど）が中心となる．一人一人が個人的な動機で行動し始めると，人は自分にとっての最適な行動を取る．本来個人的な利益や行動を共通の目標に調整し合うための集合体は，混乱状態では，その機能が果たせなくなる．個人の利益と全体の利益の衝突が起き始める．公共的場面でこの調整をどうするかは，緊急事態ではなくてもいつも大きな問題である．「共有地の悲劇」[*10]や「ただ乗り（free-ride）」[*11]などといわれる問題は現代的課題でもある．特にメンバーに境界がなく，匿名性の高い群集場面は常に個人的な動機で行動する人たちを増やす傾向にある．したがって，いかにこれを組織化していくかが重要な課題になってくる．

　本来特定の場所にある共通な秩序，規範は意味を持たなくなり，メンバーの動機と行動は個別化する．なによりも自分が助かりたい，ここにいるのは偶然であり他の人とは関係ないということになる．いわゆる乱集状態に移行する．

3）乱集状態（パニック）

　不安と恐怖による混乱は，異常刺激の過多と情報不足により一層悪化する．事態の悪化の認識の亢進は，当初仲間だったメンバーに対しも，相互不信を生み出す．一人一人が個人的な動機を達成するための利己的人間になり，他者を敵だと思い始める．寛容とか譲り合いは置き去られる．とにかく自分だけが生き延びなければならない．相互に牽制し我慢していた個人的動機が一挙に噴出する．混乱が混乱を呼び，激しいパニック状態に突入していく．

---

*9　集団はだれがメンバー（成員）でだれがメンバーでないかはっきりしており，その間には境界があり，"入会儀式"がある．

*10　共有地の使用を利用者が平等に使用しなくなると結果的に荒廃し利益が得られなくなる．

*11　用語解説p.94「社会的手抜き」参照

4）パニックを防ぐために

　混乱を防ぐためには，集団の特徴である組織化をいかに維持するかが鍵となる．集団は通常リーダーや責任者が存在する．組織化の中心はリーダーの役割である．ところが，災害のような緊急場面では，通常の意味でのリーダーが存在しないか，その役割が明確でない．このことはそこにいるメンバーはだれでもリーダーになれることを意味する．緊急事態では，その場に直面した人の判断が優先される．その場面に参加したメンバーは，自分より時間的に早く駆けつけた人，物理的にその事態に近接している人など，その場面を知っている人が判断し，指示することを期待する．日常の組織のリーダーとは異なり，いわゆる"場面民主主義"が力を発揮する状態であり，だれでもリーダーとなれるし，ならなければならないのである．

　大声を出した人がリーダーになることもある．緊急事態での人々の単純さや極端さに向かう心理は，誰かの明確で強い指示に従うことにもなる．誰かが避難方向や手段を大声で指示することはメンバーを一斉に動かすこととなる．もちろんこの判断の誤りは，他のメンバーを危険にさらすことにもなる．

　一方で，緊急事態に出会った見知らぬ人々の間でも，年齢とか性別や身体の大きさといった日常生活で一般に受け入れられている役割期待が，その場面で暗黙のうちにリーダー役割や責任に違いをつくる「暗黙の責任の勾配」[2]を生み出す[*12]．見知らぬ人々の中で，暗黙に期待された人が率先して行動を始めるとその人の指示にその他の人が従うことになる．また，この勾配を壊す行為が起きると，たとえば大人がいるのに子どもがなんらかの行動を起こすと，暗黙の責任を期待されていた大人が慌てて活動を始める．つまり混乱した状況でも，人々を組織化していく手段は存在する．

　リーダーは，集合をさらに混乱させないようにするために，情報伝達を速やかに行い，各自の役割を明確にするために，小グループに分割することが有効である．前と後に分けるだけでも2つの集団に分けられる．前の出口から出る人と後ろ側の出口から出る人と分けるだけでもよい．できる限り，メンバーに役割を与えて組織化する．前の方の集団の○×さんはこの人たちを連れて逃げてください．後ろの方の集団の△□さんこっちの人を連れて逃げなさいと，役割を与え明確に指示する．それぞれを公平に扱い，競争させないことも肝要である．弱者保護も大切である．弱者を最初に避難させることはハイジャックなどの人質事件の開放でも取られる手法である[3]．弱者保護の強調は緊急事態での行動に冷静さと秩序を生み出す．

　人々は異常事態でさまざまな問題行動を起こす．しかし，それは特殊であるが不可解なものではない．医療事故を含め，そこに当面する人の心的過程とその行動はその状況に応じて生じる心理学的，社会心理学的展開であり，不可解なものではない．

[*12] 緊急事態で医療関係者と目される人に，援助への期待が高まる．

医療安全に係わる心理学　用語解説

印象管理（impression management）/自己提示（self-presentation）

　自己開示＜別項＞に示すように，他者に自分を開示する際に，さまざまな調整を行う．この場合，他者に見られている自分を意識し，自分にとって望ましい姿を見せようとすることが印象管理であり，このように自己を意図的に示すことが自己提示である．好印象を示すために衣服，所持品，地位を示す章表などが用いられる．上司の高評価を得るために，自分の意見を調整して表明することもある．ミスをしたとき，否定的印象を少なくするために，自分にたまたま不利な状況があったことを示すセルフハンディキャッピングが知られている．さらに先行したミスを隠蔽しようとする行為もよく取られる．ミス拡大の温床ともなる．

規範の顕出（salience of norms）

　日常の場面では，そこでの振る舞い方には多くの規範が併存している．場合によっては規範間に矛盾していることもある．したがって規範があるだけでは，行為に結びつかない．教室場面で，静かにすることも，隣席の友人からの質問に答えることも期待される．したがってどの規範がそこでは使用されるかは，張り紙や他者からの指示などで明示されることにより，行為は容易に生起できる．この状態を規範の顕出という．人助けをすべきであるという規範と，皆の前で恥をかかないという規範は緊急事態でも拮抗する．規範は併存しているとき誰かの発声や大きな刺激音によって，規範は顕出され，行為が生起する．

緊急事態の心理　（psychology of emergency）

　予期しない緊急で異常な事態に直面した心理で一般的なものは不安である．何が起きるか予測がつかないことに依る．まず，人は事態を確認しようとするが，不明のままが続くと不安は亢進する．過度な不安は，人を感情的にさせ，論理的な思考から遠ざける．曖昧な状況に耐えられなくなる（ambiguity intolerance）と冷静で，複雑な思考や行動は姿を消し，単純化し，極端化したものとなる．他者からの明示的情報に強く惹きつけられるか，反対に極度に不信感をもつ．感情の亢進は，通常では可能な行動も不可能にしてしまう．組織としては，訓練などにより緊急事態への不安を少しでも取り除いておくことが必要となる．

自我関与（ego-involvement）

　自我はパーソナリティの中核で，人が欲求や希望を調整し，自分や他者を評価し，意思決定の役割を担う．自分のものと思っているものを尊重したり，卑下したりするのも自我の機能である．生命，顔，身体はもとより，衣服，さらに家族，友達も含む．考えや思想，さらには所属組織，国籍さえも自分のものと思う．人はこれらが賞賛されれば喜び，貶されれば悲しむ．自我はこれらをできる限り拡張したいと思うが，時としてそれらに優劣をつけ縮小しなければならないことがある．医療現場では，患者は自我の縮小の体験を常に味わうこととなる．

自己開示（reciplocity of self disclosure）の相互性

　人は自分の持っているものをすべて開示することはない．相手に応じ必要適切と思われる部分を選択的に開示する．開示する場合もすべて真実を開示するよりも，意図的に調整して開示（自己提示・印象管理（別項））することが普通である．衣服や化粧も自己開示の調整である．開示は一般に相手との親密感に

対応し，相互に行われる．この親密感の均衡がない場合の開示は不全感を持つ．親密でない関係で開示がなされる場合は，その開示が開示者に否定的な影響が想定さない場合である．医療関係者や秘密保持が原則の職務者との関係がそれである．日常的には匿名電話や再訪のない旅行先での会話などもある．医療場面では患者は身体の多くを開示する．また各種相談場面や死の直前の開示にも出会うこともある．

事故多発傾向

特定の人が必ず事故を起こすということはまずありえない．しかし，交通事故の分析などから何種類かの傾向が指摘されている．軽率（拙速・動作先行），軽はずみに信じる，感情的，自己本位的，非寛容性，曖昧さへ耐性の欠如などがある．これらの傾向は非常時，緊急時，疲労時には誰でも陥ることがある（コラム　事故多発傾向　参照）．

社会的手抜き（social loafing）

神輿を担ぐ人は皆同じように力を出しているわけではない．なかにはまったく力を出さず，またぶら下がっている人がいるかもしれない．集団はその参加によって，一人よりもより多くの生産が得られることが期待されているが，その集団への貢献度は成員皆同じではない．貢献の程度が不明確で，識別性がない状態が続くと「ただ乗り（free-ride）」が起きる．最大の努力を発揮しなくても成果が得られることがわかると，社会的手抜きが起きる．匿名状態ではこうしたことは特に起きやすく，ごみ捨て行動など"共有地の悲劇"も起きる．

集団浅慮（Groupthink）

集団や組織は一人では成しえない成果を上げるための人間社会の必須の仕組みである．しかし，高い能力の成員と凝集性の強い集団が時として失敗することを，Janis[1]はGroupthinkと名づけた．集団での思考の否定的な側面を示すものである．集団凝集性が生産性の阻害や違法行為に踏み出すことはしばしば指摘されている．強いリーダーと忠誠心の強い部下という仕組みは特に危険性を孕む．対策の1つは批判者を常に置くことである．時として起きる企業や組織の失敗の多くは，カリスマリーダーに強く依存し，批判を抑えた仲間的集団が元となっている．

正常性バイアス（normalcy bias）

世の中はおおむね正常な事態で推移しており，異常や特殊なことはそれほど身近には起きない．また，毎日報道される異常事件に逐一過剰に反応しないことも生活の術である．非常ベルなどの異常刺激を過小評価したり，自分とは関係のないものと思い込む．火災時の警報を誤報と無視したり，冷静風であることを好む人も少なくない．しかしこのことが，大丈夫だと思いこみ，実際に起きている被害への対応や事態への対処を怠ってしまったり，遅れた対応を引き起こす．医療場面では，正常性バイアスが効能を持つ時があるかもしれないが，楽観視せず事態の性質について冷静に判断することが求められる．集団場面では，他者の"正常性"判断にも影響を受ける．

責任の分散（diffusion of responsibility）

複数の人間が関与する集団や組織は本来その決定を複数の人間が共有することになる．会議もそのためにもたれる．しかし，複数であることは，その責任を拡散することでもある．既存集団や知悉した人との関係では，一般に責任はさまざまな背景（規則，上司，経験等）に基づき明示的なあるいは暗黙の責任の勾配がある．しかし，見知らぬ他人の事故に遭遇した場面では，事態発生の第一責任者は逃走し

て不在か，被害者事態であったりする．そうした事態に直面したとき，援助のための責任は誰かが負っているとは思うが自分であるとは考えない．いわゆる責任が分散され，傍観者となり，援助行動が起きないということがある．こうした場は，誰かが思わず手を貸すなどの刺激で急激に変化する．誰かの一言や悲鳴などである．見知らぬ人々といっても年齢や性別，服装などで，責任の暗黙の勾配が生じる．医療関係者風の人には，緊急場面で暗黙の期待がされる．

態度（attitude）

人が行動するとき，前提としてその行動をしたいという心的傾向があるのが普通である．これを態度という．認知過程の構えや図式〈別項〉もこれに当たる．態度には対象の事実認識そのものではなく，一般に好悪感情，行動傾向，価値観や評価認識が含まれる．これらの成分は一致していることが普通であるが，その非整合，不協和は新しい態度の形成や態度変容に結びつく．

多元的無知（pluralistic ignorance）

ひとりの時にどう行動するかは本人次第である．しかし，他者がいるとき，特に多数の人がいるときは，他の人がどう動くかは，本人の行動に影響を及ぼす．治療場面で疑問を持ち，上司に質問をしようとしても，誰も皆わかったような顔をしているのを見て，質問するのは恥ずかしいと思い，行動を起こさない．しかし実は皆同じようにわかっていないのである．誤った考え方や古い価値観であっても多くの人はあえてその否定を口外しない．このことから他者相互にそれを容認していると推測する．古い価値観が持続するという保守的遅延もこの傾向によるとされる．

知覚の恒常性・構造性・選択性

感覚・知覚は外部刺激と等価ではなく，知覚者側の経験や学習などにより調整変容するが，いくつかの特徴が指摘されている．恒常性は，黒い炭は明るい場所にあれば光学的には白く見えるはずであるが，やはり黒く見え，白い紙は暗いところでも白く見える傾向である．構造性は，点在した刺激を線上に意味のある形にまとめて見る傾向である．選択性は知覚者の枠組みに合わせて，刺激の中から特定の刺激を選択する傾向である．これらは知覚の基本的特徴であるが，ミスの元にもなる．

同調行動（comformity）

集団に参加し，そのメンバーとしての自覚があれば，その集団目標や規範を共有し，それに沿うように考え行動を行う．同調は命令とは違って，影響を受ける他者は同じ地位の人で，その指示は暗黙であり，基本的に模倣である．しかし，同調者は，一般に自発性を主張し，他者からの指示や模倣を否定する．明らかに間違えていても，他者全員が一致して表明している場合（compact majority）の影響は強く，多数派へ同調する例は少なくない．同調を壊す人は集団への反乱者のみでなく，与えられた課題に忠実である人であるという理解も必要である．

内部帰属—外部帰属（internal-external attribution）

人は自分や周囲の起きた出来事の原因を何かに求めながら生活している．この原因は必ずしも客観的である必要はなく，本人が当面納得する原因である場合が普通である．この原因を何かに求める過程を帰属過程（attribution process）という．帰属傾向には個人差があるとされる．病気の原因を自分の不摂生と捉える人（内部帰属）もあれば，気候や他人から感染したと主張した人（外部帰属）もいる．ミスの弁解や病気の治療にこの傾向は影響を受ける．

認知過程（cognition process）

　以前は人が刺激を感知し取り入れ判断し行動に移すまでの過程を，感覚，知覚，判断等に分化していたが，人の総体的な認識過程を認知として説明するようになっている．感覚は刺激の性質と感覚器官の特性に依拠する（赤い）．知覚は刺激の置かれた状況などを背景した認識（赤い血）であり，認知は他の情報や経験等を背景とした総合的な認識（怪我による出血）である．この認知過程はまさに心理学的な過程であり，刺激により近く，また生理学的過程に近い感覚でも刺激と等価ではなく，さまざまな誤謬がある．解釈，評価，判断が含まれる認知においては認知者の枠組みに大きく依存する．これらはそれぞれ多くのミスの背景でもある．この枠組みは構え，図式（スキーマ）などといわれる．

認知の構え（set）・図式（スキーマ：schema）

　人は，周囲にあるたくさんの刺激の全てに注意を払い，その全てを取り込むわけではない．その中から意味のあるものと考える刺激を選択的に取り込む．この前提となるのが，本人の中になる構え（set）である．認知心理学では広く図式（スキーマ）として説明する．これは，学習や記憶によって作られるものもあれば，直前の刺激や情報によって形成されたり，その場面で他者の示唆による場合でも起こる．構えや図式は注意の選択を引き起こし，極端な場合，集中的注意となり，周辺部への認識が疎かになる．また柔軟性にも個人差があり，加齢による思考の硬さなども指摘されている．先行する処理にあとの処理が影響を受け，形体的や意味的に類似した処理が促進される傾向である．これは一般にプライミング効果（priming effect）といわれる．

認知的不協和（cognitive dissonance）

　人はさまざまな情報や認識，さらには執った行為を自分の中で，できる限り斉一なものとしようとしている．これが不整合なとき，不全感，不協和を感じる．事前にもった認識，評価とは違った行為をしてしまったとき，その行為の実行を他者の指示であったとか，緊急時であったという理屈付けや合理化をして，その不協和を弱める．しかし，こうした解釈が可能でない場合は，逡巡しながらも，その行為に合致するように自分の事前の認識そのものを変更していく．つまり行為は外的な過程であり客観的なもので取り消せないので，内的過程である評価や態度を調整して不協和を解消するのである．

場依存性―場独立性（field dependence-independence）

　認知過程で，そこにある諸刺激に強く影響を受ける傾向（場依存）とそこから独立して特定の要素を分析的に取り出す，場合によっては背後を推測できる傾向（場独立）に個人差があるとされる．場依存傾向が強いと眼前の刺激にのみ注意が集中してしまい，見えない危険を予測できないなどの問題があるとされる．

パニック（panic）

　緊急事態の心理が他者の存在により増悪化した事態である．不安と恐怖で混乱し，煙などの異常刺激の過多と情報不足は不安を一層増加させる．激しいパニックに移行する場合には，引き金となる出来事が加わる．相互不信，敵対視，譲り合いや寛容さの喪失状態での強い物理的刺激は，個々人の不安対処の閾値を越えることになる．感情的な退行行動，悲鳴，号泣，異常行動が発生する．多くの人たちが連帯性，組織性から逃れ，他人の欲求のみで行動し，群集は一気に崩壊し，乱集化していく．

ヒューリステックス（heuristics）

　認知のバイアスの一つである．人は刺激を受け入れるとき，その全てを最初から確認をしない．図書館のように整理されていない書棚で本を探すときでも，棚の最初から見ていくわけではない．手近なところから，あるいはおよその見当をつけて探す．人は，情報を取る場合にできるかぎり簡便な方法をとる．この簡便法がヒューリステックスである．おおむねこの方法で間違いがないが，時としてミスを犯す．偶然であった事例や経験した事例をそれが所属する集団を代表するものと推論してしまう．利用しやすいデータや事例で判断してしまう．起きない情報よりも起きた情報が過大視されるなどがある．

評価懸念（evaluation apprehension）

　人は自我を好ましいものに保ち，他者との関係も好ましいものとしたいと思っている．印象管理（別項）などもその手法のために行われる．周囲に他者がいるとき，その人の評価を気にする．知っていても教室で手をあげないことの多くは同室者の評価が気になるからである．他者のいるときに失敗による低評価を恐れて援助行動などを行わない例は多い．教師や上司のような直接な評価者でなくても，たまたま傍観している他者の評価も気になる．さらに他者の高評価をえるために，他者の考えに合わせた行動（同調行動（別項））をとることもある．

フールプルーフ（fool proof）とフェイルセーフ（fail safe）

　道具や機械の操作などで，ヒューマンエラーを防ごうとする仕組みである．道具等の操作は手順を学習することが前提となるが，学習をしていない人が使用することも想定される．ベテラン看護師が熟知している医療器具の操作を新人が操作しなければならないこともある．経験のある人でも勘違いで手順通り操作しないこともある．フールプルーフは，不特定な人が間違いなく操作できるような仕組みである．特定用具のみに対応した接続端子などである．フェイルセーフはミスや失敗の際の2重の安全策である．機器使用でミスが起きたときのブザーでの広知や輸血チューブの接続部分の2重の脱落防止などである．主として機器の使用に関して言われるが，最初のミスの見逃しを次の段階で食い止める仕組み一般もこの視点による．しかし，2重3重チェックも最初のチェックに形式的に準じて適切な確認を怠る場合があり，留意が必要である．

フォーマル＝インフォーマル集団（formal-informal group）

　集団には規範があり，成員はそれに従うことにより集団目標を達成していく．規範は文書などで明示的に示される．しかし，集団のあらゆる行動に規範があるわけではなく，実際の行動には成員の自由裁量の幅がある．このように現実の集団は公式的（フォーマル）な規則と個々人が判断する非公式（インフォーマル）な動きとがバランスをとっている．しかし，フォーマルな部分が硬直化し，成員個々の欲求と大きく乖離すると，インフォーマルな領域が拡大し，内秘的な裏規範をもった小集団が形成される．教室のいじめ集団などがあたる．医療組織に限らず，組織の公的な規範が成員の欲求と大きく乖離し，それが持続するとき，インフォーマルな動きが力を持つ．

非言語的コミュニケーション（nonverbal communication :NVC）

　人が使用するコミュニケーションの手段は言語が最も一般的であるが，それ以外の手段も多用される．視線，表情，動作，姿勢，服装や相手との距離などもなんらのメーセージを伝える．こうした言語以外のコミュニケーション手段がNVCである．言語は基本的に自覚し，意識して使用されるが，NVCは本人も気がつかない情報を与えることがある．言語で嘘のメッセージを伝えているときの不自然な目

の動きや手の動きなどがメッセージの虚偽を暗黙に教えていることもある．言語的コミュニケーションがかならずしも十全でない看護場面では患者のNVCが大きな役割を果たしている．

服従（obedience）

命令に従った実行者は「命令に服従した」と自己責任を否定する．この服従の過程は，社会生活に満ち溢れている．人は成長過程で，親，先生，上司の命令に従いながら社会化されてきたが，そのことを自覚しないほど内面化されている．服従のためには，実行者は命令者と共有する枠組み・組織への参加が前提となり，そこに支配している理念（医学のため，治療のため，）を受け入れることとなる．参加は一般に自発加入である．自発参加はその理念の実行に義務感を持つ．服従で問題とされる「残虐」「違法」などの行為は，参加後の展開の中で発生するものであり，理念の忠実な実行を行っているに過ぎないのである．

ビッグ・ファイブ（Big-Five）

人の持つさまざまな性格傾向がいくつかの因子や次元があることは，早くから知られている．また日常的な辞書的な性格表現も共通なものが多い．現在ではこれらは概ね5つに求められる．これをビッグ・ファイブあるいは5因子モデルという．それらは神経症傾向，外向性，開放性，調和性，誠実性である．それぞれの傾向と事故やミスとの親和性も研究されている．

● 文 献 （2章1）

1) 大塚裕史：横浜市大患者取り違え事件．別冊ジュリスト，No.183，医事法判例百選 pp.192-193，有斐閣，2006.
2) 飯田英雄：北海道大学電気メス事件．ジュリスト，140：50-510，1996.
3) 武田佳彦：妊産婦死亡の防止に関する研究，平成8年度厚生省心身障害研究報告書
4) 仲井宏充・濱崎美津子：「母乳育児を成功させるための十か条」の解釈について．J.Natl.Inst.Public.Health，2009,58（1）
5) Marshall H. Klaus：John H. Kennell：Maternal-Infant Bonding：訳：竹内 徹，柏木哲夫：母と子の絆．医学書院，1979.
6) 中村 聡：最近海外で行われた乳幼児突然死症候群の疫学調査に関する研究：厚生省心身障害研究／乳幼児死亡の防止に関する研究 平成9年度研究報告
7) 全国社会福祉協議会：福祉サービス事故事例集．福祉サービスにおける危機管理（リスクマネジメント）に関する調査・研究事業報告書，2001.
8) 才藤栄一，辻内和人：嚥下のメカニズムと嚥下障害のアセスメント－高齢者の重点的ケア．Expert Nurse 別冊，1997.
9) 古山将康：女性の尿失禁：病態とその診断について．性差様と医療，12（4）：17-23，じほう，2005.
10) 奥野茂代・他：老年看護学－概論と看護の実践．第4版，ヌーヴェルヒロカワ，2011.
11) 島 伸一編，山本照之・只木誠・大島良子・高山佳奈子：たのしい刑法．p.124，弘文堂，2002.
12) 寺沢知子：せん妄状態患者に対する抑制行為の義務違反性．甲斐克則・手島豊編，医事法判例百選，第2版，pp.166-167，有斐閣，2014.
13) 手島 豊：入院患者に対して抑制具を使用するなどした行為と診療契約上の義務違反．ジュリストNo.1420，pp.100-101，2011.
14) 公益財団法人日本医療機能評価機構：2009年 第18回報告書
15) Corballis,M.C.&Beale,I.L.1976: The Psychology pf Left and Right／白井常・鹿取廣人・河内十郎訳：左と右の心理学 からだの左右と心理．紀伊国屋書店，1978.
16) 加藤孝義：空間感覚の心理学 左が好き？右が好き？ 新曜社，1997.
17) 若嶋眞吾：『左』と『右』に関する一考察．神戸文化短期大学研究紀要，24：149-163，2000.

（2章2）

1) 大山 正・丸山康則：ヒューマンエラーの科学．麗澤大学出版会，2004.
2) 河野龍太郎：医療におけるヒューマンエラー．第2版，医学書院，2014.
3) Milgram,S：Obedience to Authority. 1974 ／岸田 秀 訳：服従の心理．河出書房新社，1975.
4) Janis, I.L.：Group think :Psychological Studies of Policy Decisions and Fiascoes. Houghton Miffelin Company, Boston, 1982.

5）Abraham,C., Shanley,E：Social Psychology for Nurses, 1992／細江達郎監訳：ナースのための臨床社会心理学—看護場面の人間関係のすべて．北大路書房，2001．

6）Furnham, A.F.：LAY THEORIES：Everyday Understanding of Problems in the Social Sciences, 1988／細江達郎監訳：しろうと理論—日常性の社会心理学．北大路書房，1992．

7）細江達郎・大江篤志・堀毛一也・今城周造：いんとろだくしょん社会心理学．新曜社，1990．

8）細江達郎：ノート:異常事態（災害時）の心理．岩手フィールドワークモノグラフ 4：38-47, 2002．

9）細江達郎・菊池武剋：新訂 社会心理学特論．日本放送出版協会，2009．

10）細江達郎：Preventing Groupthinkの紹介．Irvin L. Janis :Groupthink（集団浅慮）．第2版．岩手フィールドワークモノグラフ 13：42-52, 2011．

11）Vincent,C., Furnham,A.F.：Complementary Medicine：A Research Perspective．1997／細江達郎監訳：補完医療の光と影—その科学的検証．北大路書房，2012．

（2章3）

1）Furnham, A. F.：Lay Theories. Everyday Understanding of Problem in the Social Sciences. Pergamon Press. 1988／細江達郎監訳：しろうと理論．北大路書房，1992．

2）細江達郎：援助行動の事例研究—社会行動発生場面への接近．アルテス・リベラレス，42: 153-175, 1988．

3）細江達郎：ノート「人質事件にあるルールとは」Wilson,M.& Smith,A."Rules and Roles in Terrorist Hostage Taking"（2000）の紹介．岩手フィールドワークモノグラフ11, 75－84, 2009．

4）細江達郎：ノート異常事態（災害時）の心理．岩手フィールドワークモノグラフ 4, 38-47, 2002．

5）広瀬弘忠：人はなぜ逃げおくれるのか－災害の心理学．集英社，2004．

6）海保博之・宮本聡介：安全・安心の心理学－リスク社会を生き抜く心の技法48．新曜社，2007．

7）大山 正・丸山康則編：ヒューマンエラーの科学 なぜ起こるか，どう防ぐか 医療・交通・産業事故．麗澤大学出版会，2004．

（用語解説）

1）Janis, Irving L.：Groupthink :Psychological Studies of Policy Decisions and Fiascoes. Houghton Mifflin Company, Boston, 1982．

2）Orwell, George：NINTEEN EIGHTY-FOUR. 1949／新庄哲夫訳：1984年．早川書房，1979．

3）Abraham,C., Shanley,E：Social Psychology for Nurses, 1992／細江達郎監訳：ナースのための臨床社会心理学—看護場面の人間関係のすべて．北大路書房，2001．

4）Furnham, A.F.：LAY THEORIES：Everyday Understanding of Problems in the Social Sciences，1988／細江達郎：しろうと理論―日常性の社会心理学．北大路書房，1992．

5）細江達郎・大江篤志・堀毛一也・今城周造：いんとろだくしょん社会心理学．新曜社，1990．

6）細江達郎：ノート:異常事態（災害時）の心理．岩手フィールドワークモノグラフ 4，38-47，2002．

7）細江達郎・菊池武剋：新訂社会心理学特論．日本放送出版協会，2009．

8）細江達郎，「Preventing Groupthink」の紹介．Irvin L. Janis :Groupthink（集団浅慮）．第2版，岩手フィールドワークモノグラフ13：42-52，2011．

9）Vincent,C., Furnham,A.F.：Complementary Medicine：A Research Perspective, Wiley，1997／細江達郎監訳：補完医療の光と影―その科学的検証．北大路書房，2012．

第3章　臨床で遭遇する安全と倫理のジレンマ

　医療の安全は，日常で遭遇する倫理と密接に結びついている．近年では，ゲノム（DNAの総体）を扱う研究が多くなってきた．健康，長寿，新しい能力として再生医療，生殖医療，人体改造等「エンハンスメント」が注目されている．すでに生殖補助医療技術は児の選別を可能にしたが，遺伝子組み換え技術と，ゲノム解析技術を結びつけて胚や精子・卵子の遺伝子を加工するデザイナー・チャイルドも可能になっている．

　人の命とは，そして誰にも訪れる終末期には，旅立つまで尊厳をもって見守られた状況のあり方を省察するために，誕生と死に関する医療・社会の経緯を述べた．

1　人の誕生

① 生殖補助医療と結果の多様性

　イタリアで体外受精卵の取り違いから，親の特定を巡って論争が起きている[1]．

　ローマの公立病院で，体外受精で妊娠（双胎）したA子は，別の病院で「出生前検査等」を受けた際に，胎児と遺伝子が一致しないことから，別の夫妻の受精卵を誤って移植されたことが判明した．すでにA子は妊娠5カ月であり出産を望んでいる．

　A子と同じ日に移植を受けたB子が「実母」と名乗り出た．B子（36歳）の受精卵は，着床せず，いまも不妊治療を受けている．法学者間で，誰が母親か，誰が父親かが論争されているという．なお，イタリアは原則として代理出産を禁じている．

　日本でも，2件の受精卵の取り違いが報道されている．1995（平成7）年の事例では，受精卵は着床しなかった．2009（平成21）年の事例（県立中央病院）では，受精卵は着床したが，人工中絶をした．この事故を受け，日本産科婦人科学会理事長の吉村は「《生殖補助医療技術の対象は人格を有するヒトという個体を形成する基であることを常に認識する》ことの重要性の観点から受精卵・胚の取り違いは許されるものではない」と声明文を出した．

　受精卵の取り違えは，「人工妊娠中絶」をもって，すべて解決したとはいえない．

　「間違えられた」当事者は，A夫妻とB夫妻の4人である．結果によって，次の①〜③の状況に直面し，様々な葛藤を抱えることになる．

　パターン①双方の夫妻とも着床しなかった．②双方の夫妻とも着床した．③片方の夫妻は着床したが，もう片方の夫妻は着床しなかった．

1）当事者の葛藤と意思決定

　パターン①：2組の夫妻の「間違わなければ妊娠したかもしれない」の無念と怒りは心的外傷体験となり，トラウマになりかねない．

　　　　　②：出産した女性を母とする「2003（平成15）年，法務省法制審議会生殖関連親子法制部会中間報告」が適用されるならば，双方の女性は母となることができる．また，双方の夫妻は出産後，相互に「特別養子制度」を用いて，実子を迎えることができる．

　　　　　③：双方の夫妻の葛藤の選択肢を推測すると「着床した夫婦」に中絶の選択と母になる選択もある．

　着床しなかった夫妻の感情はさらに複雑である．着床した側の夫妻に出産を依頼する方法もある．

　受精卵の取り違え事故は，先に述べたように人工妊娠中絶が行われているが，あらためてわが国の母体保護法14条「妊娠21週未満の人工妊娠中絶」をみると，人工妊娠中絶の「要件」には該当していない．「母体の健康を著しく害するおそれ」を拡大解釈しているのであろうか．また，着床しなかった片方の夫妻には受精胚の中絶を知る，あるいは中絶を阻止するなどの権利については今後の課題と考える．

　夫妻にとって受精卵は《自分たちの子》である．「人工中絶」は《わが子が抹消される》となる．この場合，だれに決定権があるのであろうか．

　受精卵・胚の取り違いは，新生児の取り違いに等しいものである．その重大性を認識し，採卵から受精，受精卵の子宮移植までの一連のプロセスを再検討する必要がある．

2）倫理的問題と対応の経緯

　昭和24（1949）年8月，日本で最初の非配偶者間人工授精（artificial insemination with donors semen：AID）によって児が誕生した．その後における生殖補助医療技術の進歩は著しく，昭和58（1988）年には，体外受精による児が誕生した．これを契機に生殖補助医療技術の進展に拍車がかかった．「不妊症」に悩む人々に対しては，生殖補助医療の進展は，なによりも望むところである．しかし，人為的に生命を操作し，人間を誕生させることは人類始まって以来の出来事であり，起こり得る倫理的問題，さらに社会的・法的にも多大な混乱を来すことは十分予測できることでもあった．そこで，日本産科婦人科学会は自主的に「会告」として会員に対して規制してきた．昭和58年10月「体外受精－胚移植の臨床実施の登録制度」の会告，さらに凍結保存の確立によって，生殖技術の拡大による新たな倫理的問題の可能性から，昭和63（1995）年4月には「ヒト胚及び卵の凍結保存と移植に関する見解」となった．このように新たな生殖技術の開発に伴い，学会は臨床応用に対する規制をしてきたが，生殖補助医療に伴う訴訟事件が生じ，法的，社会的な問題として注目されるようになった．会告に違反する者も出てきたという社会情勢を鑑み，厚生労働省は平成10年厚生科学審議会先端医療技術評価部会

「生殖補助医療技術に関する専門委員会（専門委員会と略）」を設置し，平成12（2000）年12月20日「精子・卵子・胚の提供等による生殖補助医療のあり方についての報告書」が公表された．本報告の課題を受け，厚生科学審議会生殖医療部会（医療部会と略）が検討，報告書が提出された．本報告書で注目したいのが，「出自を知る権利」で，出生児は提供者を「特定」できるとした点である．

A．専門委員会の見解

専門委員会のメンバーは産婦人科医，法学，哲学，看護学の専門職10名である．

（1）意見集約にあたっての基本的考え方

生殖補助医療の対象者の定義を始めとして，「精子・卵子・胚の提供等による生殖補助医療のあり方について」基本的事項について検討した．（平成12年12月28日報告書）

それぞれの検討項目には，十人十色の意見があり，意見の集約に難航した．幾多の激論を経て，意見集約に当たって基本的考え方を示した（**表1**）．

表1　基本的な考え方―専門委員会

- 生まれてくる子の福祉を優先する
- 人を専ら生殖の手段として扱ってはならない
- 安全性に十分配慮する
- 優生思想を排除する．
- 商業主義を排除する
- 人間の尊厳を守る

（出典：「精子・卵子・胚の提供等による生殖補助医療の在り方についての報告」および各委員のコメント．ジュリストNo.1204, pp.97-123.）

（2）精子・卵子・胚の提供等による生殖補助医療を受ける条件

精子・卵子・胚の提供等の生殖補助医療を受けることができる対象を次のように定めた．

・子を欲しながら不妊症のため子を持つことができない法律上の夫婦に限る

・加齢により妊娠できない夫婦は対象とならない

・自己の精子・卵子を得ることが出来る場合には，それぞれ精子・卵子の提供をうけることはできない

（3）専門委員会の見解－出自を知る権利

子が，自ら出自を知る権利の主張と，提供者のプライバシーの保護とは，対立関係にある．専門委員会は，提供者のプライバシーを守る，提供者の家族関係に与える影響の弊害，提供者の選別を避ける，生殖医療技術の実施可能性の担保等を根拠に，精子・卵子・胚の提供における匿名性を保持することにした．

しかし，子の福祉の優先するためには，提供者が特定できる氏名，住所等の開示ができるとした．

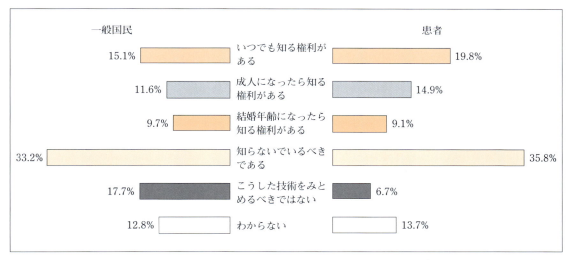

図1　生まれた子どもは第三者を知る権利についてどのようにすべきだと思うか（文献を元に著者作成）
（出典：矢内原巧：「生殖補助医療技術に対する医師及び国民の意識に関する研究」研究報告書，1999．）

B．医療部会における「出自を知る権利」の見解[2]

　出自を知る権利に対して，子の福祉の観点から，開示請求ができる年齢（15歳）を越え，開示に伴う問題点について十分な説明を受けた上で，それでもなお提供者を特定できる個人情報を知りたいと望んだ場合，その意志を尊重する必要があるとした[2]．

2　親子関係とわが国の文化

　生殖補助医療技術による様相と親と子の権利について，古くから，「子は親を選ぶことができない」と言われるように，子は親の選択によって生まれる受身的存在である．この観点から言えば，親は子に対する養育の義務，子は親に対して養育されかつ愛される権利があることになる．

　「生殖補助医療技術に対する医師及び国民の意識に関する研究：矢内原巧（1999（平成11）年3月）」（図1）をみると，わが国の文化的特徴が反映されていたといえる．生殖補助医療技術によって生まれた子が父母以外の親である第三者を知ることについての設問では，「知らないでいるべきである」と答えた者が一般国民，生殖補助医療を受けている患者とも最も多く占めた．また，親子関係については，生殖補助医療技術で生まれた子を依頼者夫婦の実施とすることを希望する者が多くを占めていた．わが国の特別養子縁組の制度ができた経緯を考えると，提供者を特定することにより親子関係に歪みが生じる不安を捨てきれない．

1）子を愛する義務と愛される権利

　「非配偶者間人工授精で出生した子」に関する判例は2件ある．大阪地判（平成10年9月）は，両親の不和による離婚に伴う親権者の争いと，AID摘出推定の争いである．双方とも精子提供から生まれた「子」の問題であるが，精子提供による不妊治療の選択は，誰が関与し，誰が決定したかによって，生まれる子の「愛される権利と養育される権利」の保障に影響を与え

る．①妻の希望，②夫の希望，③夫婦の希望，④家族（父母，義父母）の希望がある．また，地域，社会のプレッシャーも無視できない．

　自然の妊娠でも，夫婦の合意による妊娠が望ましい．280日間の妊娠経過を心身共に健全に過ごすことができる．母子相互作用による母性の発達，愛着も形成される．また，「出産」は女性にとって人生最大の危機であるが，子も同様である．たとえ分娩時，養育過程でリスクを負っても，子を保護，愛するのも親の責任である．しかし，父親が責任を放棄する現状もある．したがって，精子提供によって誕生した子どもが親の期待に添わないとき，父母の養育意志の喪失，放棄，児童虐待も視野に入れる必要がある．

　また，生殖技術に伴う妊娠合併症のリスクもある．生殖補助医療技術は，第三者の精子提供から，卵子，胚と拡大したことによって，不妊症夫婦が子をもつ確立が高くなることが推測できるが，「子を得た結果」をもって，夫婦の問題が解決したわけではない．むしろ，始まりである．

　父親・母親としての役割，そして家族のありようを追及する努力，つまり「幸福追求権利」よりも「幸福追求義務」を認識するのが，生殖補助医療技術の恩恵を受けた者の責任である．そのためには，不妊治療開始前に，夫婦に生まれてくる子が，将来，起こり得る可能性を十分説明し，理解してもらうことが重要である．さらに，養育過程における諸問題にも対応できる育児の専門的知識を有した看護専門職の育成が急務と考える．

2）代理懐胎の判例と代理懐胎の提言

　代理懐胎には，夫の精子を第三者の女性に人工授精する代理母（サロゲイト・マザー）と，夫妻の卵子と精子（体外受精・胚）を第三者の女性に移植する代理妊娠（ホスト・マザー）がある．次に示すのがホスト・マザーの判例である．

　X夫妻（子宮摘出手術）は，体外受精・胚を，ネバダ州在住の女性Aと有償の代理出産の契約し子を出生した．ネバダ州ではX夫を父，X妻を母とする出生証明を発行した．X夫妻は帰国後，品川区長に出生届を提出したところ，Xらと子との間に嫡出親子関係が認められないと受理を拒否された．そこで，Xらは戸籍法118条に基づき受理を申し立てた．第一審は，我が国の民法の解釈上，子を出産した者が母であるとして却下（平成17・11・30）された．東京高裁は，子の福祉の観点から容認した（平成18・9・29）が，最高裁で否定され，特別養子縁組の利用が考えられるなどを指摘された（平成19・3・17）[3]．

　代理懐胎にまつわる問題は，親子関係だけにとどまらない．ドナーを共有する子の結婚，妊娠中の不摂生による障害児出生の引き取りを拒否する依頼者，妊娠中に異常が判明し依頼者が人工妊娠中絶を求めたが，代理母に拒否された等がある[4]．

　なお，2008年4月，長年の懸案事項であった代理懐胎，親子関係，出自を知る権利などは，日本学術会議報告書の10項目の課題（**表2**）によって一定の方向性が示されたといえる[5]．

表2　代理懐胎を中心とする生殖補助医療の課題

母体の保護と出生した子の福祉を尊重：医学的・倫理的・社会的・法的側面から
（1）代理懐胎については，法律（例えば，生殖補助医療法（仮称））による規制が必要であり，それに基づき原則禁止とすることが望ましい．
（2）営利目的で行われる代理懐胎には，処罰をもって臨む．処罰は，施行医，斡旋者，依頼者を対象とする．
（3）母体の保護や生まれる子の権利・福祉を尊重し，医学的，倫理的，法的，社会的問題を把握する必要性などにかんがみ，先天的に子宮をもたない女性及び治療として子宮の摘出を受けた女性に対象を限定した，厳重な管理の下での代理懐胎の試行的実施（臨床試験）は考慮されてよい．
（4）代理懐胎の試行にあたっては，医療，福祉，法律，カウンセリングなどの専門家を構成員とする公的運営期間を設立すべきである．一定期間後に代理懐胎の医学的安全性や社会的・倫理的妥当性などについて検討し，問題がなければ法を改正して一定のガイドラインの下に容認する．弊害が多ければ試行を中止する．

親子関係－既に存在する子の福祉の視点から
（5）代理懐胎による生まれた子の親子関係については，代理懐胎者を母とする．
（6）代理懐胎を依頼した夫婦と生まれた子については，養子縁組または特別養子縁組によって親子関係を定立する．

子の出自の権利，卵子提供の課題
（7）出自を知る権利については，子の福祉を重視する観点から最大限に尊重すべきであるが，それにはまず長年行われてきた夫以外の精子による人工授精（AID）の場合などについて十分検討した上で，代理懐胎の場合を判断すべきであり，今後の重要な検討課題である．
（8）卵子提供の場合や夫の死後凍結精子による懐胎など議論が尽くされていない課題があり，今後新たな問題が出現する可能性もあるため，引き続き生殖補助医療をめぐる検討が必要である．
（9）生命倫理に関する諸問題については，その重要性にかんがみ，公的研究機関を創設するとともに，新たに公的な常設の委員会を設置し，政策の立案なども含め，処理していくことが望ましい．
（10）代理懐胎をはじめとする生殖補助医療について議論する際には，生まれる子の福祉を再優先とすべきである．

（出典：代理懐胎を中心とする生殖補助医療の課題－社会的合意に向けて－生殖補助医療の在り方検討委員会．日本学術会議　平成20（2008）年4月8日）

3）特定生殖補助医療に関する法律案

法務省の生殖関連親子法制部会中間報告（2003年7月15日）では，以下のように取りまとめている．

①精子提供を受けた女性の夫を父とする

②出産した女性を母とする（卵子・胚）

③夫が生殖補助医療に同意した場合は，夫を父とする

④提供者は親にならない

⑤夫が提供した精子を妻が離婚後に無断で使用したり，誤って他の夫妻に使われたり，「自己の意に反してその精子が当該生殖医療に用いられた」場合も，提供者は親とされない

注：同年の9月16日をもって部会の審議は見送りされた．

（文献：法務省法制審議会生殖関連親子法制部会の中間報告）

本審議は見送りされていたが，2008（平成20）年の日本学術会議報告では，代理懐胎者を母と提言している（表1参照）．また日本弁護士連合会の，第三者の関わる生殖医療技術の利用に関する法制化の提言10項目の（3）には，分娩した女性が母と明記している（2014年）．

これらの経緯を経て「民法の特例法案」が検討されている．しかしなお，出自を知るための情報開示については今後の課題となっている．

Column

代理懐胎をめぐる外国の規制概況

代理懐胎などの生殖補助医療に対する各国の規制の態様は，無規制，医療者による自主規制，法令または判例によるものなど一様ではないが，代理懐胎の強制については次のような特徴がみられる．

ドイツ，イタリア，オーストリア，アメリカの一部の州などは代理懐胎を全面的に禁止し，フランスは人体の尊重，不可侵性，不可譲性などの原理の下で代理懐胎契約の無効，斡旋行為の禁止・処罰を定め，スイスは憲法によって禁止を規定している．これらの国・州では，代理懐胎が行われた場合には，代理懐胎者を母とするのが一般的である．

他方，イギリス，オランダ，ベルギー，カナダ，ハンガリー，フィンランド，オーストラリアの一部の州，アメリカの半数近い州，イスラエルなどでは，無償など一定の条件下であるにせよ，代理懐胎が容認されている．これらの中には，アメリカの一部の州のように，生まれた子を代理懐胎者ではなく依頼者の実子とする場合や，イギリスのように，一度，代理懐胎者を母，依頼男性を父とした上で，裁判所における親決定（parental order）手続きを経て依頼夫婦の実子とする道を用意している場合もある．

3 新出生前診断

生まれてくる子は「授かりもの」と呼ばれ，どのような子を「授かる」のかは人知の及ばないところであったが，現在は「健康・完璧な子を作り出す」ことが可能になり，出生前診断から，着床前診断，そして今は無侵襲的出生前遺伝学的検査（Non-invasive Prenatal Genetic Testing：NIPT）へと進展した．

かつては，胎児の健康診断機器である超音波検査（NT）では限界があるので，確定診断として母児にリスクが伴う絨毛検査，羊水検査が行われていた．

しかしNIPTは，妊婦の末梢血の採取だけで診断が可能であることから，医師であれば誰でも実施できるほか，医師以外の者による実施の可能性も推測できる．

現在，検査は21・18・13トリソミーと限定しているが，それ以外の染色体異常や，種々の遺伝性疾患を診断することも可能である．それらの状況を鑑み，「NIPT」を適切に運用するため，日本産科婦人科学会は，「着床前スクリーニング」の臨床研究を決定した[6]．方法は，体外受精卵に染色体異常がない受精卵を子宮に戻す群と，検査を受けない群を比較検討する．研究参加資格の条件は，①2回以上，原因不明の流産を経験した者，②体外受精の失敗を3回以上経験した者であり，研究期間は3年間である．そこで，国立成育研究センターが中心となり専門家

の自主的組織として共同研究組織「NIPTコンソーシアム」を立ち上げた．

2013年4月から，NIPT施設審査が開始され，2014（平成26）年2月28日現在，40施設が実施施設として認定されている．

1）出生前遺伝学的検査を行う施設が備えるべき要件

①出生前診断，とくに13番，18番，21番染色体の数的異常例について，自然史や支援体制を含めた十分な知識および豊富な診療経験を有する産婦人科医（産婦人科専門医・臨床遺伝専門医）が常時勤務していることを要し，医師以外の認定遺伝カウンセラー，または遺伝看護専門職が在籍していることが望ましい．上記の小児専門医師（小児科専門医）は臨床遺伝専門医または周産期（新生児）専門医であることが望ましい．

②遺伝に関する専門外来を設置し，1項に述べた産婦人科医師と小児科医師（および認定遺伝カウンセラーまたは遺伝看護専門職）が協力して診療を行っていること．

③検査を希望する妊婦に対する検査実施前の遺伝カウンセリングと検査実施後に結果を説明する遺伝カウンセリングのいずれについても，十分な時間をとって行う体制が整えられていること．なお，検査実施前後の遺伝カウンセリングには，1項で挙げた専門職のすべてが直接関与することが望ましい．また監査実施前の遺伝カウンセリングから検査の実施までには，被験妊婦自身が検査受検の要否について十分に考慮する時間をもつことができるよう配慮すること．

④検査実施後の妊娠経過の観察を自施設において続けることが可能であること．

⑤絨毛検査や羊水検査などの侵襲を伴う胎児染色体検査を，妊婦の意向に応じて適切に施行することが可能であること．

⑥妊婦が侵襲を伴う胎児染色体検査を受けた後も，妊婦のその後の判断に対して支援し，適切なカウンセリングを継続できること．

⑦出生後の医療やケアを実施できる，またはそのような施設と密に連携する体制を有すること．

2）対象となる妊婦

母体血を用いた新しい出生前遺伝学的検査を受けることを希望する妊婦のうち，次の1～5のいずれかに該当する者とする．

①胎児超音波検査で，胎児が染色体数的異常を有する可能性が示唆された者

②母体血清マーカー検査で，胎児が染色体数的異常を有する可能性が示唆された者

③染色体数的異常を有する児を妊娠した既往のある者

④高齢妊娠の者

⑤両親のいずれかが均衡型ロバートソン転座を有していて，胎児が13トリソミーまたは21トリソミーとなる可能性が示唆される者

2　エンド・オブ・ライフ

　日本は，2008年以来，厚生労働省の「終末期医療の決定プロセスに関するガイドライン」をはじめ，各種学会等が終末期医療に関するガイドライン（救急医療における終末期医療に関する提言〔日本救急医学会2007年〕，高齢者ケアの意思決定プロセスに関するガイドライン－人工的水分・栄養補給の導入を中心として〔日本老年医学会2012年〕，終末期医療に関するガイドライン〔日本医師会第Ⅹ次生命倫理懇談会2008年〕）を出している．さらに厚生労働省は，2015年には改訂版の「人生の最終段階における医療の決定プロセスに関するガイドライン」を出している．

　そこで，終末期医療に関するガイドラインの契機ともなった国内外の事件を振り返り，ガイドラインの理解に努めたい．

1　延命治療の中止

　医師が致死量を処方し（自殺幇助），あるいは致死剤を直接患者に投与すること積極的安楽死を合法化する法律は，1995年に，オーストラリア・ノーサン・テリトリーで成立したが，連邦議会により失効させられた．2001年11月には，オランダにおいて合法的に認められ，2002年4月から施行されている．対象は12歳以上であるが，16歳未満の場合は親権者の同意が必要である．周知のように，日本ではそのような行為は認められていない．仮に行えば，自殺幇助，殺人罪として刑罰の対象となる．しかし，臨床では日常的な問題として遭遇する「延命治療を継続するのか，中止するのか」のジレンマがある．患者自身の希望，家族の希望，患者の意識状態の有無，いずれの状況・状態においても葛藤に変わりはない．そこで，「延命治療の中止」をめぐる周辺の問題を論考したい．

1）「延命治療の中止」と「安楽死」の混乱

　わが国では，1975年，医師らの医療辞退の動きがあった．過剰で無用な治療を辞退し，人間の尊厳をもって安らかに死ぬことの主張で，「延命治療の中止」の先駆けといえる．翌1976年には，一部の医師による安楽死法制化の運動が起こった．

A．判例事案の解釈－東海大学病院事件（p.119参照）

　1991年4月，東海大学病院にて多発性脊髄腫で末期の骨腫状態の患者（58歳）に，担当医が塩化カリウムを静脈注射し，死に至らしめたとして殺人罪で起訴され，懲役2年，執行猶予2年の有罪判決が出された．

　裁判所は，安楽死の方法として，①消極的安楽死，②間接的安楽死，③積極的安楽死について言及し，いわゆる延命治療の中止を消極的安楽死に位置づけた．つまり，「治療行為の中止は，意味のない治療を打ち切って人間としての尊厳性を保って自然な死を迎えたいという，患者の

自己決定権の理論と，そうした意味のない治療行為まで行うことは，医師の治療義務の限界を根拠に，一定の要件のもとに許容されると考える」との見解を述べ，治療中止の条件として次の要件を示した．

　①患者が治療不可能な病気に侵され，回復の見込みがなく，死が避けられない末期状態にある．

　②治療行為の中止を求める患者の意思表示が，中止の時点で存在する．

　③治療中止の対象となる措置は，薬物投与，人工透析，人工呼吸器，輸血，栄養・水分補給など，疾病を治療するための治療措置および対症療法などすべてが対象となる．しかし，どのような措置をいつどの時点で中止するかは，死期の切迫の程度，当該措置の中止による死期への影響の程度などを考慮して，医学的にもはや無意味であるか否かを適正に判断し，自然の死を迎えさせるという目的に沿って決定されるべきであるという．

　なお，東海大安楽死事件では，終末期医療におけるチーム医療の質が，患者のQOLを左右したことに照らし，「大学病院におけるチーム医療」の項で述べる．

B.「延命治療中止」に類似した事件

　わが国では，東海大学「安楽死」事件が社会的に注目されているさなかに次の事件が起きている．

- 事例1：1996年4月，国保京北病院で，末期癌で入院中の48歳の男性に筋弛緩剤を投与，約10分後に死なせたとして，翌年当時の院長が殺人容疑で書類送検された．
- 事例2：1998年11月2日午後5時30分頃，気管支喘息の発作で川崎協同病院に搬送された58歳の患者が，一時心肺停止状態に陥ったが，蘇生によって心拍は再開したにもかかわらず，担当医は12月8日午後7時に，気管内チューブを抜管，ついで鎮静剤，筋弛緩剤を投与された患者は午後7時10分に呼吸筋弛緩で窒息し死亡した．本事件は2002年12月5日に広く報道され一般市民が知ることになった．県警は当時の看護記録，カルテ，看護師の証言に基づき，担当医師は患者を呼吸困難に陥らせ，最終的には弛緩剤を投与し死亡させたと判断した．医師を逮捕した事由は，次の2点である．①入院後自発呼吸が可能なまでに回復していた，②家族に抜管前に「チューブを抜くと最期になる」などと説明しているが，抜管や筋弛緩剤の投与で患者がどうなるかの説明を受けてないということから，家族に対してインフォームド・コンセントをしていないと断定した．

　医師らは，なぜ，「殺人罪」となる行為を行ったのか，①当時，臨床では医師の判断が優先されていた，②インフォームド・コンセントが機能していなかった，③あるいは，臨床では延命治療の中止が日常化していたのか，などの背景も無視できない．

C. 延命治療中止の国外事例

　延命治療中止を論考する場合，次の事例を避けることはできない．

- 事例：カレン・アン・クインラン事例

　1975年，カレンが21歳のときにアルコールを飲酒した際に服用していたバリウムの相乗作用により昏睡状態に陥り，遷延性植物状態になった．カレンは元気な時に，もし自分の身に恐ろ

しいことが起こったら，器械につながれて植物のような状態で生かされたくないと過去に2度語ったことがある．養父母はカレンの意思を尊重し，人工呼吸器を取り外し死に至らせようと医師に依頼したが，医師は許されていないと拒否した．そこで，訴訟の結果，最高裁は「患者が望まない治療の拒否は，プライバシーの権利である」として取り外されたが，カレンは呼吸が止まることなく自発的呼吸を行い，1985年肺炎を発症して死亡するまで，9年あまり意識を回復することなく生き続けた．

2）「治療中止」に対する臨床の葛藤

A．決定に伴う葛藤

「治療の中止」は，治療の効なく，逆に患者に苦痛を与えている状況下の問題である．いうまでもなく，救命のための救急措置とは異なる．

治療の中止の決定には，誰であろうと葛藤がある．葛藤のない治療中止はありえない．医師および看護師は，人間の生命の可能性と治療の結果に対する不確実性を知っているからである．対象の年齢が低くなればなるほど，生命の可能性は高い．決定は患者の意思表示が前提であるが，その決定は自発性であるか否か，意思表示が出来ない場合における家族の決定は患者に利益になっているか否かなどの判断は医師および看護師に託される．

B．インフォームド・コンセントの連続性

インフォームド・コンセント（IC）には次の落とし穴がある．①医師と患者および家族に理解のずれがある．②人間の心理的特性として「枠付効果（情報の示され方により，その情報の効果が異なる）」と，「確立の扱い方（低い確率は過大評価され，高い確率は過小評価される傾向）」がある．

したがって，これらの心理的特性を踏まえ，かつICの連続性によって患者および家族との共同意思決定の過程が重要である．その理論根拠は，個人の利益と自己決定権の尊重である．裁判所のいう「治療義務の限界」という法的表現に対して，臨床的観点から治療中止に至る十分なプロセスの完結とし，「治療責任の最善」と称したのは，治療過程における十分な医師側の情報提供と，患者と家族に対する支援が伴うからである．

C．患者と医療者の信頼関係

ICが有効に機能するためには，患者と医師および看護師の信頼関係の存在がある．「治療中止」の決定も，両者に信頼関係がなければ成立しない．

また，患者の治療の実態として，次のような例がある．①一律に人工呼吸器を装着するので，拒否する患者は入院できない，②人工呼吸器を装着するかどうかは患者の選択によるが，いったん付けたら外すことはできないなどである．このような画一的な治療方針は，むしろ，患者の権利の剥奪である．延命治療の中止は，当事者が尊重され，最善の医療提供があったことが前提条件である．

3）日本人の人生観，死生観を見据える

　人生観，死生観を見据えることは医療従事者の責務ともいえる．

　日本人は生から死までのサイクルを放物線で考える．誕生をスタートとし，心身の発達を基準に乳児期→幼児期→少年期→青年期→壮年期→高年期→老年期となる．加齢とともに肉体は衰え，そして死にいたると考える．

　それぞれの人生には必ず活動的であり，社会的に事を成す活性期があるという考えである．やがて肉体は衰え，そして病となり死に至る．「生老病死」と表される．

　「老い」は死の一歩手前の姿であり，不作法で醜いものと受け止める．つまり日本人は生と死を切り離す考えを取っているという．

　また，「長壽」というように長生きを讃えている．それは，命の時間の長さを絶対的な物差しとしているからである．ゆえに，一分でも一秒でも生かそうと考える．

　インドでは誕生から一直線に死に向かっていると考える．頭・命・心の三要素によって人間は姿形を整えると考える．誕生にはこの三要素が動き始め，それが徐々に収束していくと考える．人間の一生は衰えるのではなく，年齢を積む（エイジング／幸せを求める）というだけにすぎない．

　生と死は連続していると考える仏教の教えを，日本人はその連続性を断ち切り，「生」と「死」をまったく別なものにしてしまったという．

　日本人は死を人生の終着点と考えるが，他の宗教にとって死は再生であり，神のもとへ行く出発点と考える．

　終末期医療・看護ケアを考える場合は，それぞれのその国の文化，宗教，民族性に配慮しながら当事者の意向にそうように，寄り添うことが肝要と考える．

Column

「高齢者の終末期の医療およびケア」に関する日本老年医学会の「立場表明」2012年

1. 年齢による差別（エイジズム）に反対する
2. 個と文化を尊重する医療およびケア
3. 本人の満足を物差しに
4. 家族もケアの対象に
5. チームによる医療とケアが必須
6. 死の教育を必修に
7. 医療機関や施設での継続的な議論が必要
8. 不断の進歩を反映させる
9. 緩和医療およびケアの普及
10. 医療・福祉制度のさらなる拡充を
11. 日本老年医学会の役割

文 献 (3章1)

1) 2014（平成24）年4月18日読売新聞
2) 医療部会の見解：「精子・卵子・胚の提供等による生殖補助医療制度の整備に関する報告書」平成15年4月28日
3) 窪田充見：代理懐胎における母子関係　重要判例解．ジュリスト2008年4月10日
4) 中谷瑾子：21世紀につなぐ"生命と法と倫理－生命の始期をめぐる諸問題．有斐閣，1999.
5) 代理懐胎を中心とする生殖補助医療の課題－社会的合意に向けて．日本学術会議　生殖補助医療の在り方検討委員会．平成20年4月8日
6) 母体血を用いた新しい出生前遺伝学検査に関する指針：日本産婦人科学会倫理委員会，母体血を用いた出生前遺伝学検査に関する検討委員会
7) 木村隆人：生殖補助医療と法的母子関係－ドイツ法の議論を手掛かりにして．GEMC journal, no.5, 2011.3.
8) 日本弁護士会：第三者の関わる生殖医療技術の利用に関する法制化についての提言．2014（平成26）年4月．
9) 松田　純／小椋宗一郎訳：生命環境倫理ドイツ情報センター編：エンハンスメント－バイオテクノロジーによる人間改造と倫理．知泉書館，2007.
10) 菱山　豊：ライフサイエンス－政策の現在．勁草書房，2010.

(3章2)

1) 石川光男：生命思考．TBSブリタニカ，1986.
2) 甲斐克則：安楽死と刑法．医事刑法研究第1巻．成文堂，2003.
3) グレゴリーE・ペンス，宮坂通夫，長岡成夫：医療倫理1．pp.54-57，みすず書房，2000.
4) 石井トク：看護の倫理学．加藤尚武・立花隆監修．pp.59-83，丸善株式会社，2002.
5) 日本医師会第Ⅷ次生命倫理懇談会　平成24・25年度　生命倫理懇談会答申－今日の医療をめぐる生命倫理－特に終末期医療と遺伝子診断・治療について（平成26年3月）

第4章　看護学教育とチーム医療およびコミュニケーション

　社会は人との関係で成り立っているが，人々の健康を担う医療では安全を確保するため特に人と人との関係のありようが重要である．例えば医師と患者関係，医師と看護師関係，医療に従事する多職種間によるチーム医療などである．関係の要はコミュニケーションであるが，多様な価値観を認めることも肝要である．

1　看護学教育と安全教育

① 安全教育の視点

1）WHOカリキュラム指針のトピック

　『WHO患者安全カリキュラムガイド　多職種版』では，カリキュラム指針のトピックとして**表1**の内容をあげている．これらカリキュラム指針の個々のトピックは，互いに独立しているものの，医療専門職として適切な態度を身に付けるのに全ての項目を学ぶ必要がある[1]としている．

表1　WHOカリキュラム指針のトピック

1. 患者安全とは
2. 患者安全におけるヒューマンファクターズの重要性
3. システムとその複雑さが患者管理にもたらす影響を理解する
4. 有能なチームの一員であること
5. エラーに学び，害を予防する
6. 臨床におけるリスクの理解とマネジメント
7. 質改善の手法を用いて医療を改善する
8. 患者や介護者と協同する
9. 感染の予防と管理
10. 患者安全と侵襲的処置
11. 投薬の安全性を改善する

（出典：「WHO患者安全カリキュラムガイド：多職種版2011」より）

　またこれらのトピックは一つひとつが重要な学習内容であると同時に，トピック全体があるシステム全体の改善方法を探索するように促す内容にもなっている[1]．

　このWHOカリキュラム指針のトピックを参考に，統合型カリキュラムに独立した科目として患者安全を組み込む場合，**表2**のような組み立てが考えられる．

　医学・看護学教育に広く用いられているB.S.ブルーム（1956年）の教育理論は，教員中心型の教育から，学生中心型の教育へ変革させ，わが国の看護学教育に多大な影響を与えた．教育とは，学習者の行動に価値ある変化をもたらすプロセスであるとし，学生は卒業時までに何を知

表2 統合型カリキュラムに独立した科目として患者安全を組み込む場合（文献1）を参考に一部改変）

			知識 （認知領域）	技術 （精神運動領域）	倫理・態度 （情意領域）
1年目	トピック1：「患者安全とは」	PBLやその他の実施方法	想起	模倣	受け入れ
2年目	トピック2,3,5：「患者安全におけるヒューマンファクターズの重要性」，「システムとその複雑さが患者管理にもたらす影響を理解する」，「エラーに学び，害を予防する」	臨床技能のワークショップと臨床実習	↓	↓ 熟練	↓
3年目	トピック4,7,9,10：「有能なチームの一員であること」，「質改善の手法を用いて医療を改善する」，「感染の予防と管理」，「患者安全と侵襲的処置」		解釈 ↓	↓ 応用	反応 ↓
4年目	トピック6,8,11：「臨床におけるリスクの理解とマネジメント」，「患者や介護者と協同する」，「投薬の安全性を改善する」		問題提起	↓ 創造	内面化

り，何がどこまでできればよいのかという，卒業時到達目標の明確化にある．医療安全教育においても学生の行動目標は評価できるように定め，その目標を，学生と教員および臨床の看護師も共有していることが重要である．

2）「論理」と「出発点」

藤原[2]は，最も重要なことは論理で説明できないという．論理ですべてを貫くのが欧米の思想であるが，論理で説明できない事象を「ならぬことはならぬのです」と価値観を押し付けたのが日本の国柄であり，そこに我が国の高い道徳の源流があったと述べている．そこで，藤原の文献より，次の例を用いて「論理には出発点が必要」であることに注目したい．

●パン泥棒にどう向き合うか

　一週間何も食べていない中年男性が町のパン屋の店頭にあったパンを思わず奪い，逃げた．偶然この光景を目撃したAは，日本は法治国家である．法は守らなければならない．他の人の物を盗むのは窃盗罪にあたると思い，捕まえるために警察に緊急通報した．丁度，同じ光景をみたBは，ああ可哀想，確かにこの人は他人のものを盗んだ．しかし，この男性は，今，このパンを食べないと死んでしまったかも知れない．人の命は，一片の法律よりも重い場合がある．だから今は見て見ぬフリして通り過ぎよう．

（藤原正彦：国家の品格．新潮社，2005より，筆者要約）

双方とも論理は通っている．Aは「日本は法治国家である」が出発点で，結論は「警察に突き出す」であり，Bの出発点は「ああ可哀想」で，結論は「見て見ぬフリして通り過ぎる」である．

この2つは，出発点が異なったゆえに結論が異なる．出発点を選ぶのは情緒である．生育過程，人生での経験等から情緒力が形成され，また文化，伝統，宗教などの形（惻隠）となる．自分が正しいと信じる論理でも，別の論理の出発点で捉え直すと，全く違う結論が出るのである．専門職の教育では，このような別の論理を捉えることを身につけていなければ正しく議論し，チームとしてよりよい答えを導き出すことはできない．

3）システムとしての失敗につながる複数の要因の理解

エラー，有害事象に対して率直でなければ，エラーから学ぶ機会はない．予防のために個人ではなくシステムとしての失敗につながる複数の要因を理解する必要がある．

この前提として，「誰が関与していたのですか」ではなく，「何が起きたのですか」といった聞き方で，関与した人物ではなく，システム全体に目を向けた議論をする．

発生した問題事象の根本的な原因を探るには，次の「five whys」法から要因を見いだす．

● 「five whys」法　の例[1]

> 報告：看護師が間違った薬剤を与えた
> （なぜ？）
> 報告：医師から指示された薬剤の名称を聞き間違えたから
> （なぜ？）
> 報告：医師が疲れていて，真夜中でもあったので，看護師が医師に薬剤名を確認することをためらったから
> （なぜ？）
> その医師は短気なので怒鳴られると思ったから
> （なぜ？）
> その医師が16時間連続で勤務していて，非常に疲れていたから
> （なぜ？）

次に，日本の事例で「five whys」法を使って要因を探ってみる．
「乳児が呼吸停止状態になり急変，その後死亡した事例」

> 報告：翌日退院予定の4カ月の乳児をあやす目的で，マッサージ用のバイブレータを乳児を側臥位にして背中に当てその場を離れた．数分後に戻ったら乳児はうつ伏せになり呼吸

が停止していた．

「乳児はうつ伏せになり呼吸が停止していた」
① なぜ，マッサージ器を乳児に用いたのか？
　報告① 乳児をあやすときの手の動きに類似しているために代用した．
② なぜ，直接乳児をあやすことをしなかったのか？
　報告② すでに，病棟では慣習となっていた．
③ なぜ，病棟では慣習となっていたのか？
　報告③ 病棟で行っているケアを検討する仕組みはなかった．
④ なぜ，病棟で検討する仕組みはなかったのか？
　報告④ 病棟で行っているケア方法を検証することの重要性が認識されていなかった．
⑤ なぜ，重要性が認識されていなかったのか？
　報告⑤ 看護師同士が意見を言い合えるような職場風土がなかった．

　本事例は，日本の裁判例である．

　日本版を「なぜなぜ分析法」と称する．ミスをおかすと，当事者，あるいは関係者は「犯人探し」をする．「犯人」である個人を特定し，その個人が退職することで，事件は終結している．しかし本分析によって，システム上の問題が浮き彫りにされる．深刻な問題であっても，この分析法を使うことにより誰でも気軽に発言でき，学習に有効である．

4）違反に対する意識

　無意識に行っている中にも，好ましくない行為・行動（WHOではこれを違反としている）をとっていることがある．次のような違反がある．

A．日常的な違反

　忙しくて時間がないことを理由に，手指消毒をしないまま次の患者のケアをする．

　この種の違反は広く行われているが，許容されている場合が多い．

B．業務効率を高めるための違反

　自らの業務の多忙を理由に指導教員が，臨床実習の学生に十分な指導を行わないことは，「個人的な目標に駆り立てられた違反」としている．また，実験的な治療法の実施，不必要な処置の施行なども，このカテゴリーに含まれる．

C．必要に追われての違反

　時間に追われる看護師，医師，薬剤師が，決められた手順を知りながら過程の一部を省略することがある．そのリスクを知っているが，悪い結果を意図しているわけではない．しかし，これが通常となりやすい．それが問題なのである．

❷ チーム医療とコミュニケーション

コミュニケーションは，患者の自律尊重の概念が医師のパターナリズムと絡みながら発展してきた経緯がある．その様相は，①インフォームド・コンセントの説明と納得から，当事者の意思決定へ，②悪い知らせ－何を伝えるかから，どのように伝えるかへ，③チーム医療－縦関係から横関係，そして円へ，④包括コミュニケーションへ，⑤意思決定の合意形成及び倫理委員会のコミュニケーション，⑥臨床研究・治験のインフォームド・コンセント，のように多様である．

1）判例からみるコミュニケーション

A．医師関係と看護師と家族関係：大学病院におけるチーム医療　東海大学「安楽死」事件（横浜地裁平成7・3・28）

T医師は，東海大学医学病院に平成2年4月に入院したA氏（多発性骨髄腫・56才）の治療チームに平成4年4月1日から加わった．A氏の容体は8日頃から全身状態の悪化が強まり，13日午後には意識レベル6（疼痛反応なし），対光反射なしの状態となった．

A氏の妻と長男は主治医・看護師およびT医師に，「自然の状態で死なせてあげたいので，点滴とフォーリーカテーテルを抜いてほしい」と治療の中止を再三にわたりT医師に求めた．

T医師は説得を試みたが受け入れられず，さらなる長男の依頼で点滴やカテーテルを外した．

同日午後5時半頃，A氏の苦しそうな呼吸が続いていたために，長男から「苦しそうで，見ているのがつらい，楽にしてやってください，早く家に連れて帰りたい，何とかしてください」と迫られた．追い詰められたT医師は，塩化カリウム製剤を静脈注射し，A氏を死亡させた．

（文献　武藤眞朗：東海大学「安楽死」事件：宇都木伸，町野朔，平林勝政，甲斐克則編，医事法判例百選，pp88-89，有斐閣，2006．）

病院はチーム医療によって機能している．特に終末期医療は，チーム医療の質が患者の生活の質（QOL）を決定する．したがって，ケアが要求される終末期にある患者の治療には，医師，看護師との密な連携が重要である．

本事件では看護師と医師の連携をみることができない．このことがT医師に「この家族にとって患者は何なのか」と言わせている．家族に対する否定的な認識は，家族の溝を深めるだけである．仮に看護師の情報を得ていれば，あるいは，看護師が情報を提供していれば，「家族の思い」に沿った方法が考えられたと思われる．

連携の不備は患者の状態把握と，家族の理解に誤り，家族とのずれをますます深めている．教授・医師などのサポートが得られないまま，T医師は家族に追い込まれ，塩化カリウム20mLを注射した．

当初，家族が言う「治療中止」とは，「患者が一晩中眠らずカテーテルの痛みを訴える．つらくて見ていられない」というレベルであったことに注目すべきである．患者の病状からみて，かなりの激痛があったと推察する．治療薬の副作用から来る嘔吐などの不快症状ばかりではなく，点滴，カテーテル類による痛みと固定の苦痛がある．その上，カテーテルを抜去しようとする不穏行動，体動があるというだけで，手足を抑制帯で固定するという耐え難い三重の苦痛を与えていることに気づかねばならない．

　苦痛で動く患者に，抑制帯に代わるものはなかったのか．これに看護師はどう対応していたのか．患者の治療に看護師がどのように関与していたのか明らかにされていない．

　事実関係に医師と看護師関係を明らかにすべきである．医師は看護師から患者の情報を得たり，家族の思いはどうなのかなど看護判断を得るなどという，チーム医療体制について問題がなかったか否かについても課題が残されている．

　判旨の治療中止の要件であるくだりに「家族の意思表示＜中略＞患者および家族をよく理解し……」があるが，これを可能にするのが看護師とのチーム医療である．

B. 医師と看護師関係：北海道大学電気メス事件（札幌高裁昭和51・3・18）[4]（p.37参照）

　2歳4カ月の幼児の動脈管開存症の手術が成功したが，手術に使用された電気メス器の対極板ケーブルのプラグと，メス側ケーブルのプラグとを看護師が交互に間違えて接続したため，対極板を装着していた患児の右下腿部に高周波電気が流れ，3度の熱傷を生じ，右下腿切断となった．

　手術を行った医療チーム9名のうち執刀医Xと，間接介助のY看護師の過失が問われ，Y看護師は有罪，執刀医は無罪となった．チーム医療における業務分担に対する「信頼の原則」[*1]を適応したものである．XはYへの「信頼」をキーワードとして過失を否定した．本判例において初めて「チーム医療」と「信頼の原則」が用いられた．

C. 医師間の関係：埼玉医大抗がん剤過剰投与事件（最高裁平成17・11・15）[5]

　複数からなる主治医制は，通常，指導教官の指導監督のもとで，レベルの異なる複数の医師が患者の診療に関与するが，通常，中核の医師が主治医として任務にあたっている．しかし，患者の責任者は指導医師である教室の教授である．したがって，チームの医師らは，個々の患者の診療内容について評価，検討し，指導を受ける義務がある．これは，大学病院として社会的使命である最善の医療を提供する責務に基づいている．

　この件の耳鼻咽喉科の「医師のチーム」は，耳鼻咽喉科学会が認定する専門医を指導医として，主治医1，研修医1の計3名で治療にあたっていた．職制上，指導医の指導の下で主治医

[*1] 信頼の原則
　過失犯における注意義務の範囲を限定する法理として判例が認めてきたものである．学説の理解によれば，複数の者がそれぞれの仕事を分担する共同作業においては，分担者は他の関与者が適切な行動をとるであろうことを信頼してよく，他の者が不適切な行動に出ることを想定した結果，回避措置を取ることまでは要求されないとする原則である．

が中心となって治療方針を決定し，指導医の了承後，治療方針等の最終決定権を有する同科長兼教授に報告，その承諾を得ていた．

難しい症例，まれな症例，重篤な症例等はチームで治療方針を検討した結果を医局会議にかけて検討し，同科長兼教授が最終判断をしていた．

患者B（16歳）の主治医は，今回が初めて滑膜肉腫の摘出手術であった．しかし，同科教授をはじめ，誰もが滑膜肉腫の臨床経験のある医師はいなかった．主治医らのVAC療養の硫酸ビンクリスチンの過剰投与等により，患者は多臓器不全で死亡し，「チーム」の統括責任者である教授の注意義務が問われた．

2）患者が望むコミュニケーションの4要素（ＳＨＡＲＥ）（表3）

厚生労働省「第3次対がん総合戦略事業」の「ＱＯＬ向上のための各種患者支援プログラムの開発研究」の一環として，国立がんセンター施行の「がん医療における患者－医師間のコミュニケーションに関する研究」（2004）[6]の成果から本プログラムが作成された．

表3　患者が望むコミュニケーションの4要素（ＳＨＡＲＥ）

Supportive environment（支持的な場の設定）
・十分な時間を設定する
・プライバシーが保たれた，落ち着いた環境を設定する
・面談が中断しないように配慮する
・家族の同席を勧める

How to deliver the bad news（悪い知らせの伝え方）
・正直に，わかりやすく，丁寧に伝える
・患者の納得が得られるように説明をする
・はっきりと伝えるが「がん」という言葉を繰り返し用いない
・言葉は注意深く選択し，適切に婉曲的な表現を用いる
・言葉を促し，その質問に答える

Additional information（付加的な情報）
・今後の治療方針を話し合う
・患者個人の日常生活への病気の影響について話し合う
・患者が相談や気がかりを話すように促す
・患者の希望があれば，代替療法やセカンド・オピニオン，余命などの話題を取り上げる

Reassurance and Emotional support（安心感と情緒的サポート）
・優しさと思いやりを示す
・患者に感情表出を促し，患者が感情を表出したら受け止める
　（例：沈黙，「どのようなお気持ちですか？」，うなずく）
・家族に対しても患者同様配慮する
・患者の希望を維持する
・「一緒に取り組みましょうね」と言葉をかける

（出典：内富康介・藤森麻衣子：Trend in Hematological Malignoncies,1(1):34-38,2007）

2007（平成19）年施行の「がん対策基本法」の基本理念では「がん患者のおかれている状況に応じ，本人の意向を十分尊重してがんの治療方法等が選択されるようにがん医療を提供する体制の整備がなされること」が掲げられた．この理念を実現するために，がん対策推進基本計画に「がん医療における告知等の際には，がん患者に対する特段の配慮が必要」なことから「医師のコミュニケーション技術の向上に務める」という施策が盛り込まれている．

3）Team STEPPS[7]

　チームワークを高めて医療の質と安全性の向上を目指す方法として，アメリカ発信のTeam STEPPS；Team Strategies and Tool to Enhance Performance and Patient Safety（チームステップス）という戦略がある．Team STEPPSとは，医療の成果と患者の安全を高めるためにチームで取り組むトレーニング方法である．

A．アサーティブコミュニケーション

　Team STEPPSでは，アサーティブコミュニケーション（相手の立場を尊重しながら自分の主張を理解してもらうための対話）が大原則である．職種に関係なく，"誰もが，誰にでも，何でも提案する"ことを勧めている．アサーティブコミュニケーションは，受身的（発信せず他人の意見を受けるだけ）あるいは攻撃的（受領せず自分の意見を発信するだけ）の一方的なコミュニケーションではなく，双方が相手自身あるいは相手の発言や行動を尊重しながら，自分の主張も積極的に発信することを重視している．

　①4つの基本
　　・誠実：自分や相手に対して自分の気持ちをごまかさない
　　・率直：遠回しでなく，きちんと伝わる形で表現する
　　・対等：自分も相手も尊重し，相手と対等に向き合う
　　・自己責任：自分の行動の結果を自分で引き受ける．
　②権威を尊重しつつ心配事や提案を明確に示す
　　・相手の立場を尊重しながら，安全第一で主張することは主張する
　③脅威的あるいは強制的ではない態度で提案する
　　・開始を宣言する
　　・事例に関する問題点を述べる
　　・自分の心配，関心事を述べる
　　・解決策を提供する
　　・同意に達する

　アサーティブコミュニケーションについては，次節4章2を参照されたい．

B．ＩＳＢＡＲ　Identify -Situation-Background-Assessment-Recommendation

　ＩＳＢＡＲは，迅速な注意と行動が要求される「患者の心配」に関する重要情報を伝達するための技術であり，医療従事者間で正しい情報と心配の程度を確実に伝達できるようにするこ

とを意図している．その効果は実証されている．これは，前述のアサーティブコミュニケーションの「脅威的あるいは強制的ではない態度で提案する」に相当する．

自己紹介（Introduction）	「3病棟・10号室，4ベッド女性A氏を担当している看護師Qです」
状況（Situation）	患者の身に何がおきているのか？ 「主訴は新たに発生した息切れです」
背景（Background）	患者の臨床的背景や臨床的状況は何なのか？ 「患者は62歳の女性，腹部手術後1日目です．心臓および肺疾患の既往はありません」
評価（Assessment）	自分は何が問題だと思っているのか？ 「右肺の呼吸音が減弱して，痛みもあるようです．気胸を除外したいと考えています」
提案（Recommendation）	その問題を解決するために自分は何がしたいのか？ 「直に評価したほうがよいと思いますので，すぐ来ていただけますか」

ここで，電話を受けた医師がすぐ行くことに難色を示した場合は，より地位の高い別の医師に支援と助言を求めるべきである．

（文献1）を参考に改変）

4）コミュニケーションが困難な相手への対応

A．知覚・感情・言語による包括的ケアーコミュニケーション

イヴ・ジネスト[8]のHumanitude（ユマニチュード）[*2]の手法の一部を以下に紹介する．

キーワードは，高齢者が最後の日まで尊厳をもって暮らしていけるよう，ケアを行う人々が，ケアの対象者に「あなたのことを，わたしは大切に思っています」というメッセージを常に発信することである．

①見る，②話す，③触れる，④立たせる等の看護行為と連動して発信する技法である．

つまり「人間らしさの状況」という概念は「高齢者は成熟した社会人であった」ということを忘れては成り立たないということである．

[*2] ユマニチュード

ユマニチュードの語源は，詩人，政治家であるエメ・フェルナン・ダウイッド・セゼールが植民地に住む黒人が自らの「黒人らしさ」を取り戻そうと活動した「ネグリチュード」にその起源をもつ．1980年にフレディ・クロフェンスタインが思索に関するエッセイの中で人間らしくある状況を「ネグリチュード」を踏まえて「ユマニチュード」と命名した．

体育教員のジネストとマレスコッティは病院・介護施設の医療従事者らの腰痛の対策について意見を求められた．その際に加齢を伴う機能低下の状態にある高齢者に対するスタッフの対応から，高齢者の『人間らしさを尊重する状況』を思量し，ユマニチュードの哲学から新たな技法を考案した（1995年）．その技法は日本でも注目され，2012（平成24）年には臨床で実践され，その効果は高く評価されている．

（1）見る

水平な高さで『平等』，正面の位置から『正直・信頼』，顔を近づける『優しさ・親密さ』，見つめる時間を長くとることで『友情・愛情』を示すメッセージとなる．

ネガティブなメッセージはポジティブなメッセージと反対の状況である．

水平ではなく垂直に見ると《支配・見下し》となり，正面ではなく横からの視線で《攻撃》を，遠くから見ることで《関係の薄さや否定的な意味》になる．

（2）－1　話しかける《愛の言葉，ポジティブ言葉》
　　　－2　話す《あなたはここにいる》という表現をする

（3）触れる《優しく抱え込む》．5歳位の子供の力で触れること．手首・足をつかまないこと（どこかに連行されるイメージがある）．

（4）人間の特性である「立つ」という動作は人間らしさの根源に関わることであり，立つ時間を確保する（ケアと連動させる）．

B．コミュニケーションの原則

コミュニケーションは，言語によるメッセージを送ると，通常は受け取り手から言語あるいは非言語（うなずく・首をふる）によって意味のある返答が返ってくることである．送り手は，このフィードバックを通して相手は自分を理解してくれていると感じる．それが，「次に自分が言葉を発するエネルギーになる」のである．

長期療養施設で，寝たきりの認知症のＡ氏の1日24時間の言語調査から，本人にかけられた言語は合計120秒であった．また，同様な施設での3日間の観察調査では，医師が診察に訪れた合計7分間のうち話しかけたのは1.6秒，看護師がケアに要した12分のうち，話しかけたのは5.4秒であった[9]．

このように，相手が応答してくれないと，話しかけなくてもよいという罠に陥りやすい．その罠に落ち込まない方法は，送り手が自らエネルギーを作り出すことである．今，実施しているケアの内容を「ケアを受ける人へのメッセージ」として言葉で送るのである．その内容を説明しながらケアをすることが『オート（自己）フィードバック』である．

5）臨床研究・治験のインフォームド・コンセント

ＥＢＭ（Evidence-based Medicine）は，「証拠に基づく医療」と和訳されたが定着せず，エビデンス（evidence証拠）として広く浸透しているが，単なる証拠ではなく，「よいデザインの基になされた臨床実験からの知見」という意味がある．昨今は，エビデンスあるいは「科学的根拠」として，広く通用している．

フランス臨床学派に端を発し19～20世紀に進歩した確率論・統計学が人間集団を扱う公衆衛生の分野に取り入れられ生まれたのが臨床疫学であり，いわゆるＥＢＭである．

伊藤[10]は，その要因を①急性疾患から慢性疾患へ，②医療経済上の必要性，③ＩＴの進歩による情報の蓄積をあげている．従来の病態生理学な生物医学が本質論的・決定論的であったのに

対して，EBMは現象学・確実論である．

　経験から得た知見は真実である．看護師の経験知はすでに評価されている．熟練看護師の直感は，学習によるものである．「脳の「基底核」は高度な記憶を操っており，その動作は無意識かつ自動的で，正確だという．なお，経験に裏付けられていない「勘」は直感ではない．」[11] 本項であえてこれを言うのは，科学的根拠（EBM）とともに，看護師の経験と直感も重要であると考えるからである．

A．EBMの方法論

　通常の医学は患者個人が問題であるが，疫学が着目するのは人間の集団である．手段として推計学応用をサンプルとして抜き出し，そのサンプルを調べることによって，母集団の特性を推論する．臨床に役立つエビデンスを得るためには，人間を対象にした臨床実験を行う特徴がある．研究を行うときに**表4**の違いを意識して行う必要がある．

表4　医療と研究における関係の比較

	医療	研究
自主性の尊重	患者が治療の目標を決定	対象者が参加するか否かを選択
自立性より優先される正当な理由	能力が障害された時の患者の最善の利益	研究参加を望まない対象者には研究を正当化する理由はない
利益	患者に対して最善をつくす	最小限のリスク
公平	1）医療を受ける機会の公平 2）医療資源の公平な分配	1）参加する機会の公平 2）群分けにおける公平 3）いずれの群も不公平な研究負担や利益をうけない
目標（ゴール）	患者個人に対して最善の治療を行う	今後の治療に有益な知識を得ることによる社会的利益
患者／対象者の動機づけ	ヘルスケアの目標と合致	1）社会を助ける 2）よりよい治療 3）対象者への報酬 　（金銭，治療費無料等）
医療者／研究者の動機づけ	患者個人を助けること	患者全体を助ける知識を導きだすこと

（Samantha Mei-che Pang：看護研究の倫理．第33回日本看護研究学会学術集会2007）

B．EBMと生命倫理

（1）臨床研究のあり方

　1975年のヘルシンキ宣言は，その緒言に「医学の進歩は，研究の一環として最終的には，人における実験結果に依存しなければならない」とある．つまり臨床実験は人体実験であることを認識しなければならない．ゆえに，医師は被験者に「インフォームド・コンセント」を確実・正確に行うことが求められている．なお，すでに1964年6月，人体実験法に関する世界医師会倫理綱領が第18回WMAN総会で採択されている．内容が具体的であるので，筆者の解説も含め記した（**表5**）．

表5　ヘルシンキ宣言

ヘルシンキ宣言
人体実験法に関する世界医師会倫理綱領（1964年　WMAN世界医師会）

Ⅰ 基本原則
1. 臨床研究は，医学研究を正当化する道徳的，科学的原則に従わなければならず，また動物実験あるいは科学的に立証されたその他の事実に基づくものでなくてはならない．
2. 臨床研究は，科学者としての認定資格を有するものによってのみ行われなければならず，また認定資格をもつ医学者の監督下においてのみ実施されなければならない．
3. 臨床研究は，それば被験者に与えるかもしれない危険と比べ，その目的の重要さが認められるものでなければ，その実施は適法と認めることはできない．
4. すべての臨床研究の計画に当っては，実施に先立ち，被験者またはその他の人々が受け得ると予見される利益に比べ，その計画のもつ危険の度合を慎重に評価しなければならない．
5. 被験者の人格が，薬剤あるいは実験方法により変化する可能性のある臨床研究を実施する場合には，医師による特別な配慮がなされなければならない．

Ⅱ 専門的処置を組み合わせた臨床研究
1. 病人を治療するに当って，それが生命を救うか，健康を回復させるか，あるいは苦痛を軽減させるかの見込みがあると判断した場合には，医師は新しい治療的処置を行ううえで自由でなければならない．可能な限り患者の心理に応じて，医師は十分な説明を行った後に，患者の自由意志による同意を得なくてはならない．患者が法的に無能力である場合には，法制上の保護者の同意を得なくてはならない．また身体的に不能な場合には，法制上の保護者の許可をもって患者の許可に代える．
2. 新たな医学的知識の獲得を目標とする場合，医師はその臨床研究が患者への治療的価値によって正当付けられる限りにおいて，臨床研究に専門的治療を組み合わせることができる．

Ⅲ 非治療的臨床研究
1. 人間に対して行われる臨床研究が純科学的な適用である場合，その臨床研究の対象になる人の生命と健康を保護する立場を常に堅持することが医師の義務である．
2. 臨床研究の性質，目的，および危険については被験者に医師から説明が行われなければならない．
3a. 人間に対する臨床研究は，本人に熟知させた後，その自由意志による同意がなければ着手することはできない．もし本人が法的に無能力ならば，法制上の保護者の同意を得なければならない．
3b. 臨床研究の被験者は自己の選択能力を十分に行使し得るような精神的，身体的，法的状態になければならない．
3c. 同意は原則として文書によらなければならない．しかし，臨床研究の責任は常にその研究従事者の側にある．いかなる場合にも，たとえ同意が得られた後においても，その責任は被験者が負うことはない．
4a. 研究者は，自己の人格の統体性を擁護するという各個人の権利を尊重しなければならない．被験者が研究者に対して依存的立場にある場合は特にそうである．
4b. 臨床研究実施中のいかなる時においても，被験者またはその保護者は，研究の継続に対する許可を撤回する自由をもたなければならない．研究者あるいは研究チームは，研究を継続すれば被験者個人に害を及ぼす可能性ありと判断した場合には，研究を中断しなければならない．

（訳：埼玉医科大学　森三重雄）

　ヘルシンキ宣言は，1964年にフィンランドのヘルシンキで行われた第18回世界医師会総会で，臨床研究における医師への指針"Recommendations guiding doctors clinical research"として採択された．
　この経緯には次のようなものがある．第二次世界大戦でナチス・ドイツが医学研究として，ユダヤ人に対して人体実験を行った事実がニュールンベルグ裁判で裁かれ，「ニュールンベルグの倫理綱領」が示された（1947年）．同年に世界医師会が設立され，医療に関する倫理について

議論を重ね，第2回総会において「ジュネーブ宣言」として医師の倫理が示された（1948年）．本ヘルシンキ宣言はジュネーブ宣言，国際医療倫理綱領（1949年）で示された医師の責務を踏まえ，特に臨床研究（clinical research）を行う際の医師への勧告として採択された．この勧告が出された背景にはサリドマイド事件[*3]も影響している．

1964年に採択されたヘルシンキ宣言の内容は，「序言」と5項目からなる「基本原則」，「専門的ケアを組み合わせた臨床研究」2項目，「非治療的臨床研究」4項目から構成されており，ニュールンベルグ綱領の第1項にある被験者の自発的同意に関する内容は，「非治療的臨床研究」の3a，3bの項に記述されている．

C．EBMの長所と短所

長所：①医師なら，だれでも，どこでも実行できる標準的な医療に寄与できる
　　　②医療費の合理的な査定の根拠と医療経済に貢献する
　　　③医学の可謬性，不確実性を改めて認識させてくれる．
　　　④患者の意思決定の参考になる

短所：①標準医療を提供する一方，画一的な「料理本医療（cookbook medicine）」に陥る危険がある．
　　　②医療費削減の口実として使われる恐れがある．
　　　③科学を盲信する医師がアウトカムとQOLを混同する危険性がある．例えば腫瘍の縮小が患者の苦痛の除去より優先される危険性がある．

[*3] サリドマイド事件

西独のグリュネンタール社がサリドマイド（thalidomide）を1954年に合成・開発し，1954年4月に臨床治験が行われた．最初はてんかん薬として発売されたが，あまり効果がなく，鎮静作用や睡眠効果があることから，1957年10月1日以来，コンテルガン（Contergan）の商品名で，睡眠薬，精神安定剤として発売された．当時の西独では医師の処方の必要のない大衆薬として広く使用された．安全性とその効果から小児にも使用され，またたく間に欧州11カ国，アフリカ7カ国，アジア17カ国，西半球で11カ国と世界中で販売された．他の製薬会社もサリドマイド含有薬剤を後発開発し，さまざまな商品名のサリドマイド薬が販売されていた．

1959年ごろから，サリドマイド剤の副作用が報告されはじめ，1960〜1961年には末梢性の多発性神経炎が報告された．西独を中心に四肢の低形成（あざらし症）の児の出生が報告されはじめ，小児科医のレンツが1961年11月にサリドマイドの催奇性（四肢の低形成など）を製薬会社に警告（レンツ警告）した．西独では11月27日にサリドマイドが回収された．欧州のその他の国も1か月後にはこの薬の回収を決定した．しかし胎児奇形とサリドマイドの因果関係の実証は困難であったため，薬剤は1960年代の後半まで製造されていた．

日本では，イソミンの商品名でサリドマイド剤が販売され，その回収作業が終了したのは西独の回収から2年近く遅れていた．

サリドマイド胎芽病と認定された症例数が最も多い国はドイツで3,049症例，次いで日本の309症例であった．

（石井トク・野口恭子編著：看護の倫理資料集．第2版，丸善，2007.）

なお，EBMは，患者に妥当で安全性の高い医療を提供することができるが，EBMの確率的予言は集団のデータから得られることから健康政策等の立案に非常に有効である．しかし，個々の患者にEBMの知見を応用する場合は，確率論的な予測であることから，例えば，手術後の5年生存率60％の意味は，自分が5年先の未来に生きていることに60％の率で賭けているという理解が必要である．また，自律の尊重の観点から，「患者が自由に思考し，自分の信念，価値観などから意思決定したこと」を尊重することである．それに先立ち，決定に必要な情報の不足，誤った解釈が生じないよう配慮した，質の高いインフォームド・コンセントが求められる．さらに，情報の示し方による心理的影響などにも配慮する必要がある．「枠付け効果」と「確率の扱い方」である．「枠付け効果」とは，情報の示し方により，その情報の評価が異なる現象をいう．例えば，がんの治療効果を手術と放射線治療の生存率で説明した場合と，死亡率で説明した場合を比べると，生存率を示したほうの選択率が高い傾向を示す．「確立の扱い方」とは，低い確率は過大評価され，高い確率は過小評価される傾向をいう．また，患者が理解できるように説明する努力と，理解できるまでの時間や場所の提供を惜しまないことが望まれる[12]．

D．インフォームド・コンセントのあり方

（1）悔いのない意思決定のためのインフォームド・コンセント

　インフォームド・コンセントは，医師から説明を受け，その説明を納得した上で当該患者自らが決定することである．その多くは，①治療方法の選択の決定，に代表されたが，②実験的要素を含む治療方法の意思決定，③研究および福利的な目的を有する組織・細胞等の人体資料提供の意思決定へと拡大されてきている．

　しかし，決定後，あるいは決定した結果が期待に反した場合，決定を悔やむ患者，家族がいる．その背景には患者には難解な医学的説明，さらに時間的余裕が持てない等から，当事者が充分に理解，かつ納得に至るまでの時間的経過の保証がないからである．

（2）治療方法の選択におけるインフォームド・コンセント

　悔いのないインフォームド・コンセントを保証するには，看護の基本的アプローチである患者の個別性（家族，社会的）の把握と共に，倫理的態度である「尊重」を基本に，ライフステージを取り入れることが重要である．①ライフステージは，今どの段階か（発達段階による心身の特徴，社会的課題），②健康レベルは，どのレベルにあるか，③どのような状況での場面か（通常の診療，実験的医療）等の3つの視点から看護スキルを用いてインフォームド・コンセントを行うことが，患者，家族が後に悔いのない選択になり得ると考える．

　また，当事者が意思決定にいたるまでには，時間をかけた説明と，疑問と質問の繰り返しがあり，さらに，治療後の日常生活の変化と，その対応の具体的説明があってこそ患者の理解が深まり，相互の信頼関係が構築される．医療に対する信頼がなければ，悔いのない意思決定にはならない．

E．実験的な要素を含む治療方法の選択のためのインフォームド・コンセント

　患者，家族の結果に対する期待が高いことは否めない．そこで，前述に加え次の3点の内容

を説明しなければならない．①不確実な治療方法であること，リスクについて充分に説明する．②当該医療施設における治療全体の実績および担当医師の治療経験．③機関内倫理委員会による審査結果の有無の情報を提供する．

Column

臨床研究と治験のコミュニケーション

　新薬の承認に必要な治験は薬事法で規定されているが，医師の診療研究は国の倫理指針があるものの強制力はない．昨今，度重なる不正事件を受け，国はあらたに「地域における医療及び介護の総合的な確保を推進するための関係法律の整備に関する法律（平成26年法律第83号）に，日本発の革新的医薬品・医療機器の開発などに必要となる質の高い臨床研究や，治験を推進するため，国際水準の臨床研究や医師主導治験の中心的役割を担う病院を，『臨床研究中核病院』として医療法に位置づけ，平成27年4月から施行することになっている．承認の要件は1から10項である．

　なお，臨床研究に関する倫理指針と，疫学研究に関する倫理指針を統合した「人を対象とする医学系研究に関する研究に関する倫理指針（平成27年4月以降施行予定）」が施行されると，看護師は医師，歯科医師，薬剤師と共に研究支援に携わることになる．

F．望ましい科学的根拠

　人間は種として同一であっても一人ひとりが個性をもち，一つとして同じ個体ではない．これが生命体の特徴である．しかし，種として括られたものはすべて同一という捉え方をするのが科学である．

　科学をリードする日本においては，新たなEBMの制度設計が求められている．

　「ガバナンス」は，最新の用語であり，組織や社会に関与するメンバーが主体的に行う意思決定，合意形成のシステムであるとしている．

　英国では「診療ガバナンス」として，すでに医療に導入されている．得るところが多いので，重要な箇所を説明する．

（1）医療ガバナンスの概念

　①科学的根拠に基づいた最適な診療を提示し，②その最適な診療を適切なかたちで現場に導入し，③診療成績を継続して監査することで，医療の質と安全の向上をはかることを目標にシステムとして機能するように促進している．

　事例：心臓手術後に死亡した子どもの遺族は訴訟し，勝訴したが，さらに詳しい調査を政府に求めた．政府は，「特別調査委員会」を設置し，詳細な疫学研究と詳細な面接，カルテを含む90万頁に及ぶ記録の調査から，原因の究明と将来への対策が練られた．

　個人ではなくシステムに問題がある点が強調され，①制度病院運営に患者・一般市民の参画，②危険な診療と問題から学ぶ姿勢の制度化，③国レベルの標準診療の提示，④診療成績の透明化・外部からの評価など198に及ぶ推奨が示された．

医療・公共サービスの問題の多くは，個人の問題よりシステムに問題があるという前提に則り，単に個人を罰すること（訴訟）で終了するのではなく，客観的・科学的・民主的アプローチにより，状況を解析し具体的な将来への制度改革に繋げている．

（2）「科学的根拠に基づく医療」の限界

①EBMはプロセスであってそれ自体が目的になったり，意思決定に直接結びつけるのは危険である．②ランダム化試験をそのまま信じて良い結果が出たものはすべて実行することをEBMだと思ってはならない．③自身の経験に勝る根拠はないと勘だけを頼ることは避ける．④同じ治療方法であれば，コホート研究よりランダム化比較試験の結果が確かである．

系統的レビューの成果，臨床研究の成果がどこまで本当の結果を反映しているかを理解した上で，今，目の前にいる患者の状態を医学的，かつ，一人の人間として理解する努力をし，自分の臨床経験や医学の歴史，社会的状況を踏まえて「総合診断」することが正しい姿であり，これこそがEBMの哲学の延長線上にある．

（3）ガイドラインの作成の基本

作成委員の合理的な情報提供の流れは次のとおりである．①臨床疫学の専門家が，系統的レビューから今までの臨床研究の成果の報告によって客観的に理解できる．②専門分野の専門家は臨床経験や医学の歴史的な情報を提供する．③医療経済の専門家や医療経済分析と社会的状況を提供する．④患者代表は人間の個別性を認識させる．情報を共有し公正な議論を行い合意形成を目指し「総合判断」をする．

しかし，同じ病名であっても，患者個々の状態は必ず異なるので，診療ガイドラインはあくまでも参考であり順守するものではないという．これは絶対的原則である．

6）意思決定の合意形成および倫理委員会のコミュニケーション

発言の無視は人格の否定である．これに屈しないために，前述したように，どのような場面でも，『次に自分が言葉を発するエネルギーにする』挑戦が必要である．特に意思決定の合意形成で権力者の発言に追従しないためにも必要な能力でもある．研究審査委員は，ガイドラインの項目と満たすことも必要であるが，①研究の目的，②研究の利益，③不利益を議論することが重要である．

Column

倫理委員会による倫理審査の問題

1-1　研究の意義を社会が知る．研究しようとすることに，まずブレーキをかける意識があるようだ．

1-2　人の生命だけではなく，その現象に対しても畏敬をもたなければならない．死体損壊等・処罰する刑法（190条）に現れている．ヒト資料の研究を「人間の尊厳」に反してはならないと言われるが，その意味は人間の生命を前にして，適切とは言えない態度をとってはならないということにつきる．

日本では母体保護法による妊娠中絶ができる．しかし，胎児である人の生命を絶つことが許されても，その胎児を中絶する前に実験に使うことは許されない．それは「生命の尊厳」に反するからである．
（文献：町野朔／間宮共編：バイオバンク構想の法的・倫理的検討　上智大学出版2009）

7）科学コミュニケーション

昨今，われわれはマスコミ・インターネット等からあらゆる情報を得ることができる．

これまで専門家のみが持っていたような健康・科学・技術等の情報もすでに生活の中に入り込んでいる．患者が得られる科学的情報も膨大であり，多様な治療方法に翻弄され，科学の信頼の喪失につながっている．そこで，科学者と一般市民（社会）が同じ目線で語り合う科学コミュニケーションが導入されてきた．いわゆる「一般市民による科学の理解」と，「科学による一般市民の理解」の双方的関係である．

Column

医師と患者（事例）

患者Aは，突然ピーという音が常時鳴り続ける耳鳴りが両耳に発生し，病院で聴力検査やMRI検査等をしたが異常なしであった．その後，色々な治療を試す中，自分にはどの治療が効果的であったのかを確認するために，医師の了解のもとに次の測定を行った．

1）スマートフォンのアプリケーション（以下アプリと略）（"uHear"，iOs™用）を使って聴力を測定した結果は，耳鼻科で測定した結果と同等であった．

2）アプリ（"Tinnitus Pro"，iOs™用）を使って，耳鳴りの周波数とレベルを測定した．耳鳴りが単一周波数であれば耳鼻科より精度良く測定できた．

3）横になって行う治療を受けた際に，睡眠状態をJawbone™社のUPを手首に装着して測定した．測定された深い眠り・覚醒それぞれの時間によって，治療中にリラックスできているかを自己判定し，治療が合っているか否かの判断材料とした．治療中の深い眠りの時間が長い方が治療の効果が得られていると感じた．

4）前述したUPを用いて，睡眠までに掛かった時間や熟睡できた時間の割合の変化を毎日確認し，治療や薬の効果を確認した．耳鳴りが悪化した場合，睡眠までにかかる時間が長く途中で目が覚める回数も多かった．

8）コミュニケーションに問題のあった例

例1　薬剤の確認

①A医師はB看護師に，口頭で"塩化カルシウム注射液20mLの静脈注射"を指示した．

②B看護師は指示内容を診療録に記載した．

③B看護師はC准看護師にそれを申し送りした．

④C准看護師は薬剤師に「塩化カリウムって何ですか？」と質問した．

⑤D薬剤師は「カリウムですか，カルシウムですか」と確認した．

⑥C准看護師は「塩化カリウムです」と答えた．
⑦D薬剤師は「塩化カリウムであればコンクライトKですけども」と返答した．
⑧C准看護師は，コンクライトKが指示の薬剤であると認識し，外来処置室で，患児（6歳）にコンクライトK　20mLを原液のまま静脈に注射した．
注）添付文書：使用上の注意欄に重要な基本的注意として「本剤は電解質の補正用製剤であるため，必ず希釈すること」と明記．アンプルにも「希釈・点滴」と表示している．
（判例時報No.1907号.pp.112-123）

例2　A乳児の急変——心肺停止

医療施設に入院していたA児の両親は，1週間ほどで退院できるとの説明を受けて，安堵しA児の退院の日を待ちわびていた．

早朝，病院から電話があり両親は急遽病院に駆けつけた．わが子の変わりはてた姿に驚き呆然とした．当直医師から「原因はまだ不明だが窒息の可能性がある」と説明されたが，家族はあまりのショックで事態が充分よみとれないまま，A乳児の「その時」の様子，急変前のこと，急変時のこと，救急処置時のこと，泣いたのか，苦しそうであったのか等，当夜勤看護師からA児の様子を聞きたいと願った．

まもなく，当看護師を伴いやってきた病棟看護師長が家族にかけた最初の言葉は「あなたの『お子さんだけ』を見ているわけではない」であった．

その一言に，A児の両親は鋭い刃物で胸を刺された感覚を覚え，不信感を生じた．そして「真実を知りたいとの思い」が提訴の契機となった．

3　事故発見のパターンと対応

システムとしての事故予防，チーム医療でのコミュニケーションということから安全対策を考えてきたが，いざ事故を発見したとき，医療事故に遭遇した患者の侵襲を最小に止めることができるのは，看護師個々の知識と技術に負うことが多い．特に，看護リーダーは，専門性に基づいた高度な知識・技術が管理能力と共に求められる．さらに重量なのは，「事故発生を知らせる連絡ルート」の確保である．つまり，事故対応の機敏性が被害を最小限に食い止め，その後の対応の鍵となるからである．

医療事故の発生と発見時間は，常に一致するとは限らない．むしろ，臨床的にはミスに気付くのが遅れることが多い．そこで，事故発生と発見のパターン別にみた特性について述べたい．パターンには，①発見者と発生者が同一，②第三者看護師による発見，③患者の病変の異常性による発見（推測）がある．

1）発生者と発見者が同一

自らが行った看護行為の何らかのミスに，施行直後に気がつく場合がある．例えば「殺菌消

毒剤点滴による患者死亡事件」では，点滴注入直後に，患者が突然「胸が苦しい」，「胸が痛い」と訴え，数分後に意識不明となった．このような場合，当事者である看護師は，即座に「最も近くにいる関係者」に知らせ，知らされた者は，医師および看護リーダーに連絡し，処置を第三者に委ねることが重要である．時には現場にいた当事者だけが事故を知るところから，問題の隠蔽のために当事者自身の手によって処置がされる時がある．また，隠蔽の意図はなくても，慌てて何らかの処置をする時がある．しかし，当事者は動転しており，適切な処置ができないのが通常である．当事者はその「場」から離れ，他の看護師と医師によって最善，かつ適切な処置を提供することが肝要である．また当事者は，誰にも知られたくないという心情から，自分で処置しようとする気持ちも生じるものである．しかしこれは二次被害を招くこともあるので避けることが肝要である．

しかし，患者の転落，転倒などの場合は当事者である看護師が直ちに抱き上げ，あるいは良性体位に戻すことが必要なことは言うまでもない．

2）第三者看護師による発見

第三者である看護師が発見することがある．引き継ぎの際，ベッドサイドで，患者の誤り，薬液の誤り，速度の誤り，点滴ルート接続部位の外れなどに気がつく場合である．発見した看護師は，ミスの多少に関係なく医師に連絡し，ミスによる点滴などが進行中の場合には侵襲を最小にするために医師と協力しながら適切な処置を行う．

こうした誤りは時として患者自身が発見することがある．「いつもと点滴の液の色が違う」，「自分の名前ではない」などは，残念ながら臨床ではめずらしくない．この現状から施設によっては，「点滴ボトルに記入されている名前を自分で確認せよ」，「アラーム等のシグナルランプの点滅に注意せよ」などと患者に確認，観察を託すことにより事故防止をしようとするところがある．これは，本末転倒である．そもそも患者は心身ともに健康状態が低下しているので，そのような負担をかけることはストレスとなり，病状の悪化になりかねない．

3）患者の病変の異常性による発見

患者の病状の変化によって，事故を発見することがある．顔色不良，気分不良，不穏などから血圧を測定したところ異常な低値であることから，薬剤あるいは量の間違いがわかったり，IVHルートの接続部位が外れ，発見が遅れ失血死に至ることもある．あるいは出産後の弛緩出血，頸管深部裂傷による多量出血などで容易に死亡の転帰に至ることがある．

また手術，治療の過誤など誤った診療が推測できる時がある．例えば，術後の微熱，疼痛などから，腹部に残存しているガーゼや，手術器械類を発見することがある．また縫合不全の所見から手術のミスを予測することもできる．したがって，患者の病状の観察は欠かせないものである．

2 看護基礎教育における医療安全のためのコミュニケーション教育

1 はじめに：医療安全におけるコミュニケーションの重要性

　看護基礎教育においては，医療安全に関するコミュニケーションの重要性に重点を置いた教育が必須となってきている．その根拠として，医療安全を実現するために安全文化が重要であるとする報告が複数ある．種田らは，安全で質の高い医療の実現には相互理解に基づいた意思の疎通と組織の安全文化が必要である[1]とした．特に，医療現場におけるヒヤリハット事例の要因に組織内コミュニケーション不足や人材育成の不備が挙げられている（文献[2]など多数）．これは看護学生の臨地実習の場面においても同様である[3]．そういう状況にあって，より良いコミュニケーションの実践と患者安全を高めるためのツールと戦略をトレーニングするプログラムも開発されている[4]．実際に，事故は発生率の高い建設業界での介入研究においてリーダーのコミュニケーションの活性化が職場の安全レベルを高めたという報告もあり[5]，本邦でも，部下をマネージメント，リードする立場にある病院職員がコミュニケーションスキルを学び，相手に伝わる形で実践できた場合には，組織活性度が高まること，またチーム単位の活性度が高まると医療現場の安全性向上につながる可能性があることが明らかにされている[6]．

　臨床現場に学生を送り込む基礎教育側とそれを受け入れる側の責任は重い．

　学生や新人看護師は，通常，実習の開始前，就業の開始前に報告・連絡・相談の重要性についてオリエンテーションを受け，主体的なコミュニケーションを行うことを求められる．看護スタッフ一人ひとりが主体的にコミュニケーションを行うことは医療安全の第一歩である．その理由の1つは，エラーはスタッフによって発見され，伝えられなければ再発する危険性を低下させることができないからである．第2に，エラーの発生率を低下させるアイデアは個人からもたらされるからである．このためには，報告した個人が罰されることのないシステムが重要である．もし，報告することが自分を不利にしてしまう危険性を高めるのであれば，それが報告の阻害要因となる．

　このように，看護学生や新人看護職員に生じる医療安全上のリスク要因のうちの最大のものは，教員，担当看護師，同僚や上司である看護師，他職種，患者等とのコミュニケーション不足である．その原因の1つには，学生や新人看護職員のコミュニケーション能力の低さもあるだろう．業務の中で必要なコミュニケーションの技術と態度を習得するには，一定のトレーニングが必要である．

　一方で，学生や新人看護職員の能力という範囲を越えたコミュニケーションの阻害要因も存在する．学生の心理・思考として，年長者に対面した時の臆病さ，遠慮，萎縮，パニック（頭が真っ白になってしまうこと）がある．それでは，臆病さ，遠慮の最大の要因となっていることは何であろうか．

学生の場合，主体的に実習に参加できていれば，学生が，患者の安全を保つのに必要なコミュニケーションを行うことは困難ではない．しかし，十分に主体的でない場合には，学生は臨床スタッフ，指導教員，患者等に対して心理的に下位の位置を取らざるを得ず，スタッフ（臨床現場にいる人たち）に比べて，コミュニケーションの面で"おくれ"を取ることになる．

このコミュニケーションにおける"おくれ"は，ジーン・レイヴの正統的周辺参加論[7]の用語では，「臨床現場での十全的活動へのアクセスが保証されない」と説明される．すなわち，文化的透明性において障害のある状況を意味し，臨床実習という学習を阻害するのみならず，医療安全をもおびやかす状況を作り出す要因となる．

本章では，医療安全に関連して，筆者が基礎教育の中で日頃行っているコミュニケーションに関する教育実践を述べる．1つは臨床現場で実習を行う学生が医療事故を引き起こす可能性を引き下げるためのコミュニケーション技法としての「アサーティブトレーニング」である．また，2つめには，事故を起こした学生あるいは，ヒヤリハットを引き起こした学生に対する教員の「コーチング」を主体とした関わり方である．また，学生や新人の側の教育だけでは解決できない課題への取り組みについても言及する．

② アサーティブトレーニング

1）看護学部でのアサーティブトレーニング

A. 目的

立場や知識レベル，価値観，能力など多様な観点での相違がある生身の人同士が関わりあう医療現場の中では，ひとりの人間，そして職業人としての自らの考えを主張してゆくことが非常に重要になる．

筆者が看護学部での演習科目においてアサーティブトレーニングを取り入れている理由は，臨床現場においてアサーティブネスを実践することが，患者の権利の擁護，看護師自身の権利の擁護を果たすだけでなく，自己の権利を擁護しつつ，スタッフとしてのプロフェッショナリティを高め，それとともに，より生産的で，質の高い職務実践につながる可能性を持つからである．

アサーティブネスは，看護師が誠実，率直，対等かつ自己責任を果たすコミュニケーション技法である．

B. アサーティブトレーニングの概要

筆者らが行っているアサーティブトレーニングは医療安全に，特化したものではなく，実習現場や日常生活の中で取るコミュニケーションにアサーティブネスを活用するものである．

演習は，日頃取っているコミュニケーションのアサーティブネスの自己評価，アサーティブネスに関する基本的な講義，過去に実際に経験したコミュニケーション場面の分析とそれを改善するロールプレイの実施から構成される．

2）アサーティブネスと医療安全の関連性

　看護職の一般的なパーソナリティとして，筆者らの経験では，コミュニケーションの取り方として受け身的なタイプが多いことを指摘しておく．例えば上司が攻撃的なコミュニケーションタイプである場合，部下が自主的な報告や提言を行える可能性が低下する．部下あるいは上司が受け身的である場合は，やはり，必要な報告，提言，指導が行えない可能性が高まる．

　ここでまず必要なのは，コミュニケーションに関して対等である，もしくは対等でなければならないという意識であり，職務上のコミュニケーションに関する責任感である．もともと持っているパーソナリティにかかわらず，必要なコミュニケーションを円滑に取ることを優先する職場風土を構築することで，事故のリスクを低下させることができる．

　次に，実際に医療現場の中でコミュニケーションを取るときに問題となるのは，陰険さ，作為的といった，相手にネガティブな感情を生じさせるコミュニケーションである．例えば，本来伝えるべき情報以外に必要以上に相手を非難したり，他人と比較したりすることは相手の意欲や正直さを失わせる要因となる．こういった事態にならないために，コミュニケーションには誠実さや率直さが肝要である．自分や相手に誠実であることはコミュニケーションを取る重要な動機になるし，自分の考えや気持ちを率直に相手に伝えることが，相手に素直に受け止めてもらうための重要な要件となるのである．

　以上の点から看護基礎教育におけるアサーティブネスの重要性は明らかではあるが，アサーティブネスを実践することには医療安全へのさらなる効果が考えられる．

　アサーティブネスの実践は，相手の権利を認めつつ自分を相手に理解してもらうことであり，相手のこともよく理解する必要がある．これが相互理解が深まることにつながり，Team STEPPS（Team Strategies and Tools to Enhance Performance and Patient Safety：医療のパフォーマンスと患者安全を高めるためにチームで取り組む戦略と方法）を構築することにも大きく貢献する．

3）私たちの権利

　英国人アン・ディクソンによる著書『第四の生き方』（A Woman in Your Own Right: Assertiveness and You）から，コミュニケーションに関する私たちの権利（Your Perfect Right）を紹介する[8]（**表6**）．

　この11の権利はそれぞれ重要な権利であり，看護を学ぶ学生においては，これらの考え方を知ることは有益である．これには，医療安全に貢献する重要なアイデアも多数含まれている．特に重要であるのが，間違う権利[*1]と「よくわかりません」と言う権利であろう．後者は不完全

---

*1 アン・ディクソンは同書において，間違う権利を受け入れることには大きな困難がつきまとうことについて指摘している．同時に，この権利とそれに対応した責任をきちんと認識することが，間違いを侵した自己を受け止め，なお前進してゆくための自己信頼の支えとなることを指摘している．

なコミュニケーションを回避し，完全な情報伝達に導き，前者は，ヒヤリハットのような事態を生じた場合に，それを生じさせた自分を受け入れ，前向きに改善してゆこうと真摯に取り組むために必要なアイデアである．

同様のものとして，看護師向けのアサーティブな権利に関する10項目**（表7）**も参考になる．看護職員向けのアサーティブトレーニングではより実践的であるかもしれない（M.Chenvert, 1996（文献[9]）：邦訳がジュリア・バルザー・ライリー：看護のコミュニケーション　第1章にある（文献[10]）．

表6　私たちの権利

1. 私には，日常的な役割にとらわれることなく，一人の人間として自分の要求をはっきり伝え自分のための優先順位を決める権利がある．
2. 私には，賢くて能力のある対等な人間として敬意をもって扱われる権利がある．
3. 私には，自分の感情を表現する権利がある．
4. 私には，自分の意見と価値観を表明する権利がある．
5. 私には，自分のために「イエス」「ノー」を決めて言う権利がある．
6. 私には，間違う権利がある．
7. 私には，考えを考える権利がある．
8. 私には，「よくわかりません」と言う権利がある．
9. 私には，自分のほしいものやしたいことを求める権利がある．
10. 私には，他人の問題に対する責務を引き受けない権利がある．
11. 私には，まわりの人からの評価に頼ることなく人と接する権利がある．

（Anne Dickson, 1982）

表7　アサーティブな権利

あなたには
1. 尊重された扱いを受ける権利がある
2. 合理的な量の労働をする権利がある
3. 均等賃金の権利がある
4. 自分の優先事項を決定する権利がある
5. 自分のほしい物を求める権利がある
6. 言い訳をしたり罪悪感を抱いたりすることなく，拒否する権利がある
7. ミスをしその責任を引き受ける権利がある
8. 専門職者として情報を与え，受ける権利がある
9. 患者の最善の利益のために行動する権利がある
10. 人間としての権利がある

（Chenevert M:1996）

4）アサーティブネスの4つの心の柱

（1）誠実さ（Honsety）

自分の心に誠実になることは健全な精神を保つのに効果的であるが，これは自己責任とともに，ヒヤリハット事例を確実に報告するためにも重要な柱となる．また，医療安全を推進するための具体的な改善案の提案にも重要となる．患者とその権利を擁護する基本的精神は，看護

職員あるいは看護学生として当然持つべき基本的なものであるが，それらを基本原則として誠実に考え，行動することが医療安全につながる．

（2）率直さ（Self-Disclosure）

自分を飾らずにありのままの心で相手に接することである．遠慮やお世辞といった虚飾は自分の心を相手に伝える時の阻害要因となる．第三者を利用したような話し方は卑怯な印象を与えたり，伝える相手に逃げ道を許さないような強制力を持っていたりして，相手を萎縮させてしまうなど逆効果になることも多い．それに対し，自分を主語にした率直な話し方は主張内容だけでなく，自己を開示し，自己を理解してもらう有効性を持っている．さらに責任感に基づく主張であることの印象を高めることができるという利点もある．

（3）対等性（Equality）

看護学生や新人看護職員にとって，インシデントを報告したり，医療安全に対する改善案を提言したりすることは，通常，指導者や上司に対してコミュニケーションを取ることを要求されるものである．そこには，立場としての上下関係が必然的に存在する．その中で正確に報告や提言を行うための1つの要件が，コミュニケーションにおける対等性の意識である．表1に示した「私たちの権利」の中で，＜2．賢くて能力のある対等な人間として敬意をもって扱われる権利がある＞というのがそれであるが，ひとりの人間として，自分の考えをきちんと伝えてよいし，それによって罰されることなく改善に向けて行動する権利を認められることが，医療安全に向けたコミュニケーションの重要な要件となるのである．

（4）自己責任（Self-Responsibility）

自分の気持ちに対して誠実になり，それを伝えるべき相手に正しく伝えることは，自己に対して果たすべき責任となる．また，自己の言動の責任を取ることは職業人として生きてゆくための基本的な課題となる．人に提言するためには自分でその提言内容を実践できていなければならない．その実現という役割も責任を持って遂行しなければならない．

5）力関係への対応

看護学生や新人看護職員が臨床現場で発言しようとする場合，先に述べたように，相手が経験豊富なスタッフであったり上司であったりすると，そこでのコミュニケーションには初めから立場の違いがあり，経験的知識や職位，年齢といった力関係が存在する．そのような場面で自己責任に基づいたコミュニケーションをとる場合に力となるものが2つある．1つは，前述の「私たちの権利」に関する意識である．アサーティブの4つの心の柱を意識してコミュニケーションを取ろうとしても，力関係が存在していて，つい心の中に飲み込んでしまいがちな状況にあっては「私たちの権利」をしっかり思い起こすことで，伝える勇気を持つことが可能になる．もう1つは自己信頼である．自己信頼感を高めることは，自分が正しいと思う，言うべきだと思うことを主張することができる，ひとりの人間としての基盤をつくるものである．

6）アサーティブ度の自己評価

アサーティブ度についての自己評価はアサーティブトレーニングにおいて有効である．アサーティブ度の評価にはいくつかあるが，例えば平木が作成しているアサーション度チェックリスト[11]は，一般的な傾向を捉えるにはよい指標である（表8）．

表8　アサーション度チェックリスト（選択肢のみ井上改）

以下のことを上手く行うことができますか？

1. できない
2. どちらかといえばできない
3. どちらかといえばできる
4. できる

1. 自分の長所や成功を人に伝える．	1	2	3	4
2. 分からないことを質問する．	1	2	3	4
3. 人と異なった意見，気持ちを言う．	1	2	3	4
4. 自分がまちがっている時，率直に認める．	1	2	3	4
5. 適切な批判を述べる．	1	2	3	4
6. 話し合いの席で自分の意見を言う．	1	2	3	4
7. 助けが必要な時，人に助けを求める．	1	2	3	4
8. 社交的な場面で，日常会話をする．	1	2	3	4
9. 自分の緊張や不安を認める．	1	2	3	4
10. プレゼントを上手に受け取る．	1	2	3	4
11. 不当な事をされた時，そのことを言う．	1	2	3	4
12. 人からほめられた時，素直な内応をする．	1	2	3	4
13. 批判された時，きちんと対応する．	1	2	3	4
14. 長電話や長話を切りたい時，提案する．	1	2	3	4
15. 自分の話を中断された時，それを言う．	1	2	3	4
16. パーティや招待を受けたり，断ったりする．	1	2	3	4
17. 注文通りのものが来なかった時，そのことを言って交渉する．	1	2	3	4
18. 行きたくないデートを断る．	1	2	3	4
19. 助けを求められて断りたい時，断る．	1	2	3	4
20. 人に対するいい感じやほめことばを伝える．	1	2	3	4

（平木典子，2000）

7）自己信頼／自尊心（Self-Esteem）を高めるためのトレーニング

自己信頼を高めるためのトレーニングでは，自己のよいところ，好きなところ，頑張っているところを見いだし，他者に対して堂々と主張すること，そして互いに相手のよい所を褒め合うトレーニングを行う．臨地実習の中では，日々の実習の学生カンファレンスにおいて学生自身が頑張ったことを主張し，他者がよい所を褒める時間を設ける．これにより，知識不足や経験不足に直面して打ちひしがれることの多い臨地実習の場においても，学生自身が自己のよい点に目を向け，自己信頼を高めてゆく工夫を行っている．

A．アサーティブネスを実践するロールプレイ

アサーティブネスのスキルを高めるためには，ロールプレイを用いることも有効である．長年行ってきたコミュニケーションはいきなり変えようと思っても変えられるものではない．また，自分では気づかないようなコミュニケーションのくせや，考え方もある．

ロールプレイでは，複数回のロールプレイの中で，失敗することを認められた環境の中で演じ，自己および他者からのフィードバックを通じて改善してゆく．その中で，少しずつアサーティブネスを実践するための力を涵養してゆくことができる．筆者は，アサーティブネスの実践場面として，身近で具体的な要求を率直に他者に伝える場面を最もシンプルなロールプレイの題材として演習を行っている．

> **演習例　ロールプレイ1**
> ロールプレイ：アサーティブネスな態度と技法を獲得する
> テーマ　身近な要求・提案場面
> メンバー　要求を伝える人，伝えられる人（相手役），観察者
> 進行例　ⅰ）要求に関連した背景の説明と，相手役が演じるための説明
> 　　　　ⅱ）要求を伝える場面をロールプレイ
> 　　　　ⅲ）3者からフィードバック（必ずアサーティブに関して良かった点とよりアサーティブになるための改善点を述べる）
> 　　　　ⅳ）ⅱ，ⅲ）をさらに2回繰り返す．

③ コーチング（医療安全コーチング）

ここでは，教員の学生に対する医療安全に関するコーチングを取り上げる．もちろん，この技法を身につければ，学生が将来就職した先でも，医療安全に関する専門職に就いた場合にも有効な技法である．

1）コーチングとは

コーチングは，人間の可能性を信じ，一人ひとりの個性を尊重しながら自立した人間に育ててゆくためのヒントを提供するコミュニケーションスキルであり，
①人間は誰もが無限の可能性を持っている
②解決策はその人自身の中にある
という2つの人間観を前提として行うものである[12]．

コーチングを行う場合にもこれが正解というのはなく，基本的なスキルを時と場合により使い分けて適切に関わって行くことが大切である．ここでは医療安全に関して，ヒヤリハットレポートを書くことになった学生や新人職員などに対して指導的に関わるケースを想定して，その効果と基本的技法を述べていく．

＜医療安全コーチング＞

A．医療安全のためにコーチングを活用する目的

適切な振り返りを行い，再発を予防するための動機付けを行う．

B．コーチングの基本スタンス

①人は必要な資源をすでに内側に持っている．

　人の活動においてはさまざまな課題が発生する．その解決や物事を推進してゆくのに必要

な資源は，論理的な思考力，耐久力，持続力，ネットワーク力，財力など多くのものがあるが，それらを人は自己の内部に所有している．しかし，その活用に慣れていなかったり，気がつかなかったりして，有為に活用できていないこともしばしば見られる．

②人は常にそのとき可能なベストを尽くしている．

　人はそれぞれの思いによって活動するが，さまざまな諸事情を勘案して，その人なりのベストを尽くそうとする．ただし，その人が考えている限界内で尽くしているのであり，限界の乗り越え方に気がついていなかったり，どうせ無理だと初めからあきらめてしまいチャレンジしていないこともある．この点はコーチングの活用の余地がある．

③全ての行動には肯定的な意図がある．

　人が何かをしようとする時に，失敗しようとして物事を行うことはなく，何かを上手くやり遂げようとする肯定的な意図がある．コーチはその意図を正しく読み取ることができれば，コーチングに活用することができる．

④失敗と思えることも，フィードバックと前進のための機会にできる．

　たとえ物事が上手くいかないようなことがあったとしても，コーチとしてはよりよい結果を引き出すことのできるタイミングであって，フィードバックによって成果を発揮するチャンスであると考えることができる．

2）コーチングの基礎スキル

A．傾聴のスキル

　スキルを使う第1の目的はラポール（信頼関係）を作ることである．相手との信頼関係が成り立たなければ効果的なコミュニケーションは行えない．そして，ラポールの形成はコーチングを成り立たせる前提となる．

　ラポールを形成するためのコミュニケーションの考え方として，メラビアンの法則[*2]を念頭に置いておくとよい．

　メラビアンの法則によれば，コミュニケーションにおいて言語以外の部分がコミュニケーションを成り立たせる上で重要であることが明らかである．特に，ペーシングを用いることがラポールを形成する上で効果的となる．具体的には，様々な面で相手に同調してゆくことが相手の心をつかむポイントとなる．相手との共通点を探すことや，声のトーンを合わせること，呼吸を合わせることも有効である．

[*2] メラビアンの法則：話し手が聞き手に与える印象を形成する要素の影響の序列についての法則
メラビアンの実験によれば，話し手が聞き手に与える印象の形成に影響を与える要素は，言語（言葉と内容），周辺言語（声の大きさ，スピード，声の高さ，調子，間），非言語的要素（表情，視線，ふるまい，呼吸）であるが，その影響の強さは，言語が7％，周辺言語が38％，非言語的要素が55％であるという[13]．

実際に筆者らが行っているコミュニケーション教育では，傾聴の技術は「マイクロカウンセリング」を用いて教育を行っている**(表9)**．マイクロカウンセリングは傾聴を土台として相手のストーリーを引き出す技法であること，相手の肯定的資質を探求してゆく姿勢，文化的背景に対する配慮などに特徴があり，傾聴のための基本スキルをロールプレイを用いて実践的に習得していくプログラムとなっている[14]．

　傾聴の際に工夫できるポイントには，面接を行う場の設定とかかわり行動，傾聴技法がある．これらは全てロールプレイによってトレーニングすることができる．2，3分程度でのロールプレイを行って，その都度フィードバックしてゆけば，技法の1つひとつの効果を検証し，かつ身につけていくことが可能である．複数の技法を一気に導入する場合には，使う技法のチェックリストを作っておくと円滑にフィードバックにつなげることができる．

　ロールプレイは，聴く人と聴かれる人の二人一組で実施することができるが，もうひとり，客観的に見る人からのフィードバックも非常に有効であるため，三人組みで役割をローテーションしながら進めるスタイルが効果的である．

演習例：ロールプレイ2　傾聴のスキルのトレーニング

方法：下の各設定に基づいて役割を交代しながらロールプレイを行い，各面接場面の設定条件の変更による話しやすさや感じ方についての意見をフィードバックし合う．

設定1：場の設定と話しやすさ
　ⅰ）　正面で対面
　ⅱ）　90度で対面（机の角などを利用する）
　ⅲ）　机に対して横に並ぶ

設定2：かかわり行動
　ⅰ）　かかわり行動を意識しない
　ⅱ）　かかわり行動のうち一つ以上を意識的に入れて聞く

表9　マイクロカウンセリングのかかわり行動と傾聴技法

かかわり行動	基本的傾聴技法
文化的に適合した視線の位置	閉ざされた質問・開かれた質問
言語的追跡	はげまし
身体言語	いいかえ
声の質	要約
	感情の反映

（山本孝子，2007より）

B．質問のスキル

　質問は傾聴において使用されるスキルであるので，技術的には傾聴のスキルの中に含まれるものとして考えてよい．コーチングにおいては，質問は，相手が自分の考えを深め，自分の中にある答えを見つけ出すのをサポートすることが目的となるため，コーチングの目的を達成するために直接的な成果を得るための重要なスキルとなる．

質問のスキルのトレーニングについては，小人数のグループワークで詳細な議論をしてもらった後，全体で発表しあうという形式が効果的であろう．質問は人によって得意な質問形式の差があったり，テーマに関する知識によって，質問のレベルや内容が異なったりして，さまざまであり，多くのパターンを知ることがコーチにとって引き出しを拡げることになるからである．

演習例：質問のスキル
テーマ　クライアントが具体的に困っていることに関してコーチが出す質問
進行例 ⅰ）　ファシリテーターから課題の提示
　　　 ⅱ）　小人数のグループワーク
　　　 ⅲ）　全体発表

C．承認のスキル

　承認はすべての人が持つ基本的な心理的欲求であり，コーチングの効果を高めるための技法として重要である．人間は自己実現への欲求を持つが，その成果を確認する重要な方法が承認である．これらが満たされることは人間を積極的にし，動機付けをし，より良い成果を発揮させやすくする．

　承認のスキルには結果承認，事実承認，存在承認の3つがあり，使う際にはこの分類を意識して承認のスキルを用いるのが効果的である．また，事実に即して具体的に承認することが重要である．前者の分類は承認のスキルを用いる対象について体系的に把握することにより，より完全な承認を可能にし，後者は，受け止める人が素直に受け入れることにつながり，効果的である．

3）コーチングの進め方：GROWモデル

　実際のコーチング場面のコーチングの進め方のモデルとして，GROWモデルを使用することが一般的である．これは，英国のSir John Whitmoreが開発したと言われる[15]．このモデルは以下の5つを柱としている．

① 目標の明確化（Goals）
② 現状の把握（Reality）
③ 資源の発見（Resource）
④ 選択枝の創造（Options）
⑤ 意志の確認，計画の策定（Will）

　GROWモデルを使ってコーチングするには，まとまった時間が必要である．特に，結論を出すことを急ぎすぎると，GROWモデルのみならず効果的なコーチングに結びつかない．したがって，トレーニングする場合も時間をとって，じっくり進めることが効果的である．

> 演習例： ロールプレイ3 GROWモデルを使ったコーチング
> テーマ：近未来（1年程度）に達成すべき目標，課題
> 方法：コーチとクライアントの二人組で交互に行う．

4）ヒヤリハットへのコーチングの活用

A．グループコーチング

　実習場面では通常複数の学生が同時に実習を行っている．ここで毎日振り返りのためのグループカンファレンスを行うと，一人の学生のヒヤリハットはグループメンバーに学習のよい機会を提供することになる．この場合に用いることができる技法がグループコーチングである．当事者が気付かなかった改善案を，同じ学習段階にあったとしても複数のメンバーで考えることによって改善案を引きだすことが可能となる．学生それぞれ経験してきたことが異なるので，使える資源や選択肢の範囲が拡がり，教育的に有効かつ効率的である．

　ヒヤリハット事例のグループでの振り返りにグループコーチングを活用することの意義は，集団に力を引き出し，高めること，コーチングスキルの伝授，時間の有効利用，衆知を集めることなどである．教師と一対一であれば萎縮してしまいがちな状況においても，自分と同じレベルの仲間に支えられながらディスカッションできることも有効になる．一方，メンバーによって非難されたり，焦点の学生が孤立したりする危険性があることも考慮しておく．時間が長くなりすぎると緊張感やモチベーションが下がってしまって，振り返りの効果が薄くなってしまう可能性もあるので，ファシリテーターとしての教員の能力が重要となる．

　グループで振り返る場合，教員には，全ての学生は，焦点の学生と同じ場面に遭遇した場合に同じ結果となってしまう可能性があるという前提にして（それをメンバー間で共有させる），発生要因の分析，改善策の議論へと話を進めて行くことが必要になる．さらには，比較的小さなヒヤリハットも積極的に取り上げて，ディスカッションを行い，それを行った学生・グループに対して承認を与えてゆくことが，医療安全の観点からは，効果的な医療人，職場環境を涵養してゆくことにつながる．

B．コーチングスキルの基本トレーニング

　コーチングで活用するコミュニケーション技法は，傾聴を中心として，他のコミュニケーション技法と共通する部分が多い．基礎教育の中でコミュニケーション技法がある程度取得された段階で，コーチングスキルの基本トレーニングを行うと効果的である．この段階では，コーチングの枠組みについて講義を行い，速やかに面談コンテキストのロールプレイを行ってみるような組み立てが効果的である．

　この場合の面談コンテキストは，学生はさまざまな達成課題を抱えているので，現在の自分の課題や目標，やりたいことのようなテーマ設定をして行えば簡便である．

　コーチングの枠組みとしても，一般的なGROWモデルの骨組みを提示してロールプレイを行えば，患者教育や患者中心の看護過程を展開する際にも有効であることが学生にも実感できる

だろう．

C．ヒヤリハットへコーチングを活用する場合の留意点

（1）上下関係への配慮

アン・ディクソンは「上下関係にいながらも同時に相手を対等に見たいのであれば，自分の言ったことに対して，相手が自分に反応する余地をとっておく，相手の反応をきちんと受け止めるというこちら側のスタンスが必要」だと述べている[16]．ヒヤリハットが生じるケースで学生だけに問題があるケースは少なく，コミュニケーションエラーや複数の関係者の注意不足，教員や指導者の指導不足，説明不足，判断ミスなどが複合的に関与するケースも多い．ヒヤリハットの事実は学生としては反省すべきだが，学生によっては純粋に反省することに抵抗があるようなケースがほとんどであることを考えると，学生が自分の複雑な気持ちを心の中に閉じ込めずにきちんと話したうえで，そのケースを発展的に生かしてゆくためには何が必要かを客観的に検討する．そのためには，上下関係を適切に取り扱うことが肝要となる．

（2）学生なりの肯定的な意図への配慮

アクシデント，インシデント，ヒヤリハットが起こったケースにおいても学生なりの何らかの肯定的な意図があって行動が生じていることを忘れてはならない．Aという価値を優先したために危険が生じてしまうというケースである．二律背反的な現象は臨床現場においては無限に存在するといってよい．経験のある看護師同士でも物事の優先順位は異なることを考えると，初学者である学生にとって，臨床現場の優先順位を完全に把握して行動することは不可能といってよい．

その点をふまえてみれば，ヒヤリハット場面にコーチングを適用する場合にも，まずは学生の行動に何らかの肯定的な意図があったのかどうかを確認し，必要に応じて承認する姿勢をまずは示してみるべきである．

４ 医療安全に関わる看護学実習における学生指導の課題

以上に述べてきたような観点を看護学実習に盛り込むために，筆者らは，実習の記録物に始めから，ヒヤリハット報告書とその報告の必要性に関する文書を付けて，実習のオリエンテーション時点において配付して説明を行っている．これは，全ての学生がインシデントレポートを誰に臆することもなく，臨床的な実践の改善のために書くことができるようになることを目的としている．

しかし，残念ながら，上述の目的は完全には達成されてはいない．この問題は学生以上に教員レベルでの問題も存在していて，自らの実習領域内で生じたインシデントレポートを隠すかのようなことが行われることがあり，医療安全に関する看護基礎教育における重要な障害となっている．

最後に筆者らがもう１つ積極的に取り組んでいることを紹介する．実習病棟での学生の正統的周辺参加（ジーン・レイブ，2007）[7]の保証である．本章の最初に示したが，それが認められ

ることによって，学生は安心して報告すべきことを全て完全に報告することが可能になる．これが最も，医療安全に関する報告を完全におこなう風土づくりにつながるのである．　この「承認」という点に関して筆者らは，卒業前の学生に実施したアンケート結果を活用して，臨地実習の受け入れ病院の臨床指導者らとの勉強会で「自分たちの学びにつながった指導」についての意見を発表し，なかでも「承認」を最大のテーマとしてあげている．発表後，教員・臨地実習指導者でのグループワークを行い，実習指導にその成果を活かしている．

　本章では，医療安全に貢献できる人材教育のためのコミュニケーションに関する教育として，筆者の実践をまじえて述べてきた．具体的には，医療安全に貢献するためのアサーティブなコミュニケーション技術とコミュニケーションへの態度の涵養という観点での学生へのトレーニング，そしてインシデント発生時の学生とのコーチングの技法を用いたかかわり方を中心に述べた．また最後の節においては，それらを生かして学生が関わる臨床現場で医療安全に向けた課題と，それを乗り越える策についての議論を行った．
　以上より，医療安全の推進のためには，人間信頼に基づいた多面的で複合的なアプローチへのたゆまぬ努力の継続が必要であることを結語とする．

● **文　献**（4章1）

1) WHO Patient Safety Curriculum Guide：Multi-professional Edition／ＷＨＯ患者安全カリキュラムガイド多職種版：東京医科大学　医学教育学　医療安全管理学，2011．
2) 藤原正彦：国家の品格．新潮社，2005．
3) 武藤眞朗：東海大学「安楽死」事件：宇都木伸，町野朔，平林勝政，甲斐克則編，医事法判例百選，pp88-89，有斐閣，2006．
4) 甲斐克則・手島豊編，井田良：チーム医療と信頼の原則．pp.152〜153，医事法判例百選，有斐閣，2014．
5) 日山恵美：埼玉医大抗がん剤過剰投与事件．pp.154〜155，医事法判例百選，有斐閣，2014．
6) 内富庸介／藤森麻衣子編：がん医療におけるコミュニケーション・スキル—悪い知らせをどう伝えるか．医学書院，2007．　http://www.hsct.jp/review/1206/rv3.php
7) 落合和徳・他，東京慈恵医科大学付属病院医療安全管理部編：医療安全　チームステップス日本版．メジカルビュー社，2012．
8) イヴ・ジネスト監修，本田美和子翻訳，辻谷慎一郎：Humanitude（ユマニチュード）トライアリスト東京社，2014．
9) 本田美和子，ロゼット・マレスコッティ，イヴ・ジネスト著：ユマニチュード入門．医学書院，2014
10) 伊藤幸郎：ＥＢＭの科学哲学的考察．日本哲学医学倫理．第20号，pp95-108，2002)

11) 池谷裕二：単純な脳　複雑な「私」．講談社，2013．

12) 菱山　豊：ライフサイエンス政策の現在－科学と社会をつなぐ．勁草書房，2010．

13) 町野　朔・間宮　共編：バイオバンク構想の法的・倫理的検討．上智大学出版，2009．

（4章2）

1) 種田憲一郎，奥村泰之，他：安全文化を測る―患者安全文化尺度日本語版の作成．医療の質・安全学会誌，4(1)：10－24，2009．

2) （公財）日本医療機能評価機構　医療事故防止事業部：医療事故情報収集等事業　第25回報告書．2011．

3) 矢澤恵子・他：臨地実習における事故の現状と対策の検討-本校における過去3年間に発生したアクシデント・インシデントの分析から．神奈川県立病院附属看護専門学校紀要,9：17－23，2005．

4) C.M.Mayer, et al: Evaluating efforts to optimize TeamSTEPPS implementation in surgical and pediatric intensive care units. Jt Comm J Qual Patient Saf. 37(8):365-74.2011.

5) P. Kines, et al: Improving construction site safety through leader-based verbal safety communication, Journal of Safety Research, 41(5),399-406,2010.

6) 岡本智子・他：コミュニケーションの活性化が医療現場の組織活性と安全性に及ぼす影響．医療の質・安全学会誌,7（Suppl）：294, 2012．

7) ジーン・レイブ，エティエンヌ・ウェンガー著，佐伯胖　訳：状況に埋め込まれた学習―正統的周辺参加．pp.9-12，産業図書，2007．

8) アン・ディクソン：第四の生き方-「自分」を生かすアサーティブネス．つげ書房新社，1998／Anne Dickson: A WOMAN IN YOUR OWN RIGHT- ASSERTIVENESS AND YOU Revised 30th Annirversary Edition, Quartet Books Ltd. , 2013.

9) M. Chenvert: Professional-nurse handbook: designed for the nurse who wants to thrive professionally, ed 3, Mosby, St Louis,1996.

10) ジュリア・バルザー・ライリー著／渡部富栄訳：看護のコミュニケーション．原書第5版，「第1章　責任を引き受けた，アサーティブでケアリングな看護のコミュニケーション」エルゼビア・ジャパン，2007．

11) 平木典子：自己カウンセリングとアサーションのすすめ．金子書房，2000．

12) 本間正人・松瀬理保：コーチング入門．日本経済新聞社，2006．

13) A. Mehrabian and S.R. Ferris：Inference of attitudes from nonverbal communication in two channels, Journal of Consulting Psychology, 31, 248-252, 1967.

14) 山本孝子：マイクロカウンセリングの基本を学ぼう．福原眞知子監修，マイクロカウンセリング技法―事例場面から学ぶ．風間書房，2007．

15) J. Whitmore: Coaching for Performance A Practical Guide to Growing Your Own

  Skills, Fortius, Aylesbury ,1992.
16）アン・ディクソン：アン・ディクソン来日記念講演—対立を超え対等な地平へ．pp.30−32．アサーティブジャパン，2007．
17）本間正人・松瀬理保：コーチング入門．日本経済新聞社，2006．
18）本間正人・松瀬理保：グループコーチング入門．日本経済新聞社，2007．
19）ジェームズ・リーズン著，佐相邦英監訳：組織自己とレジリエンス-人間は事故を起こすのか，危機を救うのか．日科技連出版社，2010．

第5章　事故発生時・発生直後・その対応
―同様な事故を繰り返さないために

1　看護管理者に求められる能力

看護管理者のリスクマネジメント

　横浜市立大学病院の手術患者取り違い事件を契機に，医療関係者にアメリカのリスクマネジメントの概念が紹介され，さらに国の行政指導もあって，全国の医療施設は医療事故・過誤の防止対策について真剣な取り組みを継続している．2015年10月からは，医療事故が発生した医療機関において院内調査を行い，その調査報告を民間の第三者機関（医療事故調査・支援センター）が収集・分析することで再発防止につなげるための医療事故に係る調査の仕組み等が医療法に位置づけられた．

　このような状況の中，医療の安全を確保するための，医療事故・過誤の防止対策は，看護管理者の能力の発揮のしどころである．

　看護職はチーム医療で中心的役割を果たすことができる存在であり，どのような対応をするかによって患者・家族の満足度は大きく変わる．したがって事故防止活動を日常的に実践していても，いざ事故が起きたときの対応いかんによっては，これまで培ってきた信頼関係が崩れてしまうこともある．また，看護師は患者・家族に頻回に接する医療職であるため，診療の補助・療養上の世話における最終行為者となることが多く，医療事故に関わる可能性も高い．

　それゆえに看護管理者は，あらかじめ事故発生時の対応について検討・決定し，現場が混乱することなく対処できるために事故発生時の対処方法を備えておくことが必要である．また，それを看護管理者としてスタッフに周知しておくことが求められる．

　もっとも，医療安全に関する取り組みは，「最善の医療を受ける」という患者の権利の保護であり，看護部門だけでなく組織として安全文化を醸成していくことが大前提となる．

1　看護職の基本的責務の明文化

　医療の高度化・複雑化，看護職に対する社会の期待や評価の高まりなどにより，看護師も専門職として「おこなった看護」に対する実施責任が求められる時代になってきている．

　臨床現場において，専門職としての職務が倫理的に導かれるように，重要な価値を周知し，浸透させることがリスク回避につながる．このことからも，所属する組織の中で，理念や使命，組織の行動規範を明文化し，組織全体にその重要性が周知されるような取り組みが重要になる．

2 事故発生時の対処と事故後の対応の備え

いついかなる事故であっても，患者の生命および健康と安全を最優先に考えて行動する．

看護管理者は，事故発生時すみやかに，スタッフから事故に関連した正確な情報を収集し，現場の混乱に振り回されることなく，冷静沈着かつ迅速に行動する．事故発生時の対処と事故後の対応は，その後の事故防止，患者・家族との人間関係からの見地からも重要である．即座に最善の方法が選択できるような日頃の備えが必要である．危機管理が必要な事例に対して円滑に対応がなされるには，①平常時における継続的なリスクマネジメント活動，②スタッフとの良好な関係，③リスクマネジャーとの信頼関係が欠かせない．

①事故発生時の対応

事故と気づいた時点で患者の救命のために，他の医療スタッフに助けを要請する行動が必要である．患者の侵襲を最小限に止めることに全力を尽くす．緊急事態に対応するための人員確保，救命のための最善の処置ができることが不可欠である．

②医療事故発生時の記録

記録方式を経時記録に変え，患者急変前・後の経過を時系列に整理する．患者・家族への説明や会話のやりとりの内容も記載する．

③患者・家族への対応

訴訟を恐れて謝罪を避けようとすることは，患者・家族の心象を害し事故の解決を妨げ，逆効果となることが多い．また，事故を発生させるに至った経過説明が曖昧なほどに，患者・家族は医療者に対する不信感を強めることにもなる．事実を説明することが重要である．

④事故当事者へのサポート

当事者は混乱し，集中力も低下していることが多いため，注意が必要である．当事者が落ち着けるように同僚・家族・友人からの支援体制を調整する．事故後の勤務に関しては，当事者の気持ちを確認し相談しながら決める．

3 事例からの学び

1）事例から学ぶ意義

事故事例には早急に対応しなければならない．迅速に，かつ現場の混乱に振り回されることなく冷静沈着に行動し，スタッフから事故に関連した正確な情報を収集し，対策を立案する．

インシデント（ニアミス）事例は医療現場で発生した具体例として，単なる件数集めにならないように有効活用することが重要である．原因を究明し再発予防策を立て，同じ過ちを防ぐことが安全対策の基本である．特に，繰り返し発生する事例や発生していたならば重大な事態が予測される事例については，実効性のある再発予防策を早急に立案し，事故発生を防止することが重要である．インシデント事例は医療安全対策の基本であり安全文化の指標であり，この分析が次のステップである改善の根拠となる．

2）事例分析

　事例分析は「その事故がなぜ起こったのか」に関する要因を抽出し，それに基づいて対策を立案し，事故防止対策を実施するために行う．何らかの分析ツールを利用することで系統的な分析が可能となる．どの分析手法を活用するにも情報収集が最も重要であり，収集した情報を整理して適切な分析方法で事例分析を進める．忙しい業務の中では，現実的には時間は限られており，すべての事例を詳細に分析することは困難である．そのため日々の中では，その事故の種類によっては短時間で分析可能な方法によって事例分析を行い，警鐘事例の分析に関しては，背後に潜む根本的要因を見極めるための分析手法で分析することが必要になる．

A．SHELモデル

　SHELモデルは，当事者である人間（中心のL）が最適な状態を保つためにはS（ソフトウエア）・H（ハードウエア）・E（環境）・L（他人）の4つの要因が影響していることを表す．4つの要因と中心の当事者のL:ライブウェアとの相互関係に注目して分析するモデルである**（図1）**．

　中心のL:ライブウェアが不定型の外縁となっているのは，人間が状況によってその能力や限界がさまざまに変化することを表わしている．その外縁に合うように4つの要因と当事者の対応を考える．

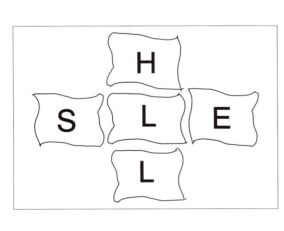

Software ソフトウエア	手順書，マニュアル，規則などシステムの運用に関わる形にならないもの：職場の慣習・マニュアルの有無
Hardware ハードウエア	医療機器，器具，設備，施設の構造など：履物・補助具・作業台
Environment 環境	温度・湿度・照明などの物理的環境，仕事や行動に影響を与えるすべての環境：業務範囲・労働条件・勤務時間・仕事の困難さ・職場の雰囲気
Live ware 人（他人）	当事者以外の人々：事故などに関わった他のスタッフ・患者自身や家族の誘因（年齢，安静度，ＡＤＬ，薬剤，疾患，身体障害）
Live ware 人（当事者）	事故・インシデントに関わった本人：心身の状態・経験・知識・技術的問題

図1　HawkinsのSHELモデル

B．p-mSHELモデル

　「SHELモデル」はヒューマンファクター工学の説明モデルとして，特に航空業界・産業界で事故分析に利用され，目的に応じてさまざまなモデルが提案されてきた．「p-mSHELモデル」は，そのような歴史の中で，SHELモデルの手法を医療システムに適用するために，患者

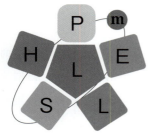

P：患者（医療関係者と患者との関係）患者の急変，患者の能力，患者のパーソナリティなど
医療関係者のパフォーマンスに影響を与えるもの

m：マネージメント
医療システムは人間の介在なしにはシステムの目的を達成することができない．人間の介在に依存しているシステムはマネージメントが重要となる．

図2　p-mSHELモデル（河野龍太郎による）

patientの「p」，管理management の「m」の2つの要素を追加したものである（**図2**）．

C．4M—5E

アメリカの国家航空宇宙局で事故分析に用いられている分析モデルである．マトリックス表（**表1**）に事故の発生の要因を，①当事者，②物・機械，③環境，④管理　の4つのMの視点から検討し，それぞれの要因ごとに対策を①教育・訓練　②技術・工学　③強化・徹底　④模範・事例，⑤環境　の5Eの視点から対策を立案するもので，事故要因をそれぞれの要因の視点から対策を考える分析方法である．

表1　4M-4Eマトリックス表

		Man：人間 （当事者）	Machine （物・機械）	Media （環境）	Management （管理）
具体的要因					
対策	Education （教育・訓練）				
	Engineering （技術・工学）				
	Enforcement （強化・徹底）				
	Example （模範・事例）				
	Environment （環境）				

D．なぜなぜ分析

抽出された要因に対して，「なぜ」という問いを繰り返して根本的な原因を追究する方法であり，「なぜ，そうなったのか」を繰り返すことで真因が見えてくる（p.117参照）．「なぜ」を5回繰り返すことが推奨されていたが，必ずしも回数にこだわる理由はない．要因にたどりついたかどうかが大切である．単純な方法としていつでも誰でも実施することができる．後述のRCAのプロセスの中にもこの「なぜなぜ分析」が含まれる．

E. 時系列分析手法

(1) RCA(Root Cause Analysis)Tools 根本原因分析ツール

問題解決のひとつの方法で，医療事故事例などを系統的に分析して，その「根本原因・背後要因」を同定し，対策を立案・実施して再発を予防するプロセスの総称である．

＜RCAの手順＞（図3）

① 起きた出来事の流れを時間の経過に沿って把握するため，必要な情報を取集して，「出来事流れ図」を作成する．
② 整理した出来事の一つひとつについて，問題事象の特定のために「なぜなぜ分析」を行い，背景要因を明らかにする．
③ 「なぜなぜ分析」から導き出された根本原因と発生した事故（結果）との因果連鎖の検証をしながら「因果図」を作成し根本原因を確定する．
④ 根本原因に対する対策を立案する．

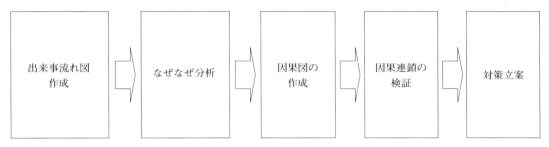

図3　RCAの手順

(2) Medical SAFE（図4）

「時系列事象関連図」を作成して情報の収集・整理を行い，「問題点を抽出」し「背後要因関連図」を作成する．要因分析を行うときP-mSHELL（SHEL（L）の管理の"m"，患者の"P"を加えたもの）を使用して，対策を列挙・決定する．

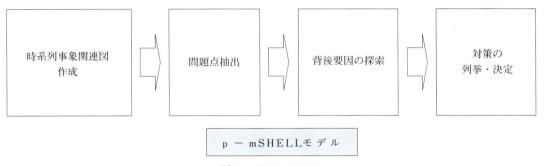

図4　Medical SAFE

＜Medical SAFEの手順＞
①時系列事象関連図の作成（図５）

関係者へのインタビューを通じながら事故発生までの経過を明確にする．

最後の問題事象に至るまでにはいくつもの小さな問題と思われる事象が連鎖している．複数の問題事象が次々に連鎖して最終的な事象に至っていることを理解することが必要である．

	（横軸に登場人物） 看護師A	看護師B	医師
（縦軸に時間）			

図５　時系列事象関連図

②問題点の抽出

完成された時系列事象関連図より，問題だと思われる事象を抽出する．

③背後要因の探索

なぜ，そのような問題が起きたのかという背後要因を探す．

問題点はそれだけが単独で存在しているわけではなく，その背後には問題を誘発している要因が存在する．

行き詰まったら「P－mSHELLモデル」を活用してみる．

④対策案の列挙

実行可能性は気にしないで，問題点やその背後要因をなくすために思いつく限りの対策を考え出す．

⑤実施する対策の決定

思いつくままにあげられた対策に対して有効性・コスト・労力・期間・即効性などの評価項目を考慮し，実施する対策に優先順位をつける．

⑥対策の実施

採用された対策を優先順位に従って実施する．「いつまでに」「誰が」「どのように」を明らかにし，実施状況を定期的に確認する．

⑦対策の評価

実施した対策の評価を行う．対策が的確に実施されたことによる効果と，新たな問題を発生していないかどうかを確認する．

３）事例分析の実際例

事例分析は，医療現場での事故の再発防止への取り組みとして，どの分析方法を取り入れ，院内でどのように活用していくか十分に検討して進めていく必要がある．実際に報告されたレポートをもとに「p-mSHEL」分析手法を用いて事象の要因分析を行い改善策を立案した例を示す．

インシデント事例分析：転倒

【事例】 入院前と同じに，入院後も内服薬の自己管理を継続したいという患者の希望もあり，内服薬は患者の自己管理としていた．

患者は「ぐっすり眠りたい」と眠剤を内服した．その深夜，トイレに行こうとした時に，ふらついてベットサイドにあった点滴スタンドを倒さないようにと気遣い転倒した．

p-mSHELモデルを活用した分析事例

要素	事象	背後要因	対策
P（患者）	内服薬の自己管理はできていた 入院後の内服薬の扱いについて説明を受けていなかった ぐっすり眠りたいため眠剤を内服した	眠剤の扱いについての説明を受けていなかったため，内服しても看護師に伝えなかった	基本となる与薬（内服薬）マニュアルに沿った説明をする
m（管理）	3交代制　チームナーシング 準夜・深夜ともに2人勤務 患者希望により入院前と同様に内服薬を自己管理とした	受け持ち看護師は入院時，持参薬の確認をしなかった チームリーダーが業務指示（内服薬確認指示）をしなかった チームメンバーは内服薬を自己管理としたことをチームリーダーに報告しなかった 眠剤が処方になっていることを把握していなかった	入院時はチームリーダーに報告し，リーダーが業務指示を出し，受け持ち看護師とともに確認する 与薬（内服薬）マニュアルに沿って実施する チームメンバーとリーダーは情報共有し状況によってはチーム全体で取り組む
S（ソフトウエア）	内服薬の自己管理に関するルールがない 内服薬の内服状況を把握していない 眠剤を患者管理にしていた 患者の睡眠状況を把握していない 患者は眠剤による影響を自覚していない	チーム内での情報伝達ができていない チームメンバーが報告しないためチームリーダーへの情報集約がされていない 内服薬の現物確認をしていない	内服薬の自己管理に関するルールを確認 マニュアルに追加する チームメンバーはリーダーに報告し患者の希望だけでなく，薬剤の自己管理が可能かどうか，チーム内で検討し決定する 眠剤は看護師管理とする 入院時薬剤師による薬剤指導を実施する 眠剤による影響（転倒・転落の危険性）を患者指導する
H（ハードウエア）	内服薬を自己管理としたため，内服中の薬剤名が記載されていない	内服中の薬剤の整理がされていない	自己管理薬であっても誰が見てもわかるように整理の方法を検討する 薬剤管理は基本的に薬剤部が実施する

要素	事象	背後要因	対策
E（環境）	ぐっすり眠りたいため眠剤を内服した 3交代性　準・深夜2人夜勤 ベッドサイドに使用していない点滴スタンドが置いてあった	眠剤を内服したが看護師には伝達されていない 患者は眠剤を内服したことを看護師に伝えなければならないとは思っていない	内服薬を自己管理とする場合，眠剤は看護師管理とする 必要に応じて定時外でも巡視する 必要のない物品の置き場所を決めておく．決まっている場合は戻す
L（本人）	患者の睡眠状態の情報不足があった 内服薬（眠剤）に関する情報不足 患者との情報交換がなかった スタッフ間の情報交換がなかった 患者の眠剤に対する知識不足があった	患者の睡眠状況を把握していなかった 眠剤の内服に関して説明されていなかった 患者は自分の判断で眠剤を内服してよいと思っていた	眠剤は看護師管理とし内服希望時は看護師と相談する 与薬（内服薬）マニュアルに沿って実施する 薬剤師による薬剤指導を実施する
L（周囲の人間）	患者が眠剤を自己管理していることを把握していなかった 患者希望によって内服薬の現物を確認しないまま自己管理とした 自己管理薬の中に眠剤が入っていた	チームメンバーは内服薬を自己管理としたことをリーダーに伝えなかった チームリーダーはチームメンバーに内服薬について確認しなかった	与薬（内服薬）マニュアルに沿って実施する チームメンバーとリーダーは情報共有し状況によってはチーム全体で話し合い取り組む

事故発生事例分析：経腸栄養チューブ閉塞

【事例】経口食事摂取が困難で鼻からチューブを通して経腸栄養を行っていた患者．栄養チューブの詰まりに対して，看護師がチューブの開通目的で希釈した酢酸を注入した．患者は発汗を伴う腹痛を起こしてその後死亡した．

p-mSHELモデルを活用した分析事例

要素	事象	背後要因	対策
P（患者）	XX・8・14　入院 XX・8・15　冠動脈バイパス手術施行 人工透析を行っていた XX・11・10　経腸栄養チューブが詰まり，酢水注入後，発汗を伴う腹痛発汗を伴う腹痛を起こしたが軽快傾向となったので，経腸栄養を一時中止し経過観察 XX・11・11　午前中，軽度の腹痛あったが午後には消失 XX・11・13　小腸造影：断続的な腹痛はチューブの先端が十二指腸の壁に当たっていたことが原因 XY・3・4　心臓手術（僧帽弁置換術，三尖弁形成術）施行 XY・3・6　経腸栄養チューブを再挿入 XY・4・1　チューブ詰まりがあったが白湯の注入で開通 XY・4・7　昼ごろ，経腸栄養チューブが詰まりかけていた． 酢酸15mLをぬるま湯3mLで薄めた液（濃度約25％）18mLを注入後，腹痛あり XY・4・23　容態が急変 XY・4・24　6:55　死亡	XX・8・16から　経口による食事摂取が困難なため鼻から経腸栄養チューブを挿入し腸から栄養補給していた XX・11・10　ICUで使用している30％酢酸ビンから紙コップに取り分け，ICUの看護師の希釈情報に従って酢酸5mLと白湯1mLで6mLに調合し経腸栄養チューブ内に注入した．	
M（管理）	経腸栄養チューブの閉塞の要因について検討していない チューブ詰まりを開通する標準化された方法が規定されていない マニュアルに規定されていなかった経腸栄養チューブの詰まりの開通方法として酢を使用することでの患者への影響が検討されていない	酢水はチューブ閉塞時の開通に効果があると思い込んでいる． XX・11・10　経腸栄養チューブが詰まりかかっていたので，酢の注入について聞いた記憶と効果があったという認識で酢の注入を提案 酢酸5mLと白湯1mLで6mLに調合し経腸栄養チューブ内に挿入 XX・11・10にもチューブの詰まりがあり，患者は発汗を伴う腹痛を起こしている．経腸栄養チューブの詰まりに酢を使用することでの患者への影響についての情報は共有されていない	経腸栄養チューブは閉塞しやすいので閉塞予防策を確実に実施する 経腸栄養チューブ管理を確実に実施するためマニュアル化する ①定期的に水道水でフラッシュする ②半消化態栄養剤はチューブ閉塞を起こしやすいが，半消化態栄養剤や栄養成分剤は起こさない ③カード化現象がチューブ閉塞を起こす原因となる ④十分なフラッシュと酢水ロックはチューブ内の衛生管理に有効である チューブの開通について段階的に思考する方法をマニュアルで規定する 　(1)容量の少ない注射器で水道水を用いてフラッシュする 　(2)ガイドワイヤーを使用し内腔を物理的に開通させる

要素	事象	背後要因	対策
			(3)酢水ロックの方法 (4)注入する栄養剤を選択する 半消化態栄養剤を投与する場合はチューブ内に凝集したたんぱく質を除去するために水道水のフラッシュを定期的に実施する たんぱく質を含まない半消化態栄養剤や成分栄養剤はアミノ酸やペプチドが酸によってカード減少を起こすことがないのでチューブ閉塞を起こさない チューブ閉塞がカード化現象によって起こるため,逆にpHを上げるため重曹水ロックを検討する
S(ソフトウェア)	以前に酢の注入について聞いたことがあり効果があったという情報から経腸栄養チューブの詰まりを経験したことがあるだろう部署の医師,看護師から方法についての情報を得て実施している 院内マニュアルには経腸栄養チューブの詰まりを開通するための方法の規定がなかった	酢がチューブの閉塞を改善する効果があるのか根拠も検討することなく慣習のまま実施した 酢酸の薬理作用情報が不足,危険性を認知していない 食酢と酢酸を同一視している 注入直後,患者は腹痛を訴えているが,酢酸水の濃度が高く刺激が大きかったことに気づいていない 酢酸に関して,何に使用しているのか薬剤部が把握していなかった. チューブの詰まりを改善する方法として酢の使用以外に検討していない	酢水は食用酢を使用するのか,酢酸を使用するのかを規定する 酢水がチューブ閉塞時の開通に効果があるのかを明らかにする. チューブの閉塞を改善する方法(酢水の使用以外)を検討する チューブ閉塞予防に向けてのチューブ管理策を策定する
H(ハードウェア)	他部署(HCU)から借り受けたビンのラベルには,手書き文字で「す5:ゆ1」と記載されていた 他部署(ICU)看護師から酢酸のビンを借り受け,「酢1:水1」で希釈して,量は20mLであることを確認した	関わった職員全員が食用酢(酢酸濃度4%程度)と酢酸(酢酸濃度30%)を同一視して行動している 実際に使われた酢酸ビンの組成に30~32%の記載があったことから,25%の濃度の酢酸水が投与された. 高濃度の酢水をチューブに注入することの患者への影響を考えていなかった	食用酢(酢酸濃度4%程度)と酢酸(酢酸濃度30%)のどちらかを選択使用するのは,また同様の事故が起こる危険性があるため,一種類とする. 薬剤のラベル表示を統一化する
E(環境)	経腸栄養チューブの詰まりの開通方法が院内で規定されていない. 酢酸の事態に及ぼす影響(希釈)について疑問を感じることなく慣習だけで実施している 以前に酢の注入について聞いたことがあり効果があったという情報から,チューブの詰まりを経験したことがあるだろう部署の医師,看護師から方法の情報を得て実施している 同一患者でチューブ詰まりに酢水を使用することで腹痛を起こしているのにもかかわらず,同一の方法で対処した 事例に関わった職員が「酢がなぜチューブ詰まりを開通できるのか」について疑問を感じていない 食用酢と酢酸を混同して理解しているため濃度について疑問をもっていない	酢酸に関する情報が不足している 酢酸の危険性を認知していない 情報の共有が不十分である 慣習だけで実施している	院内規定を作りマニュアルに記載して情報共有する ①詰まってしまった経腸栄養チューブの開通目的に酢水を使用することは効果がないこと ②チューブの詰まりの開通の方法 ③酢水の正しい使用方法 ④チューブ閉塞予防に向けたチューブ管理方法

要素	事象	背後要因	対策
L（本人）	6:00 定時の白湯を注入後、チューブが詰まりかけているとの申し送りを受け、他部署で以前に酢の注入で効果があったことを認識していたため、医師に酢を使って開通する方法を提案した 他部署（HCU）から借り受けたビンのラベルには、手書き文字で「す5：ゆ1」と記載されていたため、酢酸15mLをぬるま湯3mLで薄めた液18mLを調合しチューブ内に注入した 患者が腹痛を訴えたため白湯10mLを注入しチューブから吸引を試みたが吸引されなかった．さらに白湯100mLを注入したが症状は改善されなかった	慣習で実施した 借り受けた酢酸のビンに「す5：ゆ1」の記載を「酢酸5：ゆ1」と認識していた 酢酸15mLを白湯3mLで希釈した18mLが、高濃度の酢水であるという認識はなかった 酢は酢酸が3〜5％含むものであるという気づきがなく同一視していた	個人のリスク管理を高めるための自己学習をする 薬剤の安全な使用について、身体に与える影響について薬剤部が中心になって研修会を開催する 栄養サポートチームが経腸栄養剤の検討をする
L（周囲の人間）	E医師は看護師からの酢による開通方法を集中治療部医師に確認、透析しているため腎臓内科の医師にも確認し実施を許可した 濃度25％の酢酸水が投与されたことを認識していない	経腸栄養チューブが閉塞の開通の方法を内科の医師が集中治療部医師に相談し、酢酸使用の情報を得たが、酢酸の濃度による身体に及ぼす危険性は認識していない 慣習で行動した 酢は酢酸が3〜5％含むものであるという気づきがなく、酢と酢酸を同一視していた 酢酸15mLを白湯3mLで希釈した18mLが、高濃度の酢水であるという認識はなかった	慣習だけで行動しない 個人のリスク管理を高めるための自己学習をする 職種を問わず情報の共有化をすすめる

まとめ

経腸栄養チューブは内径が3mm程度と狭いためチューブ閉塞を起こしやすい．

事例はXX・11・10 経腸栄養チューブが詰まり開通のため酢水注入後、発汗をともなう腹痛あり、XY・4・7にもチューブが詰まりかけ酢水注入後腹痛を訴えている．経腸栄養チューブの閉塞に対して開通を目的に酢水を注入しているが、酢水は開通には効果がないとされている．濃度を間違えるなどのリスクを犯してまで実践に活用するメリットはないと考える．

酢水をチューブ内の汚染防止に継続して使用するのであれば、栄養課に請求し食酢を使用するのか、薬剤部に請求し酢酸を使用するのか院内で一つに統一するべきと考える．酢水を何の目的で使用するのかを明確にする必要である．

チューブの閉塞は細菌汚染によるたんぱく質のカード化現象が原因となることから、定期的な水道水によるチューブフラッシュがより重要であり、チューブ閉塞を起こしてしまった場合は小さい注射器での水道水のフラッシュやガイドワイヤーの使用を試みる必要がある．

日ごろからチューブ閉塞防止に向けてのケアが重要であり、経腸栄養セットを清潔に扱い、清潔操作で栄養剤注入、注入後は水道水によるチューブフラッシュ操作を確実に行うことが大切である．特に薬剤注入をしている場合や半消化態栄養剤注入時は注意が必要である．錠剤やカプセル剤を粉砕せずに温湯で溶かし崩壊させて注入する簡易懸濁法の導入や経腸栄養剤の成分の把握などチューブ閉塞予防に向け積極的に取り組むことが必要と考える．

4）薬剤に関するインシデント事例の分析と防止策の実施例

A．T病院の薬剤に関するインシデント事例

　日本医療機能評価機構の情報収集事業によると，医療機関のインシデント事例の約3割が薬剤に関する事例であると報告している．

　T病院における2013（平成25）年度薬剤に関するインシデント報告は25.9％で，日本医療機能評価機構の薬剤に関する報告とほぼ一致していた．また，報告内容は内服薬に関するものが多く「確認不足による飲ませ忘れ」が多く発生していた．

　内服薬の中でも血液凝固阻止剤や抗血小板薬は，投与量によっては重篤な副作用が発現しやすいなど，安全管理が必要な医薬品として日本薬剤師会の「薬局におけるハイリスク薬の薬学的管理指導に関する業務ガイドライン（第2版）」においても「ハイリスク薬」に位置づけられている．例えば，抗凝固剤であるワルファリンに関しては，投薬忘れや投薬量の間違いなどによって，梗塞や出血などが生じる危険性があることを重要視して行動しなければならない．

　T病院の看護管理者は，繰り返し発生しているインシデント事例の中にはアクシデントへと移行する危険性が高い薬剤が含まれていることを認識し，スタッフに注意喚起する必要があった．

B．「確認不足による飲ませ忘れ」に対する再発予防策：ロールプレイング手法による注意喚起の取り組み

　T病院では，特に高齢の患者が増えていることも背景にあって，「薬剤に関する間違いがあっても患者から指摘されることは少なく，服薬そのものが医療者に委ねられることが多い」ということをスタッフに再認識させる必要があった．

　インシデント報告はそれぞれの医療現場で発生した具体例であるにもかかわらず，繰り返し発生する内服薬に関するインシデント事例でも「マニュアルを遵守しなかったための確認不足」とされた事例が多く見られた．マニュアルを遵守していないことで発生した事故も確かにあったが，マニュアルを守ってはいても形式的に使用しているなど，使用方法に問題があると考えられた事例も多く報告されていた．

　そこで看護管理者は，事故当事者だけでなく，報告内容を他人事ではなく自分のこととして受け止めることができるようにするためには，スタッフ各々が自身の行動を振り返る環境を作り上げること，また，スタッフ一人ひとりがマニュアルを使うことによって信頼性や安全性を確保することができることが必要であることから，個人の安全意識を向上させ行動を変革するための取り組みを行った．

【ロールプレイング手法の導入】
　ロールプレイングの役割演技法を取り入れて意見交換することにより，「マニュアルを遵守する」という行為そのものと，それが個人の安全意識の向上と行動変革へつながることを期待できる．
（1）ロールプレイングとは
　教育方法の一つであり「役割演技法」ともいわれる．実際の仕事上の場面を設定してそこでの役割を演じることで実務上のポイントを体得する訓練法である．参加者が特定の役割を演じるなかで，問題点や課題に対する解決方法を考えることとなり，「業務に必要なスキルのレベルアップが図れる」「日常業務を客観的に観察でき業務の見直しや今後の課題が発見できる」「実際の業務でハプニングが起きても冷静な対応が期待できる」などの特徴がある．
（2）実施手順
　①ロールプレイングの説明：訓練の方法と何を習得することを期待しているかについて説明する．
　②ウォーミングアップ：始めるにあたって緊張を解く雰囲気をつくる．
　③役割の決定：それぞれの役割を決定する．
　　ロールプレイング全体の進行をする係，登場する人物の演技をする演技者，演技を観察する役割の観察者，観察者は演技者以外のメンバーがその役割を担う．
　④実技：役割分担に沿ってロールプレイングを始める．
　⑤分析・討議：演技終了後，観察者は演技者に対する演技の内容をまとめて発表し意見交換する．
（3）与薬（内服）業務に関するロールプレイング
　①インシデント報告内容をもとに場面設定，実演：
　　ロールプレイング実施前「マニュアルを遵守」して行動していたかどうか，自己評価を実施
　　「マニュアルを遵守して行動している」と答えている自己評価の高い場面に対して，「インシデント報告が多い」というズレが生じている場面に焦点を当てて場面設定し実演した．
　　場面は与薬業務のマニュアル手順に沿って，①与薬カートに薬剤を準備，②与薬カートに当日分の薬剤準備ができているかダブルチェック，③配薬，④配薬忘れがないか与薬カート内をチェック，⑤経管栄養患者の薬剤を食前に溶解，⑥溶解した経管栄養患者の薬剤を食後に注入の6場面を設定した．
（4）観察ポイント
　与薬業務に対するスタッフ各自の行動と，マニュアルのすり合わせだけでなく，「観察者が何を重点的に見るのか」ということが重要なポイントになるため，業務の技術的側面や，話し方や態度といったコミュニケーションスキルも合わせてチェックした．
（5）演技終了後の分析・討議
　①手順が異なっていた．
　②あいまいな知識のまま実施していた．
　③ナースコール対応などにより作業が中断され，イライラして手順を省略するなどのリスクに気づくことができた．
　④ロールプレイングを通して当事者だけでなくスタッフ各自が行動を振り返ることで，リスクに気づきマニュアル遵守の必要性が確認できた．
　⑤マニュアル順守ができないのは，行動のどの部分に問題があったのかを振り返ることで，事故の共有化が可能となり事故に学ぶことができた．

　ロールプレイングを通して，内服薬の飲ませ忘れに対して，マニュアル遵守ができないのはどこに問題があったのかをスタッフ各自が行動を振り返ることができた．マニュアルの遵守はあくまで

信頼性や安全性を確保するための対策であり，本来の目的を考えて使用することが重要である．マニュアルとして手順を標準化し，手順に沿って業務を行うことは安全な医療を提供するうえで重要なことであるが，「なぜそのような業務が必要なのか，その手順の目的は何か」を個人が意識して実施することが事故防止に役立つ．そして，事故を共有化して事故に学ぶことにつながるのである．

4 医療事故発生時の対応

1）患者・家族への対応

看護管理者は直ちに現場に出向いて状況を確認する．混乱している現場では，冷静沈着に迅速に判断して行動することが求められる．患者の状態の把握，当事者への言葉かけ，当該部署の患者やスタッフへの配慮を実施する必要がある．

患者に対しては，緊急事態に対応するための医師および看護師の確保，救命のための最善処置が不可欠となる．患者の侵襲をできるだけ最小にとどめるよう全力を尽くすことが，患者を救い，看護師も救われることになる．

事故による訴訟を恐れ謝罪の言葉を述べることを避けようとすることは，患者・家族の心象を害し，事故の解決を妨げるばかりか逆効果となることも多い．事故発生の経過説明は，言い訳や憶測を避け，事実関係を速やかに伝えることが重要である．

事実の説明が曖昧なほど患者・家族は医療者に対する不信感を強めることとなり，真実を知りたいと提訴に至ることも多い．

2）事故当事者へのサポート

事故当事者は，自責の念と周囲の反応による影響もあり，精神的に混乱状態に陥っている可能性が高いため，十分な配慮が必要である．

A．事故当事者へのサポート

施設長・所属長[*1]によるサポートは当事者にとっては大きな支えとなる．また，同僚のサポートは，事故の共有者になれる立場にいることで心強い理解者であり，当事者だけでなく，チームとして体験を受け止めることができるように，万全のサポート体制を準備することが看護管理者の責務である．

B．当該部署へのサポート

当該部署が落ち着いて日常の業務が行えるように，必要時は応援要員を配置して業務支援を行う．当事者の勤務配置については当事者と話し合って，心身の緊張を緩和できる勤務を配慮する．逃避感情を押さえ，看護師としての誇りを持てるように，看護管理者としての教育的配慮を行う必要がある．可能な限り，退職に至るような事態を避けるよう強力な支援が必要である．

---

*1 施設長：所属の病院長
　所属長：看護師長　看護部長
　　監督したり責任をとったり指揮する人，管理者　職長　統括者

2 事故当事者の法的支援

　医療事故が発生した際，看護師が負う可能性がある法的責任には，①民事責任，②刑事責任，③行政処分の3つがある．ある．これらの責任がどのようなものかについては，第1章を参照いただきたい．

　本章では，看護師がそれぞれの責任を問われる場合に，どのような法的支援を受けることができるかについて説明する．

① 法的対応　民事／刑事その他

1）民事事件における法的支援

　医療現場で発生する民事事件といえば，医療事故に遭遇した患者が，その原因は医療機関側にあると考え，医療機関に対し，治療費や慰謝料等を請求する損害賠償請求事件を思い浮かべるとわかりやすいだろう．具体的には，看護師が採血をした際に，注射針で神経を損傷し，それによって，指の知覚鈍麻，握力低下などの後遺症を生じさせてしまった場合等に損害賠償が請求される．

　このように，民事事件とは私たちが日常生活を送る中で起こる財産などをめぐる争いのことをいう．当事者は，患者や家族，医療者や医療機関であり，私人間の争いである．

A．民事事件解決までのおおまかな流れ

　まず法的支援を学ぶ前に，民事事件解決までのおおまかな流れをのべる．

（1）当事者間での話し合い

　先ほどの具体例のような事故が発生し，患者側から損害賠償を請求された場合，まずは当事者間で話し合いがなされる．この段階で，医療機関側の対応や説明に患者・家族が納得すれば，訴訟には発展せず「示談」で終了する．医療者側の過失が明らかで，事故により新たに治療費がかかったり，後遺症が残ったりした場合には，医療機関側がお金を支払うことにより示談が成立することが多い．

（2）調停・ADR（裁判外紛争解決）

　当事者間の話し合いで解決しない場合には，公正な第三者を関与させた手続に進むことになる．この手続きには，調停やADR（裁判外紛争解決）があるが，これらは，あくまでも当事者の合意によるものであり，相手方が手続き自体に応じなかったり，応じても合意に至らなければ，紛争は解決しないまま，終了する．

　なお，これらは必ず必要な手続きではないため，当事者間の話し合いがうまくいかないことが想定される場合に，最初から次の民事訴訟が提起される場合が多い．

（3）民事裁判

　民事裁判は，患者・家族にとっては，最後の砦である．患者が原告となり，医療機関や医療

者を被告として，損害賠償請求訴訟を提起する．調停やADRとは違い，民事訴訟が提起され，適法に係属した場合，被告となる医療機関はこの手続きに応じないと敗訴してしまうため，訴訟への準備は必須である．

民事裁判では，裁判所が証拠をもとに判断し，最終的に判決を言い渡す．なお，訴訟の途中に，裁判所から和解（話し合いによる解決）を勧められることもある．この場合に，和解が成立すれば，判決には至らず終了する．現状では，和解により終了している事件が多い．

B. 各段階の法的支援

以上のおおまかな流れをふまえ，弁護士の活動を中心に，各段階における法的支援について説明する．具体的には，医療事故に巻き込まれた場合に，どのような支援を受けることができるのか，また適切な支援を受けるために何をすれば良いかを説明する．

（1）「当事者間での話し合い」段階での法的支援

医療事故の発生直後は，事故への対応が優先されるが，良くも悪くも状況が落ち着くと，患者・家族から状況の説明や原因究明，謝罪とともに，金銭的解決を提案されることがある．もっとも，初期段階で金銭の支払いを求められる場合，その提案は非常に漠然としたものであることが多く，医療機関側としては対応に苦慮することがある．

【弁護士の活動と医療者の対応】

弁護士は，この段階から関与した場合，調停や裁判などに至らずに問題が解決するように，早期の「示談」を目指して活動を始める．

a．情報収集

ア　医療機関からの情報収集

弁護士は，医療機関から医療事故の相談があった場合には，まず，医療機関の医療安全推進室等の事故対応の担当者から，事故の概要を聞くことが多い．事故についてもっとも詳細を把握しているのは，事故にかかわった当事者および関係者（以下「当事者等」という）であるが，当事者等は，事故後も通常の業務の中で働いていることが多く，すぐに話を聞くことが難しい場合がある．そのため，概要は事故対応の担当者から聞き，その後，当事者との橋渡し等を依頼することで事件への迅速な対応が可能となる．

この場合，事故の概要を伝える担当者は，医療事故について，個人的な見解を話すことは避け，事実のみを伝えるように心がける．

事故についての概要を聞くと同時に，診療記録の収集に着手する．提出をお願いする記録は，**表2**の通りである．これらは後に，患者・家族側からも取り寄せを求められる可能性がある記録である．

表2　提供をお願いする記録

(1) 診療録
(2) 手術記録・麻酔記録
(3) 看護記録
(4) 検査所見記録・エックス線写真
(5) 助産録・分娩監視記録等
(6) 医師指示票
(7) 顕微鏡標本（プレパラート）等
(8) 培検録
(9) 口腔模型
(10) 紹介状・診療情報提供書
(11) 診療報酬明細書（レセプト）控え
(12) 病棟日誌，医師看護師勤務表等
(13) 事故報告書等　　　　　　　　等

　看護記録には，①基礎（個人）情報，②問題リスト，③看護計画，④経過記録，⑤看護サマリーなど看護師が記載するすべての記録が含まれる．診療録も重要であるが，看護記録には，入院患者・家族の訴え，医師の説明・指示，検査・処置・投薬の経過等が記載され，温度版などには，バイタルサイン，尿量，ドレーンからの排液量，飲水・輸液・輸血量，酸素投与量等が記載されているため，事故当時の状況がよくわかる記録として，重要性が高い．
　弁護士は，以上の行為を通じて，医療事故の全体像を把握する．医療機関は，適切な法的支援を受けるため，弁護士の情報収集に協力することが望ましい．
イ　当事者・関係者からの事情聴取
　医療事故のおおまかな全体像が把握できたら，医療事故の当事者および関係者と面談を行う．この目的は，医療事故の詳細を把握することにあるが，それとともに，医療者と一緒に事故当時の状況を整理することにもある．
　医療事故に直面した医療者は，特に悪しき結果が生じた場合には，その事故にかかわった自分の行為を悔い，悩むことが多い．客観的には，自身の行為に過失がなかったような事例でも，何か問題のあることをしたのではないかと不安になる傾向にある．このような迷いのある段階で，患者から説明を求められたり，医療機関から事情聴取をされたりすると，どのような回答をすればよいか躊躇することになる．そのため，医療者は，できる限り早く，弁護士と面談し，当時の状況を整理するとともに，法的な責任の有無についてのアドバイスを受けることが望ましい．医療機関はそれができるような支援をすべきであろう．医療者が面談に臨むうえでは，簡易な時系列表を作成し，患者の主張およびそれに対する医療者の見解を箇条書きにしておくとよい．これは事前に弁護士に送付しておくと，面談がスムーズに進む．
　なお，弁護士には守秘義務があるため（弁護士法第23条），面談で話した内容が口外されることはない．医療者が希望すれば，患者・家族や第三者に対してだけではなく，医療機関

に対しても秘密は守られる．また，弁護士は，後に述べるように，当事者から聞いた内容を前提に，事故の分析をし，責任の有無を判断する．そのため，後に，当初は聞いていない事情が出てきた場合には，それまでの主張の前提が崩れ，取り返しのつかないことになる危険性がある．

　弁護士は，医療者の代理人であり，支援者であることを大前提に，すべてを包み隠さず話すようにして欲しい．

ウ　医療文献の収集

　弁護士は，医療機関側の話を聞き，診療記録を見ると同時に，事故に関係する文献を収集する．医療者は，自らの言い分を根拠づける文献（論文，ガイドライン等も含む）等がある場合は，弁護士に提供するとよい．他方で，自らの言い分に反する文献がある場合も提供し，反論の準備ができるようにするとよい．また，ここで重要なのは，それぞれの文献の内容とともに『医療・看護界における重み（価値）』も伝えることである．すなわち，一括りに文献といっても，しっかりとしたエビデンスがあり，医療界で広く知られ，認められているものもあれば，ごく僅かの人が提唱し，未だ一般的でない内容を記載するものもある．医療の専門家ではない弁護士にとって最も判断が難しいところは，文献の内容自体ではなく，その文献の内容が一般に知られたものなのか，その内容を医療・看護水準として考えてよいものなのか，というところなのである．

エ　その他

　情報収集の過程では，弁護士が実際の医療事故の現場を訪れたり，医療事故に関係する器具を見たりすることもある．医療機関としては，よりスムーズな事故状況の把握に協力するとよい．

b．過失の有無など責任の分析とアドバイス

　情報収集を終えると，弁護士は，過去の判例等や現在の医療・看護水準等を踏まえ，医療者の責任の有無を検討する．医療・看護水準等を知るためには，文献を調べたり，再度当事者に話を聞くほか，事故には関与していない第三者に話を聞くこともある．この際，医療機関から，中立の立場で意見を述べることができる第三者の紹介があると弁護活動がより容易になる．

　ここで，医療者の責任の有無が明らかになると，その結果をもとに医療者および医療機関への今後の対応についてのアドバイスを行う．

　なお，責任が明らかになる前に，患者・家族から説明の機会を設けるように要求を受けることがある．この場合には，次のことに気をつける．

①推測を避け，事実のみを説明すること
②悪しき結果が生じたとしても，過失の有無が判断できていない事例の場合には，結果については残念であると述べる

責任の有無が不明確な場合に，医療機関側に責任があるかのような説明をしてしまうと，その後，調査・分析が進み，責任がなかったことを立証できたとしても，患者からは意見を変えたと判断され，紛争が複雑化することもある．この点には注意が必要である．

c．患者・家族との交渉

弁護士の重要な活動のひとつが，「患者，つまり相手方との交渉」である．事件によっては，直接の対応は，医療機関が行い，後方支援だけをするものもあるが，基本的には，患者・家族との交渉は，弁護士が「受任通知」を出したうえで，引き受ける．この受任通知を契機に，患者の交渉相手は，医療機関・医療者からその代理人である弁護士に代わる．（時に，受任通知を無視して，引き続き医療機関に接触をする者もいるが，その場合は「弁護士に連絡するように」と伝え話はしなくてよい）．この点は，代理人弁護士がつく大きなメリットである．

患者側に弁護士がついた場合，損害賠償金の支払いを求める通知書が送られてくることが多い．通知書の回答期限は，「本通知書到達の日から約2週間」とされることが多く，この期間で回答が困難な場合は，事前に先方に支払いその旨伝えておく必要がある．なお，弁護士に依頼済の場合はこれらの対応はすべて弁護士が行うが，患者側からの書面の内容について見解を求められた場合には，できる限り協力することが望ましい．

この後の交渉における対応は，bの分析の結果，医療機関側に責任がないと判断された場合と責任ありと判断された場合で異なる．あくまでも一例ではあるが，前者においては，責任がないと考えた医療機関側の見解を述べたうえで，金銭は支払えないことを伝えることになる．また，後者では，責任があることを前提に，損害賠償金の額を提示する．慰謝料や後遺症による逸失利益などの額は，それぞれ算定基準があるため，それをもとに算出する．

d．合意の成立

患者側との交渉がまとまると，示談書が作成される．示談をする際は，必ず，その事故をめぐる紛争が再燃しないような条項を設ける必要がある．これを「清算条項」といい，具体的には「〇〇と××は，〇〇と××との間には，本件医療事故に関し，本合意書に定めるもののほかに何ら債権債務がないことを相互に確認する」というものである．

示談書の署名欄は，紛争の当事者名義でもよいし，代理人がついている場合には代理人名義としてもよい．もっとも，この紛争解決の最終局面では，当事者の署名押印を求める患者・家族もおり，その場合は，その気持ちを汲むことも大切なことである．

（2）「調停」段階での法的支援

調停に適しているのは，医療機関側が責任ありと認めているような事例で，損害額のみに争いがある場合である．責任の有無が争いになっている場合には，調停で解決することは難しい．医療機関側から調停を申し立てることは一般的ではないため，詳細の説明は省略する．

（3）「民事裁判」段階での法的支援

a．訴えの提起と送達

民事裁判は，患者・家族が「原告」として，裁判所に訴状を提出することから始まる（民

事訴訟法133条1項).この訴状には,何でも書いてよいわけではなく,損害賠償金の発生を規定する条文（民法415条,709条など）にある要件（民法709条の不法行為の場合,（1）故意・過失,（2）権利（法律上保護される利益の）侵害,（3）損害の発生,（4）因果関係）に該当する事実などを書く必要がある.

訴状が提出され,裁判所の形式的チェックをクリアした場合には,その訴状が「被告」となる医療機関側に送達される.

【法的支援】医療機関側は,訴状が送達されたら,代理人である弁護士と,訴状を検討し,対応を協議する.この場合の弁護士の役割は,事実が法的に構成された訴状の内容を,医療者にわかりやすく説明することにある.訴状に対する反論を記載する書面を「答弁書」といい,裁判の日に向けて,被告代理人が作成する.

b．第1回口頭弁論期日

裁判の最初の期日である.既に提出されている訴状が陳述される.第1回口頭弁論期日は原告の都合で設定されるため,この日は,被告は出席してもよいし,答弁書を提出したうえで,欠席してもよい.ただし,答弁書を提出しないで,欠席すると,被告はただちに敗訴となる危険性もあるので注意が必要である.

【法的支援】医療機関側の代理人は,被告の主張を法的に構成して記載した答弁書を提出する.答弁書の作成にあたっては,代理人弁護士から事故についての詳細な聴取を受けることになるが,適切な法的支援を受けるためにも協力が必要である.

c．争点整理

原告と被告は,訴状と答弁書の提出のあとは,「準備書面」という書面で,互いに主張しあうことになる.裁判所は,その主張を聞きつつ,争いとなっている点はどこかを整理する.なお,訴状や答弁書等の主張書面と一緒に証拠も提出される.

【法的支援】医療機関側の代理人は,引続き,医療者と相談しながら,準備書面の作成や証拠の収集を行う.

d．証拠調べ

争点整理が終わると,証拠調べが行われる.書面による証拠（書証）はもちろんのこと,証人や原告・被告本人の尋問も行われる.

【法的支援】尋問の練習は非常に重要である.尋問では,医療機関側の代理人弁護士から質問がなされるとともに,患者（原告）もしくはその代理人弁護士からも,患者に有利な事情を聞き出すための質問がなされる.何を聞かれても,事実に基づき,一貫した回答ができるように,想定問答などを作成し,練習しておくことが望ましい.

e．和解と判決

前述したとおり,医療訴訟では,判決に至らず和解で事件が終了することが多い.和解が成立しない場合には判決に至り,事件が終了する.なお,判決に不服がある場合は控訴することができる.

【法的支援】　弁護士は，訴訟を進めつつ，裁判官がどのような心証を形成しているかを探り，和解すべきかどうかの判断を行う．和解で終了する場合には，医療者に不利にならない和解条項案を作成する．

　なお，控訴などの上訴に関し十分な情報を与えることも重要である．

C．まとめ

　以上のとおり，万が一，医療事故の当事者となったとしても，様々な法的支援を受けることができるし，代理人である弁護士は常に支援者として，強い味方となる．事故に巻き込まれるなどして困った場合には，できる限り早く，弁護士に相談していただきたい．

2）刑事事件における法的支援

　今一度，ある看護師が採血をした際に，注射針で神経を損傷し，それによって，患者に指の知覚鈍麻，握力低下などの後遺症を生じさせてしまったという事例について考えてみよう．

　実は，この看護師は，民事責任だけでなく，自身の行為により，患者に傷害という結果（指の知覚鈍麻，握力低下）を生じさせており，刑法上は，業務上過失致死傷罪（刑法211条1項）という責任に問われる可能性がある（詳しくは第1章参照）．このように，刑事事件とは，刑法の適用によって処罰される事件であり，国家から法的責任を追及されるものである．

A．刑事事件の流れ

（1）捜査の開始

　刑事事件の始まりは，患者からの告訴，第三者からの告発，医師法21条による届出などである．これらをきっかけに，警察が捜査を開始する．なお，刑事告訴がなくても，捜査が始まることはある．刑事事件の捜査とは，捜査機関において，犯罪があると思料するときに，公訴の提起・遂行のため，犯人および証拠を発見，収集，保全する手続である．具体的には，逮捕・勾留，捜索・差押等の強制捜査と任意で取調べる場合などの任意捜査がある．

　この捜査手続きは，身柄を拘束せず進められる場合もあるが（「在宅事件」という），身柄を拘束（逮捕およびそれに引き続く勾留をいう）されてしまう場合もある．身柄を拘束されるのは，罪を犯したと疑うに足る相当な理由があり（刑事訴訟法199条1項），逃亡のおそれや罪証隠滅のおそれがある場合である．

　医療事件では，医療者が逮捕・勾留されることは珍しく，任意で取り調べを受けることが多い．

（2）検察官への送致

　警察は，逮捕してから48時間以内に，被疑者（今回の場合は医療者）の身柄を事件書類と証拠物とともに，検察官に送致しなければならない（刑事訴訟法203条1項）．この時間内に送致しない場合には釈放しなければならない（刑事訴訟法203条4項）．これにより，事件処理の権限が警察から検察に移ることになる．在宅事件の場合も，事件書類と証拠物が検察官に送られる（刑事訴訟法246条）．これが一般に「書類送検」といわれる手続きである．

（3）勾留（在宅事件ではこの手続きは関係ない）

身柄の送致を受けた検察官が，さらに継続して身柄の拘束する必要があると考えた場合には，24時間以内に裁判官に被疑者の勾留を請求しなければならない（刑事訴訟法205条1項）．こちらも，この時間内に勾留が請求できない場合には，釈放しなければならない（刑事訴訟法205条4項）．裁判官が，勾留請求を認めると，勾留が請求された日から10日間勾留される（刑事訴訟法208条1項）．やむを得ない場合には，検察官の請求によりさらに最長10日間延長される可能性がある（刑事訴訟法208条2項）．

以上のとおり，逮捕され勾留された場合には，最大で23日間身柄を拘束されることになる．

（4）検察官の起訴手続

起訴とは，検察官が裁判所に事件の審理を求めることをいう．検察官は，警察から捜査を引継ぎ，警察の捜査結果や自ら調べた内容をふまえ，起訴か不起訴かを決定する．なお，検察官の処分には，起訴・不起訴のほか，略式起訴という手続きもあり，罰金の場合は略式手続が取られることが多い．

（5）刑事裁判

起訴された場合は，刑事裁判が始まる．刑事裁判では，裁判官が証拠に基づき，事故を起こしてしまった看護師を有罪とするか無罪とするかを判断する．

B．各段階の法的支援

（1）捜査段階（逮捕・勾留段階）の法的支援

この段階の法的支援は，①身柄を拘束された場合と②身柄を拘束されていない場合で少し異なる．そこで以下，この2通りについて説明する．

a．身柄を拘束されている場合

ア　接見

医療者が身柄を拘束された場合（多くの場合，警察署内の留置施設に収容される），弁護士は医療者との接見（面会）等を通じて，事件の内容を把握し，犯罪が成立するかを判断する．医療事故の場合，医療者は，業務上過失致死傷罪（刑法211条1項）に問われることになるため（第1章参照），民事事件の場合と同様，過失や因果関係が問題となる．

接見は，家族や友人もできるが，時間・回数の制限や，警察官の立会等弁護士の接見よりも制約がある．他方で，弁護士は，いつでも，何回でも接見ができ，警察官の立会も必要がない．被疑者は，突然逮捕される等して，不安な状態にあるため，できる限り早い時期に接見をし，継続的に支援する．警察の取調べが，被疑者の心身に与える負担は大きく，その場から逃れるため真実とは異なることを述べたりすることがあるため，特に否認をする場合は，弁護士の接見は頻繁に行う．

イ　関係者からの事情聴取

接見で被疑者と話すと同時に，警察官等と接触し，逮捕理由や逮捕の状況等を聞き，弁護方針を立てるのに役立てる．また，事件の関係者や被疑者の家族などと面談し，示談に向

けた支援や今後の監督を約束する等してもらう必要がある．
　ウ　検察官との打合せ
　　弁護人は，被疑者の接見と並行して，被疑者を起訴するか不起訴とするかを決定する権限を有する検察官に連絡をとり，被疑者の処分について意見交換を行う．この取組は非常に重要である．必要があれば，弁護人の見解について意見書を作成して提出する．
　エ　示談交渉
　　被疑者の処分の決定には，示談の成立の有無が大きく影響をする．そのため，弁護人としては，被害者・家族の立場を尊重しつつ，示談に向けた活動を行う．
　b．身柄を拘束されていない場合
　　この場合も，行うことは①と変わらないが，被疑者となった医療者が身柄を拘束されているわけではないため，警察等での接見が不要になる．身柄を拘束されない，すなわち「在宅事件」の場合，時間制限のある身柄事件との異なり，長期化することがある．この場合，医療者は，医療事故の問題を抱えながら，日々の業務に取り組まなければならなくなる．弁護士は，この負担をふまえ，対象に合わせて事件の経過を報告するなどして対応する．

（2）「刑事裁判」段階での法的支援
　刑事裁判は，冒頭手続→証拠調べ手続→最終弁論→判決という流れで進む．
　a．冒頭手続
　　冒頭手続では，人定質問（出廷した被告人（起訴後は「被疑者」でなく「被告人」と呼ぶ）が，裁判で審理される被告人であるかを確認するため，氏名・生年月日・本籍地・住所・職業等を質問する），起訴状朗読，黙秘権の告知および罪状認否（被告人の意見を聞く）が行われる．
　【法的支援】　弁護人は，事前に，被告人（医療事件の場合は，医療者）に対し，裁判の流れを説明するとともに，誰でも慣れない法廷では緊張するものであることを伝え，ゆっくりはっきりと発言するように指示をする．
　b．証拠調べ手続
　　最初に，検察官が冒頭陳述を行う（刑事訴訟法296条）．冒頭陳述では，検察官は，被告人の身上・経歴，起訴された犯罪事実等を明らかにし，証拠を裁判所に提出する．裁判官は，弁護人に対し，提出された証拠についての意見を聴く．弁護人は，これに対し，証拠の取り調べを認める場合は「同意」，認めない場合は「不同意」と述べる．証拠は，原則として相手方の同意がなければ採用されない．
　　その後は，弁護人も証拠を提出したり，証人尋問や被告人質問が行われる．
　【法的支援】　弁護人は，一つひとつの証拠に対する証拠意見の検討や自身の提出する証拠の収集，証人尋問，被告人への質問内容の十分な準備が必要である．
　c．最終弁論・判決
　　検察は，最後に，被告人の公訴事実についての意見を述べる（論告）．その後，弁護人が意

見を述べる．最後に裁判官が被告人に対し，意見を述べる機会を与える（最終陳述）．これが終わると結審となり，判決が下される．

【法的支援】 弁護人として，被告人側の主張を再度整理し，最終陳述を作成する．判決に不服がある場合は控訴することができるなど，十分な情報を被告人に与えることも重要である．

C．まとめ

刑事事件は，医療者が「刑罰」を負い，前科として残るのかという重大な問題をはらむ．日々一生懸命働く医療者が，不当に重い罪を負うことがないように，まずは，起訴をされないように，起訴をされてしまった場合にも軽い刑罰で済むように，早期から取組む必要がある．

刑事事件に巻き込まれた際は，できる限り早く弁護士に相談して欲しいと思う．

② 行政処分について

行政処分とは，公権力の主体たる国または公共団体が法令の規定に基づき行う行為のうち，その行為によって直接国民の権利義務を形成し，またはその範囲を確定することが法律上認められているものをいう．

看護師に対する行政処分としては，看護職の身分と業務を規定する保健師助産師看護師法（以下「保助看法」という）に規定のある行政処分，国家公務員法・地方公務員法上の懲戒処分などがある．

1）行政処分の対象

行政処分の対象となるのは，①罰金以上の刑に処せられた者，②前号に該当する者を除くほか，保健師・助産師・看護師・准看護師の業務に関し犯罪または不正の行為があつた者，③心身の障害により保健師，助産師，看護師・准看護師の業務を適正に行うことができない者として厚生労働省令で定めるもの，④麻薬，大麻またはあへんの中毒者（保助看法9条）や保健師，助産師若しくは看護師としての品位を損するような行為のあつたとき（保助看法14条）である．

2）手続きの流れ

保助看法上の行政処分の流れは，**図6**のとおりである．都道府県知事から行政処分の対象となる看護師について報告等を受けると，厚生労働大臣が主体となり，その看護師を処分すべきか判断する手続きを開始する．なお，看護職への行政処分は，不利益処分であるため，当事者である看護職には，自分の意見を伝える機会（「意見の聴取」又は「弁明の聴取」）が与えられる．

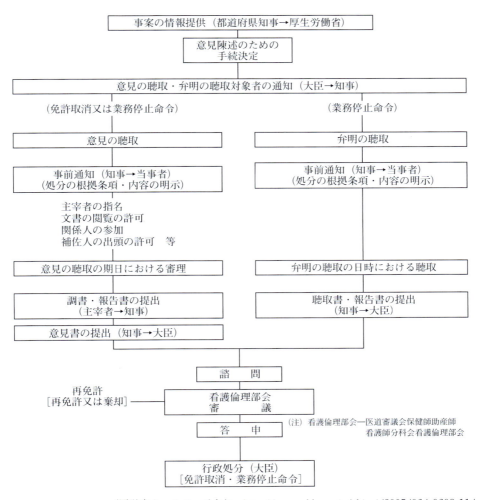

(厚労省ホームページより　http://www.mhlw.go.jp/shingi/2005/06/s0608-11/1b.html)

図6　保健師助産師看護師法上の行政処分の流れ

A．手続きの特色

　看護職の行政処分手続きの特色は，厚生労働大臣が，免許取消や業務停止の処分をしようとするときに，あらかじめ医道審議会の意見を聴かなければならない点だろう（保助看法15条）．

　医道審議会とは，厚生労働省の審議会のひとつで，厚生労働省設置法6条1項に基づき設置されている．権限としては，医師，歯科医師，看護師などの免許取消・停止などの行政処分とその手続きを行うことや看護師などの人材確保に関する指針を作成（人材確保法3条4項）することがある．

　医道審議会には，8つの分科会（**図7**）があり，看護職に関連するのは，「保健師助産師看護師分科会」である．

図7 医道審議会

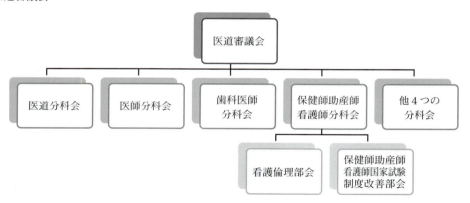

B. 医道審議会保健師助産師看護師分科会看護倫理部会

医道審議会保健師助産師看護師分科会看護倫理部会は，審議を行い，処分について答申を行う．

この時の考え方として，「保健師助産師看護師の行政処分の考え方について」（平成14年11月26日，改正平成17年7月22日）が公表されている．そこでは，「行政処分に関する意見の決定に当たっては，生命の尊重に関する視点，身体および精神の不可侵性を保証する視点，看護師等が有する知識や技術を適正に用いることおよび患者への情報提供に対する責任性の視点，専門職としての道徳と品位の視点を重視して審議していくこととする」とされている．

また，事案別の考え方として，以下のように示されている（**表3**）．特に，4の業務上過失致死傷（医療過誤）に注目して欲しい．医療過誤の特殊性を考慮して判断されることが明記されている．

表3 事案別の考え方

1 身分法（保健師助産師看護師法，医師法等）違反	保健師助産師看護師法，医師法等の医療従事者に関する身分法は，医療が国民の健康に直結する極めて重要なものであるとの考え方から，定められた教育課程を修了し免許を取得した者が医療に従事することおよび免許を取得していない者が不法に医療行為を行うことのないよう規定している．また，不法に医療行為を行った際の罰則についても，国民の健康に及ぼす害の大きさを考慮して量刑が規定されているところである． 行政処分に当たっては，司法処分の量刑の程度に関わらず，他者の心身の安全を守り国民の健康な生活を支援する任務を負う看護師等が，自らに課せられた基本的倫理を遵守せず，国民の健康を危険にさらすような法令違反を犯したことを重く見るべきである．
2 麻薬及び向精神薬取締法違反，覚せい剤取締法違反及び大麻取締法違反	麻薬等の違法行為に対する司法処分は基本的には懲役刑（情状により懲役および罰金）であり，その量刑は，不法譲渡，不法所持した麻薬等の量，施用期間の長さ等を勘案して決定されている．累犯者についても重い処分となっている． 行政処分に当たっては，麻薬等の害の大きさを十分認識している看護師等が違法行為を行ったこと，麻薬等を施用して看護業務を行った場合には患者の安全性が脅かされること，さらに，他の不特定の者へ犯罪が伝播する危険があること等を重く見るべきである．

（表3　つづき）

3 殺人および傷害	本来，人の生命や身体の安全を守るべき看護師等が，殺人や傷害の罪を犯すことは，看護師等としての資質や基本姿勢が問われるだけではなく，専門職としての社会的な信用を大きく失墜させるものである．特に，殺人を犯した場合は基本的に免許取消の処分がなされるべきである． 　ただし，個々の事案では，その様態や原因も様々であり，行政処分に当たっては，それらを考慮に入れるのは当然である．
4 業務上過失致死傷（医療過誤）	看護師等の業務は人の生命および健康を守るべきものであると同時に，その業務の性質から危険を伴うものである．従って看護師等に対しては，危険防止の為に必要とされる最善の注意義務を要求される．看護師等が国民の信頼に応えず，当然要求される注意義務を怠り，医療過誤を起こした事案については，専門職としての責任を問う処分がなされるべきである． 　ただし，<u>医療過誤は，様々なレベルの複合的な管理体制上の問題の集積によることも多く，一人の看護師等の責任に帰することができない場合もある．看護師等の注意義務違反の程度を認定するに当たっては，当然のことながら，病院の管理体制や他の医療従事者における注意義務違反の程度等も勘案する必要がある．（下線は筆者）</u> 　なお，再犯の場合は，看護師としての資質および適性を欠くものでないかどうかを特に検討すべきである．
5 業務上過失致死傷（交通事犯）	交通事故による致死傷等に対する司法処分では，警察等への通報や被害者を救護せずそのまま逃走した事犯の場合，厳しく責任を問われている． 　元来，看護師等は人の心身の安全を守るべきであるにもかかわらず，適切な救護措置をとらなかったり，通報もしなかったということは悪質であり，行政処分に当たっては，看護師等としての資質および適性を欠くものでないかどうかを十分に検討し，相当の処分を行うべきである．
6 危険運転致死傷	本来，人の生命や身体の安全を守るべき看護師等が危険運転（飲酒など正常な運転ができない状態での運転等）を行うことは，著しく生命尊重を欠く行為であり，看護師等としての資質や基本姿勢が問われるだけでなく，専門職としての社会的信用を大きく失墜させるものである．司法処分においては，危険運転による死傷事犯を故意犯として捉え，法定刑も大幅に引き上げられたことを当然考慮すべきである．
7 わいせつ行為等（性犯罪）	人の身体に接する機会が多く，身体の不可侵性を特に重んじるべき看護師等がわいせつ行為を行うことは，専門職としての品位を貶め，看護師等に対する社会的信用を失墜させるだけではなく，看護師等としての倫理性が欠落している，あるいは看護師等として不適格であると判断すべきである． 　特に，看護師等の立場を利用して行った事犯や，強姦・強制わいせつ等，被害者の人権を軽んじ，心身に危害を与えた事犯については，悪質であるとして相当に重い処分を行うべきである．
8 詐欺・窃盗	信頼関係を基にその業務を行う看護師等が詐欺・窃盗を行うことは，専門職としての品位を貶め，看護師等に対する社会的信用を失墜させるものである． 　特に，患者の信頼を裏切り，患者の金員を盗むなど看護師等の立場を利用して行った事犯（業務関連の事犯）については，看護師等としての倫理性が欠落していると判断され，重くみるべきである．

（厚労省ホームページより　http://www.mhlw.go.jp/shingi/2005/06/s0608-11/1b.html）

3）行政処分の内容

保助看法第14条1項は，看護職に対する行政処分として，①戒告，②業務停止，③免許の取消を規定している．

厚生労働大臣は，処分を受けた看護職員又は再免許を受けようとする者に対して，再教育研修を命ずることができる（保助看法15条の2）．この命令に従わない場合には，刑事罰の対象となる（保助看法45条1項）．この再教育制度は，多発する医療事故，医療過誤を背景に，国民の医療への信頼を確保するための仕組みとして，医師法，歯科医師法，薬剤師法とともに規定された．

再教育の内容は，職業倫理に係る内容および医療安全を含む看護技術に係る内容であり，研修の形態としては，①集合研修，②個別研修，③課題研修等がある**(表4)**．

表4　再教育研修期間等

処分内容	再教育
戒告	集合研修1日
業務停止1年未満	集合研修2日＋課題研修　又は 集合研修2日＋個別研修20時間以上
業務停止1年〜2年未満	集合研修2日＋個別研修80時間以上
業務停止2年以上	集合研修2日＋個別研修120時間以上

（平20・3・31医政発0331013　3・(参考)　○再教育研修期間等参照）

行政処分を受けた保健師・助産師・看護師に対する再教育研修の実績に概要については，厚生労働省の行政事業レビューシートに掲載されている．平成20年度（実施初年度）から24年度まで，各年の受講者数は，15人，24人，18人，13人，13人である．この受講者らの行政処分の原因となる行為の内訳については不明である．なお，平成19年8月20日付の「行政処分を受けた保健師・助産師・看護師に対する再教育に関する検討会報告書」においては，「再教育の原因となった行為に係る刑事処分との関係については，犯罪行為に係る更生そのものは保助看法に基づいて行われる再教育の直接の目的ではないことに十分留意する必要がある」とされている．

4）行政処分と法的支援

行政処分は，看護師の身分にかかわる重大な処分であり，その手続きは適正なものでなければならない．弁護士は，行政処分を受ける看護師に対し，意見や弁明の聴取の際に，どのような主張をすべきかを法的観点からアドバイスをする役割を担う．また，不適切な処分がなされた場合に，処分の取消しなどを求める裁判等を提起することも考えられる．

● 文 献 （5章1）

1) 石井トク：看護と医療事故．医学書院，2001．
2) 小林美亜：医療安全．学研，2014．
3) 日本看護協会：医療安全推進のための標準テキスト．2013．
4) 日本看護協会：組織で取り組む医療事故防止．1999．
5) 日本看護協会：看護者の倫理綱領．2003．
6) 日本看護協会：看護業務基準．2006．
7) 河野龍太郎：医療事故におけるヒューマンエラー．医学書院，2004．
8) 河野龍太郎：医療事故分析の意義とその手法．医療安全，15（1），2008．
9) 国立保健医療科学院 医療・福祉サービス研究部：RCAツール．
10) 大野耐一：トヨタ生産方式─脱規模の生産を目指して．ダイヤモンド社，1978．
11) 丸山　隆・他：演じることで気づきが生まれるロールプレイング．学事出版，2006．
12) 矢野　真：医療安全への組織的な取り組み．看護展望，38（8）：4,2013．
13) 遠山信幸・他：インシデント・アクシデント報告の推進とその活用．看護展望，38（8）：22，2013．
14) 濱口哲也：「医療版失敗学」のエッセンス．看護展望，38（11）：4,2013．
15) 三好彰範：医療版失敗学に基づいた安全文化の醸成．看護展望，38（11）：4,2013．
16) 日本医療機能評価機構医療事故防止事業部：医療事故情報収集等事業第33回報告書．
17) 田淵裕子・他：1％重曹水による経腸栄養チューブ閉塞防止に関する基礎的および臨床的検討．静脈経腸栄養，51（1119），2011．
18) 巽まゆみ・他：胃瘻チューブ汚染に関する検討─酢の殺菌効果を利用して─．エキスパートナース，13（2），2002．
19) チューブ型経管栄養カテーテル～汚染予防，閉塞予防のために～酢水は食用酢を使いましょう．
　　http://news.kanaloco.jp/localnews/article/1304300024/　2014/10/30

第6章　看護プロフェッショナルとしての安全教育と社会的責務

　「専門家（professional）」という言葉は，その語源において「神の委託（profess）」を受けた者を意味している．したがって最初に「専門職」と呼ばれたのは牧師である．次に大学教授（professor），その次は医師として弁護士であった．今や専門職は拡大し，その定義は異なるが，唯一確かなことは責任を担うことである．

1　専門職の条件

保健師助産師看護師法制定の経緯と概要

　日本の看護制度の経緯をたどり，これからの看護と，看護専門職としての責務を考えたい．

1）保助看法（1948年）制定

　わが国の看護職の法制度は，1899（明治32）年の産婆（助産婦）規則が最も古く，次いで1915（大正4）年の看護婦規則，1941（昭和16）年の保健師規則である．終戦後，新憲法の制定に伴う各分野での立法措置の一貫として，1948（昭和23）年，3つの職種を1本にした保助看法が制定された．

　1945（昭和20）年，GHQ（General Head Quarters）の指導の下に，看護制度審議会が設置され，看護の独自性と専門性を理念とした看護教育制度が検討された．

　当時すでにアメリカでは専門看護師を有しており，その定義は，「専門看護師は，科学的な医学の原理に基づき，知的な能力，態度，技術の融合したものである．これは，州によって認められた病院を有する看護学校において所定の課程を修めることによって得られ，そして，免許を与えられた個人によって，治療医学あるいは予防医学と関連して実践されるものである．したがって，専門看護師とは，州の登録に必要なすべての法律上の要件に適合し，その専門知識と法的身分によって実践し，あるいは職についている者である」[1]とされていた．

　看護と医業との関係は，「病人の健康回復のためには，診断に基づく治療と，治療下にある個人が治療を有効に受け容れる状態をつくるための世話である看護とが重要であることから，医業と看護は均衡を保ちつつ相互に協力体制をとって目的である病人の健康回復を完遂すべきものである．したがって，両者は上下の関係ではなく，それぞれ専門性をもつ横列の関係で協力態勢をとる」[1]と見解を示した上で，医業と看護の関係を明確にし，その上で "看護は芸術である．nursing is art" "看護は科学である．Nursing is a science" "看護は専門職である．Nursing is a profession"」[1]と述べていた．

このような理念の下に，保健婦・助産婦・看護婦を一本化した保健婦助産婦看護婦法（昭和23（1948）年7月30日法第203号）が制定された経緯がある．しかし，その理念と，当時のわが国の看護の乖離は著しかった．看護婦の養成は，国の有事と無関係ではない．明治時代の初期における看護教育は，日清戦争，さらに第二次世界大戦の拡大によって，入学年齢と教育期間が引き下げられた．戦時特例として，高等小学校卒業者を対象とした短期の看護婦養成も行われていたからである．

本法の第1条「保健婦，助産婦及び看護婦の資質を向上し，もって医療および公衆衛生の普及向上をはかるのを目的とする」は，目的条文として違和感を覚えるが，当時の看護指導者らの看護職の質に対する熱い思いを感じることができる．保助看法は，医療従事者の専門職である保健婦，助産婦，看護婦の身分法であり，また業務法であるために，その要件となる「高い教育水準」と「身分・資格の確立」を図る必要があったからである．

教育水準を高めるために保健婦，助産婦，看護婦の教育機関は文部大臣または厚生大臣の指定とし，入学資格は高等学校卒業以上とした．また身分資格の担保として，指定教育機関を卒業または必要期間終了した者は，国家試験に合格し，国家登録を行ってその身分を確立し，看護職の職種と業務内容を，下記のように定めた．

①保健婦，助産婦，看護婦の資質の向上を担保するために，免許を受ける資格を相当程度高めた．従来の規則は免許を得るために必要とされた学校・試験の内容は必ずしも満足なものではなかったことから，本法では，看護婦を甲種と乙種に分け，甲種看護婦，保健婦および助産婦は，文部大臣または厚生大臣の指定した新制大学程度の教育機関を卒業，国家試験を受け，合格者に厚生大臣が免許を与えることにした．

乙種看護婦については文部大臣または厚生大臣の指定した新制中学校程度の学校を卒業，都道府県知事が行う試験の合格者に都道府県知事が免許を与えることにした．

②業務内容において，保健婦，助産婦および甲種看護婦については，それぞれ従来の保健婦，助産婦および看護婦と実質的に異ならないので，助産婦は保健婦と同様に甲種看護婦の業務をなすことができるとした．

乙種看護婦については業務内容を一部制限し，（急性かつ重傷の傷病者またはじょく婦を除く）一般の傷病者に対する療養上の世話又は診療の補助とし，甲種看護婦の指示をうけることとした．

③それぞれの免許は，従来は就業を条件とするいわゆる業務免許であったが，就業の有無を問わない資格免許とし，登録後は終身資格が与えられるとした．

以上のように，新看護制度は看護婦の基礎教育を高等学校卒業とし，大学入学と同資格に定めたのであるが（甲種看護婦），その当時の高卒者数では，看護婦の需要に添えないとの懸念から，高校卒の看護婦（甲種看護婦）と中学卒の看護婦（乙種看護婦）という2種類の看護婦を養成することとなった．当時GHQらは，College（単科大学）を日本の看護に導入する意向を示

したが，日本の実態に沿って断念した．さらにその後甲種看護婦と乙種看護婦を廃止し，乙種看護看婦を「准看護婦」と名称変更し，しかも，業務内容を看護婦と同様にしたことは，看護の後退と言っても過言ではない．

　その後，今日まで一部改正が数回行われたが，業務の責任を論じる点で重要な改正をあげたい．その1つは第2次改正（昭和26（1951）年4月）で，先に述べたように甲種看護婦，乙種看護婦を廃止して「看護婦」とし，あらたに准看護婦の制度を取り入れたことである．しかし，甲・乙種看護婦の業務内容の区分が生かされず，准看護婦には業務制限をしなかった．

　次いで第3次改正は，2次改正後わずか7カ月後に施行（昭和26（1951）年11月）された．その内容は，旧制度看護婦は国家試験および講習会を受けることなく厚生大臣の免許を得ることができるというものであった．

2）2次・3次改正の与えた影響と混乱

　法改正は，看護婦の社会的地位の低下となった．先人の悲願であった同法の目標である高い教育水準，身分，資格の確立にはほど遠くなった．前述したように，看護婦，保健婦，助産婦の定義には，「医師の指示」の文言はないが，あらたに導入された准看護婦は，乙種を踏襲したため，同法第6条に医師・看護婦の指示によって看護業務を行うという「指示条文」がある．この条文を医療界が遵守しないことによって，看護師の指示を受けなければならない准看護師がリーダーになるという事象も生じている．

3）現行の看護職の定義（保助看法）

　現行の保助看法は昭和23（1948）年7月30日に制定されたものである．その後，一部改正が行われたが，看護職の定義は次の通りである．

> 第2条　この法律において「保健師」とは，厚生労働大臣の免許を受けて，保健師の名称を用いて，保健指導に従事することを業とする者をいう．
> 第3条　この法律において「助産師」とは，厚生労働大臣の免許を受けて，助産又は妊婦，じょく婦若しくは新生児の保健指導を行うことを業とする女子をいう．
> 第5条　この法律において「看護師」とは，厚生労働大臣の免許を受けて，傷病者若しくはじょく婦に対する療養上の世話又は診療の補助を行うことを業とする者をいう．
> 第6条　この法律において「准看護師」とは，都道府県知事の免許を受けて，医師，歯科医師又は看護師の指示を受けて，前条に規定することを行うことを業とする者をいう．

4）平成13年の保助看法一部改正

A．名称変更

　平成13（2001）年12月12日，保助看法が一部改正され，それぞれの看護職の名称が「婦」から「師」になった（平成14（2002）年3月1日施行）．

B. 保健師・看護師・准看護師の秘密保持義務

　医師，薬剤師，助産師等の守秘義務は，刑法第134条で規定しているので，医師法や，薬剤師法などでは，秘密保持規定を特に定めていない．「個人情報保護基本法」に合わせ，刑法で定められている助産師以外の看護職は，平成13年，保助看法に「保健師，看護師，准看護師に対する秘密保持義務（第42条の2）」が付け加えられた．「保健師，看護師又は准看護師は，正当な理由がなく，その業務上知り得た人の秘密を漏らしてはならない．保健師，看護師又は准看護師でなくなった後においても，同様とする」と定められている．違反に対する処罰規定は「第42条の2の規定に違反して，業務上知り得た人の秘密を漏らした者は，6月以下の懲役又は10万円以下の罰金に処する」（同法第44条の3）とされた**（巻末資料　別表a参照）**．

　本条は，現職にある時はいうまでもなく，職を離れた時にも適用されるという厳しいものである．これに反すれば処罰として懲役がある．倫理が法に規制されたといえよう．なお，理学療養士・作業療養士等にも同様に秘密保持の規定が定められたが，罰金のみで懲役は課されてはいない．看護職は医師と同様に重要な個人情報を知ることから，漏洩の及ぼす影響を勘案したといえる．

　その他の改正は次の通りである．

　保健師と助産師はそれぞれの国家試験と共に看護師の国家試験にも合格しなければならない（第7条）．

　行政処分では戒告，3年以内の業務の停止，免許の取り消し（第14条），行政処分者に対する再教育研修（第15条2）．

　紛らわしい名称の禁止である「保健師，助産師，看護師，准看護師の紛らわしい名称の禁止（第42条の3，2，3，4）」は，名称独占といえる．このことは看護職の資格（職種と氏名）を患者および家族に明示しなければならないということであり，自らの看護行為に責任を持つということでもある**（巻末資料　別表b参照）**．

❷　看護師資格を有する「保健師」と「助産師」

1）保健師と助産師に関する保助看法一部改正

　保助看法が定めている看護の職種は，保健師（同法2条），助産師（同法3条），看護師（同法5条），准看護師（同法6条）である．看護師の業務は，①傷病者，もしくはじょく婦に対する療養上の世話，②診療の補助である．

　同法の一部改正によって，平成20（2008）年4月から保健師，助産師は，看護師の国家試験合格が必須条件となった．昭和23（1948）年の制度では保健師及び助産師の教育は6カ月と定まっていたが，実態に沿い1年以上の教育をしていた．また，該当する養成機関への入学者は，看護の教育を終了し看護の国家試験合格と看護師免許を有していることを要件とした．しかし，現在の大学では，看護師と保健師課目（必修）さらに助産師に必要な課目（選択）を4年間で終了することになるので，看護師，保健師，助産師の国家試験は同時期となる．したがって，

保健師あるいは助産師の国家試験は合格したが，看護師は不合格という事態も生じていたが，臨床の看護部長は安全の観点から看護師の合格，免許を条件とし保健師，助産師としての業務は避けていた．本規定によって，長年の不条理は解決され，看護学教育は，看護の基礎教育である事を明らかに示したことになる．翌年の平成21（2009）年7月には，保健師，助産師の教育期間は「6カ月」を廃止し，「1年」と法的に定められた．昨今，大学の自治により，助産師教育は大学院の修士課程（2年）で教育されはじめている．法的に一年以上と規定されたことによって，保健師，助産師は専門職として名実ともに業務の実践に責任を担うことになる．

2）保健師業務と医師との協働

保健師に対する医師の指示条文があるが，次のように解するのが通常である．

A．保健師に対する主治医の指示

> 保助看法第35条
> 保健師は，傷病者の療養上の指導を行うにあたって主治の医師又は歯科医師があるときは，その指示を受けなければならない

保健師の独自の業務は，住民の健康の維持，増進などに関する保健指導である．しかし，主治医のもとで管理されている在宅患者に対しては主治医とよく連携しながら，その患者の疾病に応じた適切な保健指導をしなければならないのであって，保健師の業務の制限を定めたものではない．

B．保健師に対する保健所長の指示

> 保助看法第36条
> 保健師は，その業務に関して就業地を管轄する保健所の長の指示を受けたときは，これに従わなければならない．ただし，前条の規定の適用を妨げない

保健所が行う国民の健康管理は，国の健康行政の方針を受け，さらに，その管轄の住民の健康問題の査定によって保健所長が方針を決定する．したがって，その管轄に就業する保健師はその保健所長の方針に従って住民のための健康管理を行う．これが法でいうところの保健所長の指示である．例えば，新型インフルエンザなどの伝染病などの流行に対して，保健所長の方針に従うことは当然なことである．しかし，保健師の独自の業務である健康計画，保健指導の内容にまで保健所長の指示が必要であるという規定ではない．また，患者の疾病上の保健指導に関しては，主治医との連携が優先されるのであって，保健所長の指示によって制約をうけることはないとし，かつ主治医との連携を強調したものである．

C．保助看法第37条と保・助・看・准看護師と医師の指示

> 保助看法第37条
> 　保健師，助産師，看護師又は准看護師は，主治の医師又は歯科医師の指示があつた場合を除くほか，診療機械を使用し，医薬品を授与し，医薬品について指示をしその他医師又は歯科医師が行うのでなければ衛生上危害を生ずるおそれのある行為をしてはならない．ただし，臨時応急の手当をし，又は助産師がへその緒を切り，浣腸を施しその他助産師の業務に当然に付随する行為をする場合は，この限りでない

本条は次の4点の内容が含まれている．①包括的指示，②危害行為の禁止，③緊急時の応急処置の正当性，④助産師の助産業務である．

医師の中には本条を誤って解釈し，看護師・准看護師に指示さえすれば，医療行為をさせることができると誤認し，また，医師の指示があればそれに従うのが当然だと思い込み，疑問も有せず，患者に対する危害への危機感もなく医療行為をする看護師・准看護師もいる．この場合の例外は，次に述べる緊急時の応急措置だけである．

看護師が医行為を行うには医師の指示が必要である．しかし，患者の緊急時には，医師の指示がなくても救命のための応急処置ができる．むしろ，医療の専門職として積極的にしなければならない行為でもある

臨時応急の刑法の要件は次の通りである．
① 自己または他人の生命，身体，自由，財産にさし迫った危難が現に存在する．
② 危難を避けるためにやむを得ない行為であり，他に方法，手段があればそれによる．
③ その処置は避けようとした害をこえた害を与えない．

なお，応急手当は治療ではないので，早急に医師に連絡，状況に応じて適切な施設に収容するための連絡まで含まれる．

D．「包括的指示」

チーム医療の推進に関する検討会では，包括指示について言及している．「保助看法第37条に規定する医師から看護師への「指示」については，看護師が患者の状態に応じて柔軟に対応できるよう，患者の病態の変化を予測し，その範囲内で看護師が実施すべき行為を一括して指示する」このことを「包括的指示」としている（表1）．

なお，米国等の高度実践看護師（ＡＰＮ；Advanced Practice Nurse）は，プロトコールでの裁量性の範囲が広い．わが国が推進している「ＮＰ」も同様に看護の高度看護教育を見直し，裁量の幅を拡大することによって，看護師が有する役割を充分に発揮し，社会に貢献しようとするものである（後述する「相対的医療・看護行為」の拡大でもある）．

一方，助産師の業務は，医行為として解されているので，37条の但し書きによって，助産行為の裁量性を法的に定めている．

表1　保健師助産師看護師法（抄）
（昭和23年法律第203号）（平成27年10月1日施行）

〔特定行為研修受講の義務〕
第三十七条の二　特定行為を手順書により行う看護師は，指定研修機関において，当該特定行為の特定行為区分に係る特定行為研修を受けなければならない．
2　この条，次条及び第四十二条の四において，次の各号に掲げる用語の意義は，当該各号に定めるところによる．
一　特定行為　診療の補助であつて，看護師が手順書により行う場合には，実践的な理解力，思考力及び判断力並びに高度かつ専門的な知識及び技能が特に必要とされるものとして厚生労働省令で定めるものをいう．
二　手順書　医師又は歯科医師が看護師に診療の補助を行わせるためにその指示として厚生労働省令で定めるところにより作成する文書又は電磁的記録（電子的方式，磁気的方式その他人の知覚によつては認識することができない方式で作られる記録であつて，電子計算機による情報処理の用に供されるものをいう．）であつて，看護師に診療の補助を行わせる患者の病状の範囲及び診療の補助の内容その他の厚生労働省令で定める事項が定められているものをいう．
三　特定行為区分　特定行為の区分であつて，厚生労働省令で定めるものをいう．
四　特定行為研修　看護師が手順書により特定行為を行う場合に特に必要とされる実践的な理解力，思考力及び判断力並びに高度かつ専門的な知識及び技能の向上を図るための研修であつて，特定行為区分ごとに厚生労働省令で定める基準に適合するものをいう．
五　指定研修機関　一又は二以上の特定行為区分に係る特定行為研修を行う学校，病院その他の者であつて，厚生労働大臣が指定するものをいう．
3　厚生労働大臣は，前項第一号及び第四号の厚生労働省令を定め，又はこれを変更しようとするときは，あらかじめ，医道審議会の意見を聴かなければならない．

〔指定研修機関の指定〕
第三十七条の三　前条第二項第五号の規定による指定（以下この条及び次条において単に「指定」という．）は，特定行為研修を行おうとする者の申請により行う．
2　厚生労働大臣は，前項の申請が，特定行為研修の業務を適正かつ確実に実施するために必要なものとして厚生労働省令で定める基準に適合していると認めるときでなければ，指定をしてはならない．
3　厚生労働大臣は，指定研修機関が前項の厚生労働省令で定める基準に適合しなくなつたと認めるとき，その他の厚生労働省令で定める場合に該当するときは，指定を取り消すことができる．
4　厚生労働大臣は，指定又は前項の規定による指定の取消しをしようとするときは，あらかじめ，医道審議会の意見を聴かなければならない．

〔厚生労働省令への委任〕
第三十七条の四　前二条に規定するもののほか，指定に関して必要な事項は，厚生労働省令で定める．

3）助産師の法的業務

保助看法第3条には，「助産師とは厚生労働大臣の免許を受けて助産，又は妊婦，じょく婦若しくは新生児の保健指導を行うことを業とする女子をいう」とあり，助産師として，助産（妊婦，産婦，褥婦，新生児）と助産に付随する業務を行う法的責務がある．助産師が行う助産行為は医療行為と解されているので，それに伴い助産師だけに定められた業務規定がある．妊産婦の診察の求めに応じる応召義務（同法第39条1），証明書の交付義務（出生証明書，死産証明書，死胎検案書：同法第39条2），異常死産児の届出（同法第41条），助産録の記録と保存義務

（同法第42条）である．これらの条文に示すように，助産師の業務は専門性の高い職種として位置づけられている．その事由は妊産婦の生理的状況は，通常とことなる亜領域の状態にあるので，正常から容易に逸脱し，異常に移行しやすいからである．それも瞬時におき，その転機は死亡に直結する．助産師に求められる異常の早期発見，急速な異常発生に対する措置及び応急手当は当然の義務であり「臨時応急に対する手当（本法第37条，第38条）」として規定されている．

近年，准看護師に助産行為を行わせ母体の死亡に至った事件（堀事件）は，社会に多大な影響を与えた．本事例は，法的責任と共に「助産師でない者は第3条に規定する業をしてはならない（第30，43罰則）」に抵触し，行政処分の対象となる．「但し，医師法の規定に基づいて行う場合は，この限りでない（医師法17条）」この但し書きは，助産は医業の一部をなすので，医師は助産業務ができるということである．医師の指示は，第6条（准看護師）に規定する診療の補助の範疇であり，さらに診療の補助の制限として第37条がある．

ちなみに，医師，歯科医師は看護師，准看護婦の業務ができる（同法31条，32条但し書き参照，医師法17条，歯科医師法17条）．昨今，医学生に看護学と実習を実施する大学が散見されるようになった．法に適うだけではなく，医療の進展に即した対応であろう．

周産期医療における事故の被害者は母と子のふたりであり，その2つの生命に侵襲を与えるという「結果」の重大性がある．病者の入院ではなく，新しい児の誕生を家族が迎える喜ばしい状況であっただけに，一転して事故が起こった場合の母子，家族に与える影響は強い．通常の医療事故の場合は，個体の障害または死亡の2通りであるが，母と子の場合は，①母親の死亡，②母親の障害，③児の死亡，④児の障害，⑤母児双方の死亡，⑥母親死亡・児障害，⑦児死亡・母親障害，⑧母親と児の障害等，8通りの場合を示すのが特徴である．

女性にとって妊娠・分娩は，人生の「危機状況」にあると注目されているにもかかわらず，生理的現象として，医療従事者が軽んじているのが実態である．この認識の誤りは是正されることなく，むしろ増長している感を拭い去ることができない．

しかし，診療記録の開示が急速に普及しつつある現在，安全管理の観点から，周産期医療に従事している職種の診療記録の開示が要求され，産科医，助産師，個々の質も評価されることになった．

4）「助産」の法的意味

A．助産師の業務独占

「助産師」の資格がなければできない医療行為がある．これを助産師の業務独占という．いわゆる助産と保健指導と称される領域である．つまり，①妊娠の診断と保健指導，②妊娠経過中の母児の健康診断と保健指導，③分娩介助，④分娩第4期の母体の健康診断と保健指導，⑤出産直後の新生児の健康診断と異常の早期発見，⑥褥婦の健康診断と保健指導である．

特に，褥婦と新生児は，妊娠・分娩による母児の侵襲による負荷の軽減まで含まれると解さ

れるので，退院時期の決定，退院時の保健指導，在宅での育児に関する保健指導，父親，家族への保健指導等は，助産師の裁量と責任が要求される．

B．助産師と保助看法37条の解釈

保助看法第37条には「〜衛生上危害を生ずる虞のある行為をしてはならない〜」として但し書きに「臨時応急の手当てをなし，または助産師がへそのおを切り，かん腸を施し，その他助産師の業務に当然付随する行為をなすことは差し支えない」としている．

つまり，助産師が行う助産および助産業務は，医師の指示を必要としないというものである．助産業務の独自性を保障した条文であり，開業権（医療法第2条，3条3項）となっている．

つまり，助産師は母児の健康診断に責任を有し，的確なアセスメント（助産診断）を行い，異常の早期発見に努めるための専門的知識と技術が要求される．言い換えれば，注意義務とされるところの危険予測力と危険回避力である．その医療水準は，産科医師と同様である．

看護師の注意義務水準は，時代の影響を強く受けているのに対し，助産師の法的責任は一貫している．しかし，判例において混乱がみられるのは，病院に勤務する助産師の意識の問題と，医師との連携不備である．産科医療事故にかかわる注意義務は，勤務場所を問わず，助産師の「助産行為業務」であり，産科医師との共同責任が問われることがあっても，看護師の過失に適応される医師の監督指導責任は，助産師には適用されない．

C．助産師と保助看法38条（異常妊産婦の処置禁止）の解釈

本条には「助産師は，妊婦，産婦，じょく婦，胎児又は新生児に異常があると認めたときは，医師の診療を請わしめることを要し，自らこれらの者に対して処置をしてはならない．但し，臨時応急の手当ては，この限りではない」と規定している．

本規定は助産師のみに対する規定である．助産師は，正常妊産じょく婦及び新生児に対して裁量権がある．しかし，前述したように正常から逸脱し異常に移行しやすい特性から，妊産褥婦および胎児，新生児の異常を「早期に発見」する専門的知識及び技術力が求められている．「異常があると認めたとき」に医師の診察を請わしめ，医師と協働して侵襲を最小にとどめることに努め，救命に全力を努めなければならない．

そこで，「正常からの逸脱のアセスメント」能力を法的に注意義務とし，異常を早期に認める義務と，医師との協働も注意義務としたものである．また，周産科医療の緊急性を有する特性から，臨時応急の措置を認めている．

これによって，法的に母児の安全性を担保している．本条に示した助産師の「異常」のアセスメント能力と技術力は，その時代の医療水準によって判断される．それゆえ，医学科学技術の進展にそった日々の研鑽が義務となるのである．将来的には，終身免許から更新制度となろう．

「助産師のクリニカルラダー」（p.201，202 **表6-1，2**）は，助産師の実践能力が一定の水準に達しているかを審査し，認証する制度である．レベル新人からレベルⅣの5段階である．レベルⅢを評価・認証された助産師は『アドバンス助産師』となり「一定の水準」を保つ責任が伴う．なお，5年毎の更新制である．

5）助産師と「医療事故調査制度」について

「地域における医療および介護の総合的な確保を推進するための関係法規の整備等に関する法律」により医療法の一部が改正され，医療事故調査および医療事故調査・支援センターに関する規定が，平成27年5月8日付けで公布された．

A. 医療事故調査制度の目的と助産行為における意義

医療事故調査制度の目的は「医療法第3章医療の安全の確保」をするために医療事故の再発防止を行うことである．

WHOのドラフトガイドラインでは，医療に関する有害事象の報告システムは「学習を目的としたシステム」と「説明責任を目的としたシステム」がある．日本は「学習システム」を導入，それに沿って，懲罰を伴わないこと（非懲罰性），患者，報告者，施設が特定されないこと（秘匿性），さらに報告者・医療機関を処罰する権力を有するいずれの官庁からも独立している（独立性）．

なお，日本医療法人協会の医療事故調ガイドラインが原則として挙げている点（（a）～（e））を加える．

（a）遺族への対応が第一である．
（b）本制度は医療安全の確保を目的とし，紛争解決・責任の追求を目的としない．
（c）院内調査が中心で，かつ地域ごと，病院ごとの特性に合わせて行う．
（d）その他として過誤・過失は報告の要件ではない．
（e）医療に起因し，起因すると疑われる死亡・死産とは：妊娠中又は分娩中の『手術，処置，投薬及びそれに準じる医療行為』によって，発生した死亡・死産であって，当該管理者が「当該死産を予期しなかったもの」と管理者が判断したものとなっている．

管理者の独断で判断することではなく，スタッフと共に経緯を評価し，組織として在り方を見直す契機にすることの意義が含まれている．

助産所（院）は医療事故調査の対象施設[*1]である．以下，システムと内容を説明し，若干の私見を述べる．

[*1] 医療事故調査の対象施設
・病院：20人以上の患者を入院させるための施設（医療法第1条5）
・診療所：入院施設を有しない又は19人以下の患者を入院させる施設を有する（医療法第1条5，2）
・介護老人保健施設：医療法第1条6（介護保険法（平成9年規定）による施設）
・助産所：助産師が公衆又は特定多数人のための業務を行う施設（病院又は診療所で行うものを除く（医療法第2条））
　妊婦，産婦又はじょく婦10人以上の入所施設を有してはならない（医療法第2条，2）

B．法律

> 第6条の10
>   病院，診療所又は助産所（以下この章において「病院等」という．）の管理者は，医療事故（当該病院等に勤務する医療従事者が提供した医療に起因し，又は起因すると疑われる死亡又は死産であつて，当該管理者が当該死亡又は死産を予期しなかつたものとして厚生労働省令で定めるものをいう．以下この章において同じ．）が発生した場合には，厚生労働省令で定めるところにより，遅滞なく，当該医療事故の日時，場所及び状況その他厚生労働省令で定める事項を第6条の15第1項の医療事故調査・支援センターに報告しなければならない．

助産所内の事故とは，
①助産所（院）内で事故が発生した時は，当該助産所内で調査をする．
②対象となる医療事故は当該助産所に勤務する助産師が，「助産行為」によって，起こされ，又は疑われる死亡，死産である．また当該助産所の管理者[*2]「助産師（医療法11条）」が，死亡又は死産を予期しなかったもの．
である．

C．省令

省令2 『当該死亡又は死産が予期されていなかったものと以下の事項のいずれにも該当しないと管理者（助産師）が認めた』とは，

- －1）管理者が当該助産行為の提供前に，他の助産師等から当該患者に対して死亡又は死産が予期されていることを説明していたと認めた．
- －2）管理者が，死亡又は死産が予期されていたことが助産録，その他の文書等に記録していたと認めた．
- －3）管理者が，当該助産師の事情聴取及び，医療の安全管理のための委員会（当該委員会を開催している場合に限る）からの意見の聴取をおこなった上で，当該助産行為の前に，当該助産師により，当該死亡又は死産が予期されていると認めた．

である．

D．通知

「省令2」を解釈し都道府県知事宛に文書で出す．
・1）と2）に該当するものは，一般的な死亡の可能性についての説明や記録ではなく，当事者個人の臨床経過（妊娠・出産・産褥の各期）の経過を踏まえて，当該死亡または死産（妊婦・産婦・褥婦・胎児・出産時）であることに留意すること．

[*2] 医療安全の確保－管理者の規定
・病院・診療所の開設者は，医業をなす場合は「臨床研修等修了医師に，歯科医業では，臨床研修等修了の歯科医師に管理させなければならない（医療法第10条）
・助産所の開設者は，助産師に管理させなければならない（医療法第11条）

・患者等に対して当該死亡又は死産が予期されていることを説明する際には，医療法の規定に基づき，適切な説明を行い，医療を受ける者の理解を得るように努めること．
・死産については，「医療に起因し，又は起因すると疑われる，妊娠中又は分娩中の手術，処置，投薬及びそれに準じる医療行為により発生した死産であって，当該管理者が，当該死産を予期しなかったもの」を管理者が判断する．

参考：医師，歯科医師，薬剤師，看護師等（助産師・保健師は看護師資格有）その他の医療の担い手は，医業を提供するに当たり，適切な説明を行い医業を受ける者の理解を得るように努めなければならない（医療法第1条の4第2項）
注）
1．助産所の管理者は，院内調査の際には（職員が少数のため），支援団体の支援を得ることが必要と考える．
2．遺族には誠意をもって説明する．言い訳はしない．
3．産科医療の特性である各期の連続性に留意するため補足した部分についてアンダーラインを引いた．

　「正常妊産婦」に対する助産師による助産行為は「医療」であるが，出産には予期しない危険性が内在することから，正常からの逸脱に際しては助産所の嘱託医は産科または産婦人科の医師とされ，また嘱託医師の対応が困難の場合に備え，連携医療病院を確保することが定められている．
　なお，妊婦検診で通院継続中の死産は，「医療に起因する死亡」の要件に該当しないが，検診時のチェックは重要である（**表2**）．

表2　　検診時毎回行うチェックリスト

□頻回の子宮収縮（1時間あたり4回以上の収縮）（問診による）なし
□喉の渇き（妊娠30週以降，問診による）の訴えなし
□全身倦怠感の訴え（妊娠30週以降，問診による）なし
□食欲不振の訴え（妊娠30週以降，問診による）なし
□嘔気・嘔吐の訴え（妊娠30週以降，問診による）なし
□前回健診時（妊娠30週以降）からの体重減少なし
□高血圧（収縮期血圧≧140mmHgあるいは拡張期血圧≧90mmHg）なし
□浮腫なし
□1週間当たりの体重増加≦0.8kg
□妊娠蛋白尿（≧1+）なし
□子宮底長正常範囲内
□胎児心拍数正常（110bpm～160bpm）
□頭位（32週以降）

（文献：日本産科婦人科学会／日本産科婦人科医会：産婦人科診療ガイドライン　産科編．2014．）

3 看護師の業務

1）医療の形態「治療と看護」
　保助看法の看護師の法的業務は，①療養の世話と②診療上の補助（医療の一部を担う）である．医療はキュアとケアの要素で形成されている．つまり，患者の健康状態によって医師が行うキュアと看護師の行うケアが常に連動して行われている．したがって，医師と看護師は対立関係ではなく，協働関係によって患者に適切な医療を提供しなければならない．

2）医療における医師と看護師の法的業務
　医師は医師法第17条に「医師でなければ医業をなしてはならない」と規定されている．また，判例・学説では医業とは医行為を業とすることであり，医行為とは医師の専門的知識及び技術をもってしなければならない危険な行為をいう．そして，業とは反復することであるが，一度でも意思を有して行えば業と解される．
　看護師は，保健師助産師看護師法第5条に「看護師とは，厚生労働大臣の免許を受けて，傷病者若しくはじよく婦に対する療養上の世話又は診療の補助を行うことを業とする者」と規定されている．准看護婦は看護師の業務内容と同様であるが，独自で判断せず看護婦の指示を受けてしなければならないことになっている．したがって，医師，歯科医師又は看護師の指示を受けると言う点で准看護師は，看護師と異なる．

3）医師と看護師の共働
　医療における医師，看護師の到達目標は患者の心身の自立であり，患者の目標も同様である．共通目標を達成するためには，相互の信頼のもとに医師・看護師が，それぞれの専門性を発揮しながら医療が遂行されなければならない．看護師の業務と，医師の業務の関連を**図1**に示した．医師の診断・治療行為，いわゆる医師の業務独占に対して，看護師には，「療養上の世話」に称される絶対的看護行為がある．また，診断に必要な諸検査及び治療の為の措置がある．これを「相対的医行為」と称しているが，筆者は，この領域に専門的知識に基づいた看護判断と看護技術があることに着目し，「相対的医行為」と，「相対的看護行為」に2つに分けて呼称し，看護師業務の独自性を示した**（表3）**（1992年）．

A．絶対的医行為
　医師の行う診断・治療行為は，法的に医師の業務として独占しているので，看護師に限らず，これを医師以外の者が行えば，医師法違反となる．ただし，緊急時に患者の救命のための行う医行為は，臨時応急の手当（保助看法第37条）として許されている．

B．相対的医行為
　相対的医行為とは，保助看法第5条の「診察の補助」に相当する看護師の業務である．つまり，診療の一部を代行するので，医師の指示が条件となる．保助看法第37条の「衛生上危害を

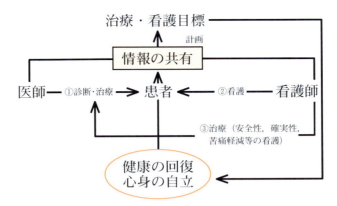

①絶対的医行為　②絶対的看護行為　③相対的医行為・相対的看護行為

図1　患者・医師・看護師関係

表3　医師・助産師・看護師・准看護師の業務と責任

	看護師	准看護師	助産師
療養上の世話	看護師の業務責任	看護師の監督指導	助産師の業務独占 ・助産師の業務に当然に付随する行為（37条但書） ・医師との連携（38条） ・応召の義務（39条） ・証明書交付義務（36条2項）出生証明書など ・届出義務（41条）　異常出産児 ・助産婦の記録・保存義務（42条） ・守秘義務（刑法134条）
診療の補助	保助看法37条	医師・看護師の監督指導	
妊産婦の医療・ケア	禁止 （保助看法30条）		助産師の独自性・医師との連携

生ずるところのある行為」に相当し，その時代における大学院教育機関での教育によって，その行為の適否は決定され得るものである．したがって，相対的医行為は流動的であるので，業務内容を固定することはできない．これに相当する職種は，アメリカでいえばナース・プラクティショナー（nurse practitioner, NP）である．

C. 相対的看護行為

相対的看護行為とは，医師の絶対的医行為である診断，治療などに対して，看護師がその一部を代行するが，ただ漠然と代行しているのではなく，患者を危険から守り，苦痛，不安を軽減するためにとる看護行為をいう．この行為は，診療の一部を代行しているので，「行為の決定」には，医師の指示が必要となる．しかし，その「行為の質」には，看護学の専門的知識に基づく看護判断と看護方法の選択というプロセスが含まれる．この行為の質の基準となるもの，すなわち能力は看護師免許というかたちで法的に保証されているが，看護師には，継続して自らの看護行為の質を維持し，かつ，時代の推移に合わせて高めていく責任がある．これは医療の

一翼を担う専門職として負うべき義務である．したがって，その時代の水準に達し得ていないことから生じた事故については，当然，看護師としての注意義務違反が問われることになる．

つまり，相対的看護行為は診療の一部であるので，行為の決定には，医師の指示が条件になるが，その行為は看護師としての看護判断と技術の統合であるので，看護師の教育制度によって「相対的看護行為」の幅は拡大する．さらに質の高い「絶対的看護」が加わり，結合・統合した高度な実践能力の発揮によって，人々の健康生活の質に強い影響を与える．したがって，医師の指示は看護師の診療行為であるところの行為の決定までであり，その行為を支える裁量，すなわち看護師の専門的判断領域にまでは医師の指示は及ばない．それゆえ看護師は，この領域においては，責任を担い回避することはできない．

D. 絶対的看護行為

絶対的看護行為とは，療養上の世話と称される看護師独自の業務であり，医師の指示，指導監督を必要としない．相対的看護行為は，医行為の一部の範囲内での看護師の裁量をいうが，絶対的看護行為は，看護領域における看護師の看護判断と，それに基づいてとられた看護の方法をいう．したがって，注意義務の範囲は広い．そして質の評価にあたっては「看護判断」と「看護ケア」に焦点があてられることになる．

4）医学的情報と看護学的情報の共有

医師，看護師は，患者の異常を早期に発見し，最悪な状態に陥らないように，その予防措置をしなければならない（危険の予測とその回避）．それが，医師，看護師に求められている注意義務である．そのために医師は，「診察」という行為によって異常の早期発見に努め，看護師は「科学的根拠に基づいた観察」という行為によって24時間を通し患者を観察し続け，異常の早期発見に努めている．つまり，医師は，医学的モデルにしたがって診察という手技を駆使しながら，主に患者の身体の情報を収集する．通常，診察はその時の患者の状態からの情報に絞られるので，その後の状態は，患者の経過を終日観察している看護師から得ることになる．口頭，看護記録などから得るのが一般的である．医師は，先の診察によって得られた情報に，経過中における患者の心身の情報を加味し分析する．

医師は再び病状を予測し，その予測に基づいて，再度，患者を診察しながら新たな情報を収集する．

このような反復行為によって，より的確な診察，診断，治療方法が選択されるというプロセスがある．つまり，終日患者の観察をする意味は，病状の微妙な変化も見逃さないという危険予測の原則に基づいているものであり，この経時的な責任を担っているのが看護師である．医師は入院患者に関しては，看護師の観察による情報を得なければならない注意義務があるといえる．また，看護師は，異常発見のための観察とともに，患者の心身の適応状態を社会的，心理的な側面から観察するという点で，医師の医学的観察と異なる．したがって，医師の診察から得られた医学的情報，看護師の観察から得られた看護学的情報の共有は，個々の患者におけ

る危険の予測能力を高める要件といえよう．

　これを忘れば医師，看護師とも判断に歪みをきたし，最善の医療が提供できないばかりか，患者の病状を悪化させるという結果にもなりかねない．

高度看護教育と実践力

1）学生の臨床実習

　看護師の資格がないまま医療に従事している者の存在が，医療事故を通して社会の人々に知られるようになった．これを契機に看護学生を無資格者と同列に扱い，臨床の実習を困難にしている状況がある．筆者は次の法的根拠で，学生の実習を正当化している．

　①看護学生は，将来看護師になるために必要な学習をしているのであって，単なる無資格者とは異なる．

　②「業」とはそれぞれの社会的地位において看護業務を反復継続して行うことを意味しているので，看護学生の臨床実習での行為は「業」に相当しない．

　③看護学生は，単独行動ではなく，各教育機関の教育目的・目標に則った指導体制のもとで実習している．

　刑法学者の高山氏は「医師や看護師の目の行き届いたところでは，比較的高い安全性が確保されているといえる．さらにいえば，実習を行う学生は「セミプロ」だというところが重要である．すなわち，実習においては，制度全体を維持するための専門職業人の要請という利益が追求されており，この利益はまさに医業独占の支柱そのものであって，公衆衛生を護るという究極的目的にも合致する」との見解を述べ，学生の臨床実習を支持している．

　昨今は，看護学生の臨地実習が推奨され，社会にも認識されている．しかし，急速な学生数の増加に対し，教員数と医療機関の看護師数の減少から新たな課題を有しているが，英知ある看護師らの挑戦は，すでに始まっている．

2）高度な実践看護師と裁量の拡大

　1987（昭和62）年4月　厚生省「看護制度検討会報告書（21世紀に向けての看護制度のあり方）」において，専門看護師，看護管理者の育成が提言されたことを契機として，資格認定制度が創設された．

A．専門看護師－大学院修士課程

　1994（平成6）年，日本看護系大学協議会は「高度な専門知識と技術を持った専門看護師教育の質の維持と向上をめざし，専門看護師育成に適切な教育課程の基準を定めるとともに，その教育課程の認定に関し必要な事項を定める（専門看護師教育課程認定規定第1条）」として専門看護師[*3]の教育規準を制定した．

　専門看護師とは，複雑で解決困難な看護問題を持つ個人，家族及び集団に対して水準の高い看護ケアを効率よく提供するために，特定の看護分野において「卓越した看護実践能力」を有

することを認定された看護師である．

　専門分野は，がん看護，精神看護，地域看護，老人看護，小児看護，母性看護，慢性疾患看護，急性・重症患者看護，感染症看護，家族支援，在宅看護があり，登録者数は2015年1月現在1,466名である．特に登録者が多いのは1996年から認定開始されたがん看護の581名で，同年から開始された精神看護207名とは倍以上の差がある．2012年に認定開始された在宅看護は現在まだ22名であるが，これからのニーズにより登録者数の増加が期待される．

B. 認定看護師

　1990年代の初めに始まった専門看護師制度の検討の過程で，1995（平成7）年に日本看護協会が認定看護師制度を発足させた．

　この制度は特定の看護分野において熟練した看護技術及び知識を用いて，水準の高い看護実践のできる「認定看護師」[*4]を送り出すことにより，看護現場における看護ケアの広がりと看護の質の向上を図ることを目的としたものである（日本看護協会「認定看護師規則及び細則」第1条）．

　認定看護師の認定を受けるには，各看護分野で定められている6カ月・600時間以上の教育カリキュラムを受講し，それを修了し，さらに認定審査に合格した者が認定看護師（Certified Expert Nurse）として登録される．さらに，認定看護師の能力の水準を維持するため，認定審査後にも，最初の検定後5年ごとに更新を実施している．

　救急看護，皮膚・排泄ケア，集中ケア，緩和ケア，がん化学療法看護，がん性疼痛看護，訪問看護，感染管理，糖尿病看護，不妊症看護，新生児集中ケア，透析看護，手術看護，乳がん看護，摂食嚥下障害看護，小児救急看護，認知症看護，脳卒中リハビリテーション看護，がん

[*3] 専門看護師の目的と役割

目的　複雑で解決困難な看護問題を持つ個人，家族及び集団に対して水準の高い看護ケアを効率よく提供するために，特定の看護分野において「卓越した看護実践能力」を有することを認定された看護職者．

役割　1. 個人，家族または集団に対して卓越した看護の実践する．（実践）
　　　2. 看護職者に対してケアを向上させるため教育的機能を果たす．（教育）
　　　3. 看護職者を含むケア提供者に対してコンサルテーションを行う．（相談）
　　　4. 必要なケアが円滑に提供されるために，保健医療福祉に携わる人々の関係のコーディネーションを行う．（調整）
　　　5. 専門知識・技術の向上や開発を図るために実践の場における研究活動を行う．（研究）
　　　6. 倫理的な問題・葛藤について関係者間での倫理的調整を行う．（倫理）

[*4] 認定看護師の目的と役割　（日本看護協会）

目的　看護現場における看護ケアの広がりと質の向上をはかるために，ある特定の看護分野において，熟練した看護技術と知識を用いて，水準の高い看護実践のできる看護職者．

役割　1. 個人，家族及び集団に対して，熟練した看護技術を用いて水準の高い看護を実践する．（実践）
　　　2. 看護実践を通して看護職に対し指導を行う．（指導）
　　　3. 看護職に対しコンサルテーションを行う．（相談）

放射線療法看護，慢性呼吸器疾患看護，慢性心不全看護の21分野があり，2015年1月現在14,172名が登録されている．中でも登録者数が多いのは皮膚・排泄ケアと感染管理で共に2,000名を越えている．

C．認定看護管理者

1998（平成10）年，多様なヘルスケアニーズを持つ個人，家族及び地域住民に対して，質の高い組織的看護サービスを提供することを目指し，一定の基準に基づいた看護管理者を育成する体制を整え，看護管理者の資質と看護の水準の維持及び向上に寄与することにより，保健医療福祉に貢献することを目的として発足したのが認定看護管理者である（日本看護協会「認定看護管理者規程」第一条）．

認定看護管理者に必要な教育課程は，ファーストレベル，セカンドレベル及びサードレベルの３課程と定められており，水準を均質にするため，育成にふさわしい条件を備えた教育機関を認定看護管理者教育機関として認定している．さらに，認定した教育機関に対し，教育課程開講から１年後に認定確認，認定確認から５年後，以降７年ごとに認定更新審査が行われている．

認定看護管理者の登録者数は2015年１月現在で2300名．約90％が病院に所属しており，その他10％の内訳は大学・学校，介護保険施設，クリニック・診療所，訪問看護ステーション等である．

D．特定看護師

「チーム医療の推進に関する検討会（厚生労働省2010年）」では，チーム医療を次の様に述べている．「医療に従事する多種多様なスタッフが，各々の高い専門性を前提に，目的と情報を共有し，業務を分担しつつも互いに連携・補完し合い，患者の状況に的確に対応した医療を提供すること．」とし，新たに，「特定看護師（案）」を提示し，2015年10月から研修制度が施行されることになった．

様々な意見があるが，わが国ではＮＰあるいはＡＰＮが望ましく，米国の「フィジシャン・アシスタント（PA）」は，あくまでも医師の補助者であり，チーム医療にはなじまない．

E．特定行為

特定行為は，診療の補助であり，看護師が手順書により行う場合には，実践的な理解力，思考力及び判断力並びに高度かつ専門的な知識及び技能が特に必要とされる次の38行為である（表４）．

F．リスクマネージャーとしての看護師の役割

2006（平成18）年，医療法の一部改正（施行19年施行）により，医療機関（助産所含む）における安全管理体制の確保が義務づけられ，リスクマネージャーとして医師，歯科医師，薬剤師，看護師が担うことになった．その役割は，安全管理に関する医療機関内の体制の構築に参画し，職員への教育・研修，情報の収集と分析，対策の立案，事故発生時の初動対応，再発防止策立案，発生予防および発生した事故の影響拡大の防止等に努め，安全管理体制を組織内に

表4　特定行為38行為

①経口用気管チューブまたは経鼻用気管チューブの位置の調整，②侵襲的陽圧換気の設定の変更，③非侵襲的陽圧換気の設定の変更，④人工呼吸管理がなされている者に対する鎮静薬の投与量の調整，⑤人工呼吸器からの離脱，⑥気管カニューレの交換，⑦一時的ペースメーカの操作及び管理，⑧一時的ペースメーカリードの抜去，⑨経皮的心肺補助装置の操作及び管理，⑩大動脈内バルーンパンピングからの離脱を行うときの補助の頻度の調整，⑪心嚢ドレーンの抜去，⑫低圧胸腔内持続吸引器の吸引圧の設定及びその変更，⑬胸腔ドレーンの抜去，⑭腹腔ドレーンの抜去（腹腔内に留置された穿刺針の抜針を含む．），⑮胃ろうカテーテル若しくは腸ろうカテーテル又は胃ろうボタンの交換，⑯膀胱ろうカテーテルの交換，⑰中心静脈カテーテルの抜去，⑱末梢留置型中心静脈注射用カテーテルの挿入，⑲褥瘡又は慢性創傷の治療における血流のない壊死組織の除去，⑳創傷に対する陰圧閉鎖療法，㉑創部ドレーンの抜去，㉒直接動脈穿刺法による採血，㉓橈骨動脈ラインの確保，㉔急性血液浄化療法における血液透析器又は血液透析濾過器の操作及び管理，㉕持続点滴中の高カロリー輸液の投与量の調整，㉖脱水症状に対する輸液による補正，㉗感染徴候がある者に対する薬剤の臨時の投与，㉘インスリンの投与量の調整，㉙硬膜外カテーテルによる鎮痛剤の投与及び投与量の調整，㉚持続点滴中のカテコラミンの投与量の調整，㉛持続点滴中のナトリウム，カリウム又はクロールの投与量の調整，㉜持続点滴中の降圧剤の投与量の調整，㉝持続点滴中の糖質輸液又は電解質輸液の投与量の調整，㉞持続点滴中の利尿剤の投与量の調整，㉟抗けいれん剤の臨時の投与，㊱抗精神病薬の臨時の投与，㊲抗不安薬の臨時の投与，㊳抗癌剤その他の薬剤が血管外に漏出したときのステロイド薬の局所注射及び投与量の調整

（厚生労働省令第33号（平成27年3月13日））

（注）「歯科医行為」の場合は「医師」を「歯科医師」と読み替えるものとする．

根づかせ機能させるものである．

①安全管理体制の構築，②医療安全に関する職員への教育・研修の実施，③医療事故を防止するための情報収集，分析，対策立案，フィードバック，評価，④医療事故への対応，⑤安全文化の醸成である（厚生労働省　医療安全管理者の質の向上に関する検討作業部会　2007（平成19）年3月）．

5　専門職とは─反省的実践家

　昨今の脳科学，情報科学の進展によって，相手の気持ちに共感する前頭葉神経細胞のミラー・ニューロンの存在があきらかになっている．他者の意図を理解するためには，共感することが必要である．意識，無意識にかかわらず，根底に共通する環境，文化の影響を受け，日本人の感性，生命観を既に共有していることは，共感の手掛りとして大きな要素となる．

　日本的生命のパラダイムは心身一体である．自然に対する畏敬の念を語る場合でも，西洋文化では湖に竜が宿るという感覚であるが，日本においては，河，山のすべてが生きているという自然との一体感がある．また，日常的に用いる言葉の「もったいない」は，単なる倹約精神ではなく，「もったい（勿体・物体）」とは，そのものが本来持っている価値を意味している．本来の価値を尊重する感性は，モノにも「命」を認める生命観である．

　食事前，「いただきます」と軽く一礼し，食後に「ごちそうさまでした」と言うことは，食材の命への礼であると共に，食を支える農民，漁師，そして食卓を共にする家族らに対する感謝の気持ちの表れでもある．さらに日本固有の「型」と「間」は，人としての道（倫理）に通じ

る．あらためてみれば私たちの日々の生活は，座敷での立ち居振る舞い，座り方など，日本文化の「型」を伝承している．華道では，「天」と「地」と「人」を表す三角形のバランスが基本である．四季折々の草花の性質と色彩の調和は，人間の能力を引き出す教育にも通じるものである．自然に育まれた生命観は，私たちの心の中に生き続けている．「日本的合理性」は，欧米人の「近代合理主義」に比べて，人の気持ちを考え，周囲の人に対する気遣うことができる思いやりがある．

身についた思いやりと看護の科学的コミュニケーションスキルが融合した看護を提供されることで，患者は，安心して「身を任す」までの信頼関係を築くことができる．コミュニケーション力は，説明力でもあり，相手の心を推理・考える論理的思考能力でもある．

科学・医療技術の急速な進展によって，医療の不確実性，多様性，複雑性，多様な価値観など，患者及び家族が直面する課題はさらに多くなり，対応の困難性も高まってきている．したがって，画一的な看護を行うのではなく，患者個々の問題に即した「オーダーメイドケア（その人にあった看護方法を意味する石井の造語）」でなければならない．つまり，メジャーな専門職[*5]（profession）にならなければならない．

ドナルド・ショーン（Donald Schön（1983/2003））[*6]は，有能な看護師の看護行為は，すでに「技術的合理性」の原理の枠を超えた実践をしていると述べている．技術的合理性に基づくマイナーな「技術的熟練者」から「行為の中の省察」に基づく「反省的実践家」として看護職の専門性を説明している．

病苦を抱えた患者，家族の諸問題において，看護は，「状況との対話」による実践的認識論に基づいた対応をしており，患者と共に本質的でより複合的な問題に対する実践をしていると指摘している．専門家像は「行為の中の省察」と概念化される実践的認識論を専門家の中核ととらえ，かつ，専門家の実践を支える高度な「専門的技法」を解明すれば，「看護」の役割と責任を明確にすることができることを示唆した．

看護の専門性とは，看護実践過程における「知」と「省察」にある．「知」を捉えるための鍵

[*5] 専門職

ある専門職（profession）が分化していくための主要な基礎として，第一に専門家が意のままにできると宣言できる実体的な知識領域が存在すること，第二に専門家が習得を必要とする知識の生産や適用の技術が存在することの二つがある．（ウイルバート・ムーア（Wilbert Moore））

[*6] ドナルド・ショーンは，1983（昭和58）年『反省的実践家－専門家は行為の中でどう思考するか（The Reflective Practitioner：How Professionals Think in Action. Basic Books）』の中で，専門家の概念像を示した．

1980年代の米国は，テクノロジーの飛躍的発展と経済不況の中で専門家と社会との関係が厳しく問われた時代であり，「専門家の実践の特徴とその責務の所在を開示する思索」として注目された．なお，スペシャリストとは異なり，専門家は公共的使命と社会的責任において定義される職業である．

（ドナルド・ショーン／佐藤学・秋田喜代美訳：専門家の知恵．第2版，ゆみる出版，2003）

は次の3つである．①行為の中の知（無意識の知，暗黙の知）．②行為の中の省察（看護行為の流れの中で瞬時に生じては消え行く束の間の探求と思考），看護行為の過程のなかでの思考こそ，専門家としての実践的思考の特徴である．③状況との対話．ある状況の中で関わる対象に対し，何らかの驚き，不確かさを感じる事である．

さらに，暗黙の知を知る手順は「自分がしていることについて，行為の中で暗黙に知っていることをふりかえる」ことである．次のように問うことで認識できる．

①私はどの特徴に気づいたのか．②私がこの判断をする基準は何だったのか．③私がこの技能を行う時に，どんな手順で実際にやっていたのか．④私が解こうとした問題に対し，私はどのような枠組みを与えていたのか．

自らの看護体験を振り返り，暗黙知を知り，自己点検評価を試みてほしい．

６ これからの看護専門職の責務－ケアリングの可視化

メイヤロフ（Mayeroff）のいうケアリングとは，ケアされる他者の成長を可能とする行動である．しかし，それだけにとどまらず，他者をケアすることにより，ケアする人もまた自身に欠けているものに気づかされることから，自身も成長するのである．この関係性が成立することで，ケアリングが達成される．

したがって，ケアリングとは，他者志向的な行動であると同時に，自己志向的な行動でもあるといえる．このことから，メイヤロフのいうケアリングの本質は，ケアする者とされる者の関係であるといえる．

ワトソン（Watson）は，ケアは看護の具体的行為であり，ケアリングは態度（心の姿勢）であると述べている．

すなわち，「ケア」という言葉が従来，身体的な世話や具体的行為を表す用語であったのに対し，「ケアリング」は，①看護職の援護行動に示される対象者との関係性・かかわり合い，②対象者の尊厳を守り大切にしようとする看護職の理想・理念・倫理的態度，③気づかいや配慮，として使用されることが多く，それが対象者にとって何らかの意味（安楽，癒やし，内省の促し，成長発達，危険の回避，健康状態の改善など）をもつとされる．

つまりケアリングは，対象のニーズに応えるだけでなく，ある行動が対象のためになるかどうか（対象のＱＯＬを高め，成長につながるか）を判断するという，看護の特性を表わす概念である．

昭和50年度以来，看護大学は増加し続け，26年度に新設された看護学科は18大学（公立大1，私立大16，大学校1）である．また，入学定員増を行った看護学科は8大学（公立大4，私立大4）に上る．新設と定員増により，26年度の入学定員は17,879から19,684人となりわずか1年で約1,800人増加した．

その背景には，①看護師の職務の高度化・専門性，②国の人材育成の施策，③人気学科とし

て大学が設置を進めたことなどが挙げられている（資料：旺文社教育情報センター平成26年１月）．

　看護系大学の増加は，必然的に大学院の増加となり，「専門看護師」や看護研究者などの活躍が期待できる．看護学は人間科学であるので広く，限りなく深い．

　不確実な時代だからこそ，患者は看護師にケアリングを求めている．看護専門職としてケアリングができるように，その能力を育む特性として，宮脇[4]は①自分と自分の価値観に対する自覚を持つこと．②自分の感情を分析する．ケアリングには感情の動きが伴う．大切なのは，その時その場で起きた喜び，怒り，悲しみ，憎しみの感情について信頼できる人と話し合うことである．③専門職の倫理観の基にそれを実行する責任が求められる．他の医療スタッフから指示がえられない場合には対立するのではなく，アサーティブに主張する．などを挙げている．ケアリングに求められることは，単なる優しさだけではなく，患者の権利の擁護者として患者を守り，患者の立場を代弁する義務がある（アドボカシー）．

　個人の努力と，その評価だけではなく，さらに正当な評価を得るためには組織的に取り組む必要がある．看護職実践モデル確立の基本的要素は，患者ケアに関わる全ての人々への指針となるような共通のビジョンや価値観であり，それらを組織に浸透させるために時間を費やすことが重要である．クリフォード看護部長は価値観として，①ケアの継続性，②ケアの個別化，③患者と家族の関与，④臨床面及び管理面の決定権の分散，⑤他のナースや他分野の人々との協調，⑥コミュニケーションをあげており[6]，その成果は高く評価されている．

　また，変化を起こすための４つの要素として，①ケア提供方法の再計画，②強力なマネジメントシステムの確立，③ナースの知識，技術，教育の評価，④相互尊重的環境の育成などがある[6]．

　日本においても専門看護師，認定看護師は言うまでもなく，新たな特定看護師の業務から見えるのは，医師の指示（法的に医療の主体は医師である）による『診療の補助』である．

　診療の補助は，「相対的看護行為」であるので，看護独自のケアリングを行うことが肝要である．

　その成果を評価し，可視化することが日本の医療の質を高める．日本文化特有の相手へのおもいやりが，苦痛を軽減し，共に生きがいになることを実証するときである．

Column

看護師の裁量

Aは平成19年5月15日肺炎で入院，心電図のモニターを装着．21日重症肺炎にて人工呼吸器の装着，31日には改善したので人工呼吸器中止．9日後，呼吸状態が悪化したため再度人工呼吸器装着，さらに9日後，気管切開・カニューレが装着された．

7月5日，主治医は入院以来装着していた心電図モニターの中止を指示したが，E看護師の判断で中止しなかった．13日に酸素が中止されたので，Aは気管カニューレを介して呼吸している．

7月14日5時37分頃，E看護師はナースステーションで，アラームが鳴ったのでモニターを確認するとAの脈拍が徐脈であることから，他の看護師に確認するように指示した．Aのカニューレが抜けかけ左頸動脈に繋がれていた点滴ルートが外れ，呼吸停止状態であり，緊急蘇生術を行ったが植物状態となり1年後に死亡した．

法学者小西は，本件の解説で，Aの入院時以来装着していた心電図モニターを主治医から中止する指示があったが，看護師の判断で中止しなかった点に注目し「本件はプロフェッションとして看護の視点から必要と判断し実践していた業務の意義を，プロフェッショナルである看護師が自分の手で全てをフイにしてしまった残念な事例である」と述べている．

（文献　小西知世代：看護師詰所におけるアラーム対応の適切性．神戸地裁　平成23.9.27判決　21年損害賠償請求事件p.82，甲斐克則・手島豊編，医事　法判例百選．有斐閣，2014．）

「裁量」とは，ある事象を判断し，しかるべき処置等をすることであるが，重要な点は判断の根拠とした事由である．さらに，その行為には責任が伴う．

本事例は，医師が心電図モニターの中止をE看護師に指示したが，看護師の判断で中止せず，継続していた．その判断は何に基づくものであったのかは，本事案で明らかではないが，当該看護師が患者の状態を勘案（アセスメント）し，いま中止することは患者に不利益と判断したならば，医師にその旨を述べるべきであった．むしろ責任である．医師と看護師らが患者情報を共有することは，患者の最善の医療となり得るからである．

なお，次の事例は，誤った「裁量」である．

主治医の指示がないのに，A看護師は，准看護師に指示して入所者B男に対して医薬品○○を経口投与させ，同様にC男に対して○○薬を投与させ，さらにD子に○○を点滴投与させた（行政処分の事例．保健師助産師看護師法違反）．

本件の違反は当該看護師の学習の理解，模倣，経験による誤った認識によるとも推測できる．また，保助看法を誤って解釈しているとも考えられる．次の①，②，③の条文の内容を充分理解しないまま，そして誰にも指摘されないまま過ぎてきた結果ともいえる．

●第5条：厚生労働大臣の免許を受けて傷病者若しくはじょく婦に対する療養上の世話又は，①「診療の補助を」行う．診療の補助は，37条に，②「診療の補助（薬品の投与等）には医師の指示が」必要である．また，第6条の准看護師は，医師・歯科医師または，③「看護師の指示を受けて」等の3箇所の条文を，誤って解釈していたとも考える．

法律用語は難解である．特に資格と業務に関する基本の法的規定は具体的に説明する必要がある．

表5　ジェネラリストの標準クリニカル・ラダー

		レベルⅠ	レベルⅡ	レベルⅢ	レベルⅣ
臨床能力項目	看護実践能力 基本的看護技術提供から特殊・専門的・高度な看護実践能力	所属する看護職場の基本的な看護実践（基本的な看護技術，看護過程の展開など）ができる．	所属する看護職場で，日常的に必要とされる看護実践は，ほぼ単独で実施できる．	所属する看護職場で，高度な看護実践を行い，さらにモデル的な看護実践の教示をすることができる．	論理的知識と実践的知識を応用し，全人的でありかつ分析的看護を効率的に実施することができる．
	組織的役割遂行能力 看護チームなどの最小組織から看護部，医療施設，地域，国内での看護職能暖代の中での役割遂行能力	責任の最も軽い，難易度の最も低い，軽微な組織の役割を果たす．看護チームでは，フォロアーやチームメンバーの役割，病棟での係としては簡単なルーチーンの係の役割を遂行できる．	所属する職場で，日常的な組織的役割が遂行できる．看護チームでは，チームリーダーやコーディネーターの役割，病棟での係としては，創造的能力を要求される係の役割を遂行できる．	所属する職場で，特殊なまたは専門的な能力を必要とされる役割，または指導的な役割（学生指導，業務改善係，学習会係，教育委員，リスクマネージメント係など）を遂行できる．	所属を超え，看護部や病院から求められる役割，成果の問われる責任の思い役割（ジェネラル・リスク・マネージャーなど）を遂行できる．
	自己教育・研究能力 専門技術職としての自己の技能を高め，さらに看護への科学的追求を行う能力	自己の教育的課題を指導によって発見することができる．	自己の教育的課題達成に向けた教育活動を展開することができる．	自己の教育活動に積極的に取り組むとともに，教育活動について指導的な役割を実践することができる．	単独で専門領域や高度な看護技術等についての自己教育活動を展開することができる．組織的研究活動を実践できる．

(出典　日本看護協会編：平成17年版　看護白書．pp.197-209, 2003.)

表6-1　助産師のクリニカルラダー

	レベル新人	レベルⅠ	レベルⅡ	レベルⅢ	レベルⅣ
到達目標	①指示・手順・ガイドに従い，安全確実に助産ケアができる	①健康生活支援の援助のための知識・技術・態度を身につけ，安全確実に助産ケアができる ②助産外来・院内助産について，その業務内容を理解できる ③ハイリスク事例についての病態と対処が理解できる	①助産過程を踏まえ個別的なケアができる ②支援を受けながら，助産外来においてケアが提供できる ③先輩助産師とともに，院内助産におけるケアを担当できる ④ローリスク/ハイリスクの判別および初期介入ができる	①入院期間を通し，責任をもって妊産褥婦・新生児の助産ケアを実践できる ② 助産外来において，個別性を考慮したケアを自律して提供できる ③助産外来において，指導的な役割を実践できる ④院内助産において，自律してケアを提供できる ⑤ハイリスクへの移行を早期に発見し対処できる	①創造的な助産実践ができる ②助産外来において，指導的な役割を実践できる ③院内助産において，指導的な役割を実践できる ④ローリスク/ハイリスク事例において，スタッフに対して教育的なかかわりができる

（注）レベルⅢの到達の条件
分娩介助100例以上　妊娠期の健康診査200例以上　新生児の健康診査100例以上　産褥期の健康診査200例以上

表6-2　助産師の安全管理マネジメント

	レベル新人	レベルⅠ	レベルⅡ	レベルⅢ	レベルⅣ
安全管理・安全確保		①自施設における医療安全管理体制について理解できる ②インシデント事例や事故事例を速やかに報告できる ③インシデント事例や事故事例について，支援を受けながら経過を振り返ることができる ④インシデント事例や事故事例についての報告・記録方法がわかる ⑤周産期に起こり得る事故について，支援を受けながら予測でき対策をとることができる（新生児の取り違え，新生児の拉致，窒息，転倒・転落，やけど，盗難など） ⑥規定に沿って適切に医療機器・医療器具を取り扱うことができる ⑦与薬の原則を理解して実施できる	①インシデント事例や事故事例について，経過を振り返ることができる ②インシデント事例や事故事例について，支援を受けながら今後に活かせる対策を考えることができる ③周産期に起こり得る事故を予測でき，対策をとることができる（新生児の取り違え，新生児の拉致，窒息，転倒・転落，やけど，盗難など） ④事故発生時，対象の生命を優先して判断し行動できる	①療養環境が安全であるか常に配慮し，調整できる ②アクシデント・インシデント・感染防止・災害対策に関して中心的役割を担うことができる ③職員の安全が確保できる職場環境を整えるために取り組める ④医療機器を安全に使えるように環境調整できる ⑤備品・医療材料に関する法令（PL法※など）に関心をもつことができる	①療養環境が安全であるか常に配慮し，後輩に教えることができる ②インシデント・アクシデント報告から，看護単位における問題を発見できる ③②の問題に対して，管理監督職とともに解決策を考えることができる ④対策を実施し，その結果を評価，フィードバックできる
感染予防		①自施設における感染予防管理体制について理解できる ②①に則って行動できる（スタンダードプリコーション※，必要な防護具選択，衛生学的手洗い，無菌操作，清潔・不潔の区別，医療廃棄物規定に則った適切な取り扱い等）	①自施設の体制に則って行動できる		
災害・防災管理		①自施設における災害・防災管理体制について理解できる ②自部署の管理体制（消火設備，避難経路）などがわかる ③②に基づいて日常的に行動できる（病棟入口の戸締り，面会者の確認など） ④災害発生時の初期対応がわかる ⑤災害時，指示に従い，④の行動ができる ⑥定期的な災害訓練に参画できる	①災害時に，主体的に初期対応が実践できる		
情報管理		①自施設における情報管理体制について理解できる ②①に基づいて行動できる（記録，PC，パスワード，患者情報など）	①自施設の体制に則って行動できる		

（出典：一般財団法人日本助産評価機構：「助産実践能力習熟段階（クリニカルラダー）活用ガイド」
http://www.nurse.or.jp/home/innaijyosan/pdf/suishin/guide.pdf　pp.42, 44）

2 これからの看護学水準と看護水準

　看護学水準と看護水準は，科学・技術の進化や社会の変化と共に変わる．第2章の「『カンガルーケア』による新生児の低酸素脳症による重度後遺障害」の事案の論争は地裁，高裁ともにすでに「医療水準」であることで否決された．また業務に関する照会と回答は，行政指導であるので，一般的基準として記載した．

① 看護師の注意義務

　過失の判定では，看護師の注意義務が問題になる．看護師が注意するべきところを怠り，患者に不利な結果をきたした場合に過失となる．

　注意義務とは，事故発生の可能性を予測し（危険発生の予見義務），それを回避する行為（危険回避義務）を取ることができたかどうかである．看護師の看護行為は，常に予見行為（観察・予測のための情報収集）と，回避行為（予防・看護の援助）の基本に即している．したがって，看護師として当然なすべき看護行為をしないときには注意義務違反となる．

　医師，看護師らが注意義務の過失を問われた場合，その過失を判定する基準がある．大別すると一般的基準と具体的基準である．

② 一般的基準（客観的基準）

1）取締規定・行政指導

　「告示」「通知」などをそれぞれ取締規定・行政指導というが，これらが過失認定の基準として認められる場合がある．例えば"輸血に関し医師又は歯科医師の準拠すべき基準（昭和27年厚生省告示第138号）"，"ペニシリン製剤による副作用の防止について（行政指導昭和31年8月28日医743号各都道府県あて）"などがそれである．告示に関する判例では，"告示は……医師にとって多分に訓示的であるにせよ，なお規範的は拘束力をもつものと解すべきである（福島地裁若松支部，昭和35年1月27日）"とし，過失と判断する際の基準にしている．

2）業務に関する照会と回答

A．助産師の業務について

　（鹿児島県保健福祉部長平成14年11月14日付医政看発第1114001号）

　下記の行為については，保健師助産師看護師法（昭和23年法律第203号）第3条で規定する助産であり，助産師又は医師以外の者が行ってはならないと解するが，貴職の意見をお伺いしたい．

記

1．産婦に対して，内診を行うことにより，子宮口の開大，児頭の回旋等を確認すること並びに分娩進行の状況把握及び正常範囲からの逸脱の有無を判断すること．

2．産婦に対して，会陰保護等の胎児の娩出の介助を行うこと．

3．胎児の娩出後に，胎盤等の胎児付属物の娩出を介助すること．

回答　平成14年11月5日付医第570号により紹介があった上記の件について下記のとおり回答する

記　貴見のとおりと解する

B. 産婦に対する看護師業務について

（愛媛県保健福祉部長平成16年9月13日付医政看発第0913002号）

下記の行為については，保健師助産師看護師法（昭和23年法律第203号）第5条に規定する診療の補助には該当せず，同法第3条に規定する助産に該当すると解するが，貴職の意見をお伺いしたい．

記

産婦に対して，子宮口の開大，児頭の下降度等の確認及び分娩進行の状況把握を目的として内診を行うこと．但し，その際の正常範囲からの逸脱の有無を判断することは行わない．

回答　平成16年9月3日付16保（医）第379号により照会があった上記の件について下記のとおり回答する

記　貴見のとおりと解する

③ 具体的基準

1）医学水準と医療水準

病院施設，僻地診療等などに応じて，求められる注意内容に一定範囲のレベルの差があるが，松倉の医学水準とは，①個々の問題に関する医学が現在学問としてどの程度にあるのか，②それを反映する医療が現にどの程度にあるのか，あるいはあるべきなのかが『水準』を意味する．従ってこのことは，『本来医師自身が主体的に考える』ことなのであり，法の実務上の注意義務との関係はむしろ二次的なものであると明言し，学問としての『医学の水準』と，実践としての『医療水準』とを分けて考える事の妥当性を述べた．

学問としての医学水準は，学会での研究・討議を経て問題の全容又はその核心の方向づけが，学会レベルで容認されるに至って初めて形成される．単に1．2の論題がその頭角を現した程度では，実質的な医学水準とはいえない．これに対し，『実践としての医療水準』は，現に一般普遍化した医療である．

言いかえれば，①学問としての医学水準（研究水準，または学会水準ともいえる）は討議される段階である．それに対して，②実践としての医療水準は，すでに一般普遍化されている，医師ならば誰もが知っている知識・技術である．

両者の相互関係は，医学水準は学問として高いレベルにあるが，なお流動的なものであり，医療水準はある程度普遍化し，臨床に定着したものである．

つまり，「医学水準」を以って論ずるときは，常に進化の途中であり流動的であることを考慮し，「医療水準」を以って論ずるときは，それが定着・普遍化されていることが前提となるべきで

ある．

　新治療の導入に当っての医師の注意義務は「医療の進歩は医師の創意と研究による新技術の発見に待たねばならないが，危険を伴う方法は，十分な知識と経験を有すると同時に，慎重に行い事故の発生を防止するために最善の努力をしなければならない」と述べている．つまり，新治療の提唱（医学水準）が容易にその普及・実践（医療水準）に結びつかないことを知ることが重要である．

2）看護学水準と看護水準

　看護学の発展に伴い同様なことが言える．看護師の注意義務を論じる際，未だ研究段階で，一般化されていない「看護学水準」と，臨床で通常に行われている普遍化された「看護水準」との区別が重要である．医療事故では「看護水準」が問題となる．すなわち，注意義務は，その時代の一定のレベルの看護の知識・技術を前提としており，それを成し得ないとき，その看護師の行為は看護水準に達していないと解され注意義務違反とになる．

　なお，褥瘡裁判「1980（昭和55）年損害賠償請求事件，名古屋地裁（昭和59年2月23日）」は，看護の質を問う事故であった．第一審は棄却され，その理由，つまり判旨は「"（前文略）夫の看護にかかわらず，褥瘡の発生をみたことも併せ判断すると，Aの場合予防のために必要な看護レベルは相当高度のものと推測できるものであり，本件医療担当者に対し努力目標としては，格別そこまでの法的義務を課すことは妥当でないと思料する"」であった．控訴審の看護師の証言が一つの契機となり，和解が1985（昭和60）年10月1日に成立した．その事実を「床ずれは看護の怠慢」と毎日新聞（昭和60年10月18日）が報道し，看護界に与えた影響は多大であった．ちなみに，看護界では，看護の評価として誰でも知っている「褥瘡を作るのは看護の恥」という格言が古くからある．

　弁護士の加藤は，「療養上の世話の場面でも看護の質が問われるようになることは，看護の専門性を確立していく過程では避けがたいことと考えられる．その意味で，本件が看護界に与えた意義は大きい」と述べている．

　なお，本件病院の看護は，「当時の看護水準」から逸脱しており，さまざまな悪しき慣行を引きずっていた．

3）慣行

　ある施設・部門に確立された慣行があり，それに従って医療行為が行われることはあるが，慣行とされていたものが，直接的な判断材料とされないまでも，少なからず影響する場合もある．例えば，千葉大の採血ミス事件がある（千葉地裁（昭和46・3・15），東京高裁（46・3・31），東京高裁（48・5・30：刑事））．

　本件では，献血の際の採血に電気吸引機が用いられており，その操作は看護師が行うという業務分担が慣行として定着していた．したがって，それをすることは，看護師にとっては慣行

に従った当然の業務と考えられていた．しかし，裁判所は，標準的でない危険な採血方法をとっているにもかかわらず，その操作を一任するという体制は，医療の水準に照らして是認されるものではないとした．そして，「悪しき慣行」として医師，看護師に対して注意を喚起した．時代の推移とともに医療・看護の方法も進化するものである．古くから行われていたからといって，その方法が正当化されるとは限らない．

文献

（6章1）

1) 金子　光編著：初期の看護行政．日本看護協会出版会．1992．
2) 大塚裕史：監督過失における予見可能性論（1）．早稲田大学大学院「法研論集第48号」pp.69-71，昭和63年
3) 高山佳奈子：医行為に対する刑事規制．法学論叢164巻．pp.1-6，009．
4) 宮脇美保子：薄らぐ患者－看護師関係－ケアリングを看護に引き戻す．医学哲学・医学倫理，第21号，2003．
5) ミルトン・メイヤロフ，田村真・向野宣之訳：ケアの本質－生きることの意味．ゆみる出版，1987．
6) クリフォード：看護サービス改革の手法について，看護，49（14），日本看護協会出版会，1997．

（6章2）

1) 松倉豊治：医と法律の間．判例タイムズ社，昭和52年
2) 加藤良夫：褥瘡予防と看護責任．渡辺良夫監修，医療事故と患者の権利，pp.403-408，イデル研究所，昭和63年
3) 小笠　豊：いわゆる"褥瘡裁判"．唄孝一・宇都木伸，平林勝政編，医療過誤判例百選．第二版，別冊ジュリストNo.140，有斐閣，平成8年
4) 饗庭忠雄：千葉大採血ミス事件　医療事故の焦点．日本医事新報社，pp.42-43，1982．

第7章　医療安全に役立つ看護情報学の知識と技術

　一家に一台あった電話が，各自が持ち歩くスマートフォンと呼ばれる小型コンピュータに取って替わられたように，**情報通信技術**（Information Communication Technology: **ICT**）の著しい進歩とその日常生活への浸透が，社会に大きな変動をもたらしている．その中にあって，保健医療分野も大きく変貌を遂げつつある．看護師がこの変化に対応する上で必要となる知識と技術を開発するため，「看護情報学」と言う新しい専門分野が生まれた．アメリカ看護師協会は，早くからこの分野の重要性に気づいて，1995年に看護情報学の専門看護師認定制度を発足させている．この章では，この「看護情報学」の視点から医療安全を考え，患者情報をミスなく安全に扱うための基礎知識と技術を扱う．

1　患者情報をミスなく扱うための基礎知識と技術

　患者のデータを正確に把握することは，ケアのために的確な判断を行うための必須条件で，医療安全の基本中の基本である．

　保健医療情報システム（いわゆる電子カルテ）を導入すれば，転記ミスや手書き文字の読み間違いによる指示内容の取り違いがなくなり，医療安全が向上することが知られている．

　ところが，システムが導入されても，患者データの基本である氏名が正確に把握されない場合がある．例えば「山内」と言う苗字は，「やまのうち」と読む場合もあるので，漢字だけ見て機械的に「やまうち」と読むと間違える場合がある．このように複数の読み方がある場合は，患者を正しく認識するため，ふりがな欄を参照する必要がある．さらに，同姓同名の氏名の場合は，生年月日や住所などのデータと絡めて本人を確認する必要がある．近年では，名前で使用される漢字も多彩で読み方が凝っているので，正確な患者認識のために対策を立てる必要性が増している．

　効果的な対策を考える上で知っておくべき基礎知識として，「データ」と「情報」の違いを知ること，その知識を生かしてコンピュータを有効に使う技術として，ミスを生む問題点を発見し，防止対策を立案し，その徹底を図るために，仕事の流れ（ワークフロー　workflow）の見える化の技術について解説する．

1 「データ」と「情報」の違い

「データ」と「情報」は混同して使用されることが多い．**データ**とは視覚や聴覚，触覚など五感を介して入力されたもののであり，それに対して**情報**とは入力されたデータに判断（または診断）を加えて意味付けされたものと定義される．

これを式に表すと

> 「情報」＝「データ」＋判断

となる．データと情報の違いを自覚できる例（**図1**）を示した．

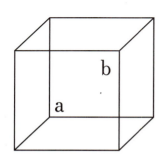
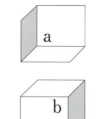

左に示された図形は，aが一番手前の立体（右上の立体）としても，bが一番手前の立体（右下の図形）としても見ることができる．さらに頭（脳）を切り替えると，aが手前の立体からbが手前の立体へ，またその逆へと自由に認識を変えることも可能である．左の図形は目に入った時点では単なる黒い線描（データ）だが，それをどのような立体か判断を加えた時点で立体（情報）として認識される．このことから，「データ」と「情報」は異なること，データに判断が加わって初めて情報となることが実感できよう．

図1 「データ」と「情報」の違い： 1つのデータから2つの情報

先の例では，氏名の漢字が目に入った時点では，図形データとして認識しているにすぎないが，正しい氏名を情報として知るには，反射的に自分が思いつく読み方をするのではなくて，同じ漢字に幾つかの読み方があるという知識を踏まえてふりがな欄を参照するという判断をしなければならない．前者の機械的な処理を「データ」処理，後者の頭を使った処理を「情報」処理と呼ぶ．

「データ」処理と「情報」処理を混同するとミスが起こる．なお，「データ」処理は計算とも呼ばれる．保険医療情報システムを構成するコンピュータは，人が不得意な計算を正確迅速に行うために開発された機械である．正確な「情報」処理を行うためには，人が担当すると必ずミスが生じる「データ」処理のすべてを，コンピュータに任せる必要がある．その際，知っておかなければならないことは，計算というと四則計算だけと思いがちであるが，文字や数字の並べ替え，検索，集計なども計算の一種であるということである．コンピュータは早く正確にこれら計算をこなす．この例として，エクセルデータ処理の使用例を示す．

2 パソコンを用いた正確迅速な「データ」処理

使用するサンプルの検診データは**表1**である．

表1 健診データのサンプル

識別番号	性別	年齢	身長	体重	収縮期血圧	拡張期血圧	血圧判定	心電図判定
1	1	76	157.1	56	144	70	2	2
2	1	80	154.3	49.9	160	100	4	1
3	2	58	157	49	124	84	1	2
4	1	63	158.5	55.5	100	70	1	2
5	2	55	153	49	142	78	2	1
6	2	60	148.7	51.5	128	80	1	1
7	2	60	149.2	47.5	130	76	1	2
8	2	47	162.8	56.5	134	84	1	1
9	2	61	138.5	40	132	78	1	2
10	1	63	166.7	62.5	180	110	4	2
11	1	42	164	72.5	128	84	1	1
12	2	75	150.9	65.5	164	98	3	1
13	2	64	149.2	64	154	70	2	2
14	2	56	147.2	41.5	132	90	2	1
15	2	72	147.3	47	174	86	3	2
16	1	67	152.2	50	144	80	2	2
17	2	80	154	50	110	80	1	1
18	1	64	171	78.5	154	80	2	1
19	2	66	146	46	158	70	2	2
20	2	63	154	54.5	102	70	1	3
21	1	51	159	55	164	100	4	2
22	1	49	155.5	47.5	122	80	1	1
23	1	52	167.3	69	124	84	1	1
24	2	50	154	59.5	142	94	2	1
25	1	60	166	68.5	154	100	4	2
26	2	42	150.9	69	120	74	1	1
27	1	61	162.7	53.5	124	88	1	2
28	1	49	174.9	85	148	94	2	2
29	2	64	150.3	41.5	126	70	1	2
30	1	63	165	65	172	108	4	2
31	2	56	152.8	46	164	104	4	4
32	2	82	136.2	35	138	70	1	3
33	2	78	148.1	60.5	164	72	3	4
34	2	78	147.4	44	160	80	3	3
35	1	81	153.1	50.8	160	88	3	2

性別は1=男 2=女，血圧・心電図判定は1=正常 2=要観察 3=要指導 4=要医師相談を示す．

1）並べ替え

エクセルには，作成されたリストの各フィールドの内容を，番号順またはABC順に素早く並べ替える機能がある．これにより，最大・最小値を知り，リストを見やすく整頓することができる．

メニューバーからデータ　->　並べ替え　を選び

図2　並べ替え選択

最優先されるキーとして年齢を選択し，OKボタンを押すと，右図のように，一瞬で年齢の若い順に各レコードが並べ替えられる．

図3　並べ替え優先キー

年齢の高い順なら，並べ替えウィンドウ右のチェックボタンで降順にチェックを入れる．

	A	B	C	D	E
1	識別番号	男(1)女(2)	年齢	身長	体重
2	11	1	42	164	72.5
3	26	2	42	150.9	69
4	8	2	47	162.8	56.5
5	22	1	49	155.5	47.5
6	28	1	49	174.9	85
7	24	2	50	154	59.5
8	21	1	51	159	55
9	23	1	52	167.3	69
10	5	2	55	153	49
11	14	2	56	147.2	41.5

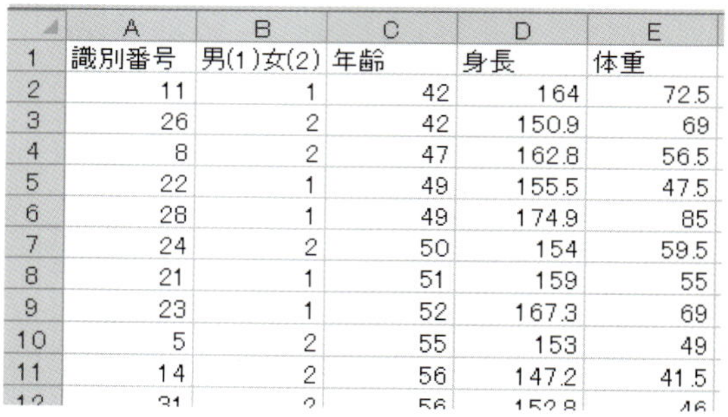

図4　年齢並べ替え結果

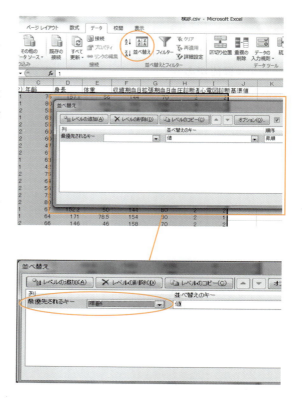

2）検索

エクセルにはオートフィルターという便利な機能があり，データリストの中から自分の探している条件に合うものだけを素早く選び出すことができる．

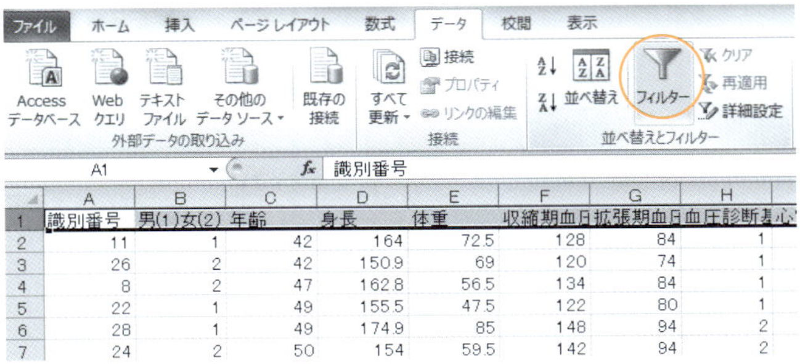

図5　オートフィルター選択

上図のように，フィールドのラベルが書き込まれたA1セルを選択し，メニューバーからデータ -> フィルターを選択する．すると，各フィールドの横に下向きの三角が現れ，例えば男女のフィールドの三角をクリックするとプルダウンメニューが現れる．

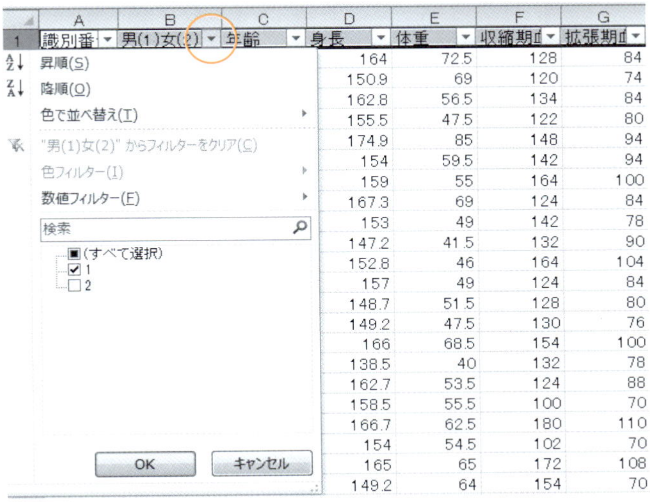

図6　男子選択

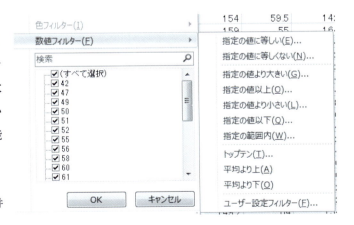

1（男性）にチェックを入れOKを押すと一瞬で男性だけのリストになる．また，オプションを選択すると次図のようなウィンドウがあらわれ，いろいろな条件で抽出を行うことが可能になる．

図7　色々な選択条件

3）集計

エクセルにはビボットテーブルという便利な機能があり，データリストの中から自分の求める条件の件数を素早く集計することができる．

メニューバーから挿入 -> ビボットテーブル　を選択する．

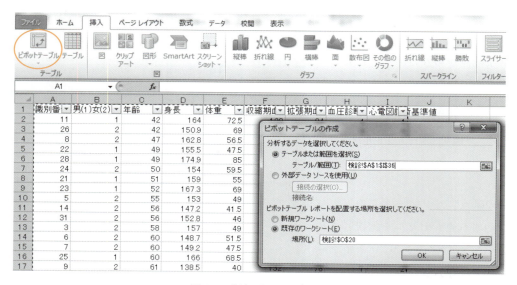

図8　ピボットテーブル選択

　テーブル範囲（T）が点線で自動的に指定されていることを確認して，OKのボタンをクリックする．

　もし，範囲が自動的に指定されない場合は，テーブル範囲にデータリストの左上のセル名と右下のセル名をコロンで区切って記述（今回はA1：I36）して範囲を指定する（初期状態では，下図のようにピボットテーブルは新しいワークシートに作成されるように指定されている）．

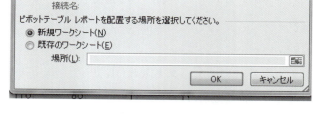

図9　ピボットテーブル配置場所設定

　性別の各心電図判定尺度の人数を集計する場合，ピボットテーブルのフィールドリストの中から，男女を行ラベルの枠内に，心電図診断基準値を列ラベルの枠内に，識別番号をΣ値の枠内に，それぞれドラッグする．

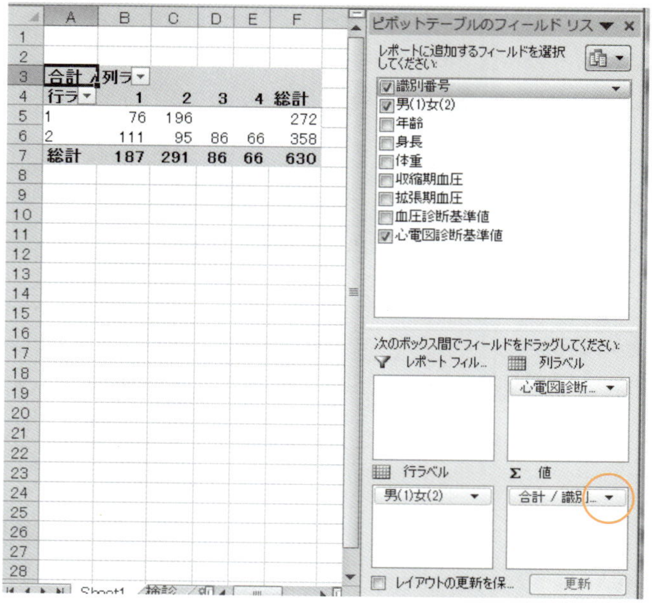

図10　行列ラベル等の指定

さらにΣ値枠内の合計/識別の文字の横の▼をクリックして現れるリストからフィールドの設定（N）を選び，次図の様にデータの個数を選択し，OKボタンを押す．

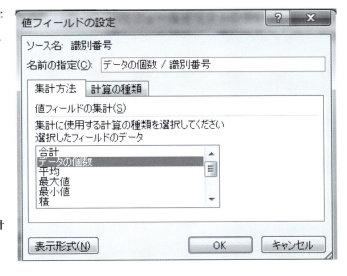

図11　データの個数集計

すると，新しいシート（Sheet１）の上に一瞬で下図のような集計表が現れる．

データの 個数 / 識別番号	列ラベル				
行ラベル	1	2	3	4	総計
1	5	10			15
2	8	7	3	2	20
総計	**13**	**17**	**3**	**2**	**35**

図12　男女別心電図判定の集計結果

今回使用したサンプルでは，データ枠内は数字だったが，文字を入れても同様に操作することができる.「用語の標準化と格納形式が標準化」されていればよいだけである．言い換えると，看護記録が標準化されていれば，例示と同様に迅速で正確な検索や集計が可能だということである．

通常の看護業務の中にデータ処理（並べ替え，検索，集計など）が不可欠なら，保健医療情報システム導入時にその機能を予めシステムに組み込んでおくことにより医療安全が図れる．

3　ワークフローの「見える化」

効果的なミス防止策を作成するためには，ミスに至った仕事の一連の流れが再現され，対策を考える専門家がどこに問題があったかを的確に見つけ出せる環境が必要である．そのための技術として，それぞれのワークフローを目に見える形で保存する必要がある．さらに，ミス防止策のワークフローが見える化されていれば，新人でもそれを素早く理解し厳守することが可能になる．

紙カルテから保健医療情報システムに移行した際，何遍も画面をクリックしないと必要なデータが得られないと言う苦情を耳にすることが多くある．これも，看護のワークフローの見える化により，画面構成を考える人にワークフローが正確に伝わっていれば，避けられた不都合である．スマートフォンはパソコンに比べてわずかな表示機能しか持たないのに，類似の苦情が聞かれないのは，充分な時間を懸けてそれぞれの機能を使用する場面のワークフローが分

析され，適材適所に必要なデータが画面上に示されているからである．患者の命を預かる保健医療情報システムにも，同じ程の完成度が求められる．このように，ワークフローの見える化は，多面的に医療安全に貢献する．

　以下に，「人工股関節置換術後患者のトイレ歩行動作援助」の見える化の例を示す **(図13)**．ここでは，一連のケア全体の名称を角の取れた四角の中に記し，判断をひし形で示し，援助行為を四角で示している．保健医療情報システムを構築するシステムエンジニア達は，UML（Unified Modeling Language）という専用の記述方法を用いてワークフローを記述するが，そのような専門的な記述法を知らなくても，一連のワークフローを簡単な漫画で表現しておくだけで，後々大いに役立つ．ただし，その場合，判断を伴う行為がいくつかあり，それがどのような順番でなされるかを，しっかり描いておくことが必須となる．なぜなら，情報システムの動作の基本が，あるべきデータをあるべき時間と場所に届けることだからである．そして，運ばれたデータが使われるのが，判断が行われる時だからである．適切なデータにより，適切な判断がなされ，ミスのない情報処理が行われる．

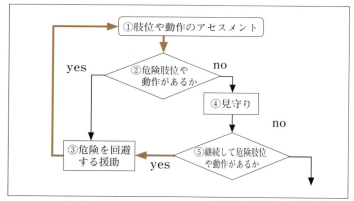

図13　人工股関節置換術後患者のトイレ歩行動作援助のフローチャート

2　患者情報漏洩防止のための知識と技術

　情報漏洩も医療安全を考える上で重大な脅威の1つである．特に保健医療情報システムが導入され，個人情報保護法が施行されてからは，この問題への関心が高まっている．

　看護における個人情報保護を議論する以前に，プライベートで使用しているスマートフォンやパソコンの情報セキュリティ対策を十分知って自分自身を守る技術があることが前提である．情報セキュリティ3か条[*1]をしっかり身に付けておく必要がある．

　また，看護師や看護学生に普及しつつあるソーシャルメディア（SNS）の使用にあたっても，不適当な内容を投稿する例が後を絶たない．ICN所信声明「看護師とソーシャルメディア」[2)]を読んで，安全な利用法をしっかり身に付けておく必要もある[*2]．

　保健医療情報システムを導入したことが情報漏洩の原因と勘違いする方が多いが，例えば，紙カルテ運用時でも同僚や上司が自医療機関に入院すると，その病状などが治療に直接関わらないスタッフに漏れる例が少なからずあることを考えれば，守秘義務が徹底されていない職場環境にデータ共有が容易な情報システムが導入されたため問題が顕著化しただけと考えられる．

　あらゆる情報システムには，システム運用時に誰が何時どのファイルにアクセスしたかという**記録（ログ）**を保存する機能が付いている．システム導入後に，上記のような守秘義務違反が度々起こる場合は，一度，時間と手間を掛けてそのログを解析し，守秘義務違反を見つけて，興味本位で他人のカルテを覗き見る行為を根絶させることが必要である．

　ここでは，上記の前提がすべて満たされているものとして，データ保護の概念，プライバシー保護の新しい概念と個人情報保護法の成り立ちに対する知識の補充，システム内でのユーザー認証やデータの暗号化などの保護技術，医療施設としての防止策について解説する．

❶　データ保護の3つの下位概念

　国際医療情報学会（1997）のワークグループ4において，データ保護には使途保全性（Usage integrity），完全性（Integrity），可用性（Availability）の3つの下位概念があり，そのすべてが満たされて，初めてデータが保護されることが決められた．

　使途保全性とは，決められた目的以外に使わないことで，機密性（Confidentiality）とも呼ばれる．因みに「守秘」とは，この使途保全性のことである．

　完全性とは，データの内容およびその処理が正確で完全であることを保つことである．

　可用性とは，本来使用する必要のある者が正当に使うことを保証することである．「守秘」を

[*1]　「スマートフォンを安心・安全に使うために　情報セキュリティ対策をしましょう」政府広報オンライン　暮らしのお役立ち情報　http://www.gov-online.go.jp/useful/article/201207/2.html を参照

[*2]　https://www.nurse.or.jp/nursing/international/icn/definition/pdf/shakai-10-1.pdf

単純にデータの隠蔽と誤解して，災害時に災害時要援護者の情報が自治体内部で共有されない事態が起きると，この可用性が阻害されてデータは保護されない状態になる．

② プライバシー保護の新しい概念

　かつてプライバシーの保護とは，放っておかれる権利（Right to be let alone）を保障するものである．ところが，就職活動中の学生にビジネススーツのダイレクトメールが届くように，本人の知らないところですでに自分のデータが保管され，他人の商売に使われるような事態が起きているのが実状である．もはや誰も放て置かれなくなった現状に対応して，プライバシー保護の概念も変わった．それが「自己情報コントロール権」と言われるもので，世の中に存在する自分のデータがどのように扱われるか知る権利があり，それを使用する際には本人の許可がいるという権利である．

　情報とはデータに判断を加えたものと定義したが，これを前提に情報の所有権について考えてみると，看護記録は筆者である看護師のものとして取り扱われているが，その基となるデータは患者のプライバシーデータ，すなわち患者のものであり，看護師はその患者の大切なものを預かって，それに自分の見解を書き足しているにすぎない職業であることがわかる．この大切なものをお金に例えると，看護師は銀行家にあたり，預金者のお金を預かって生計を立てている立場になる．本店で作った通帳は支店でも使える．それは本来の持ち主が預金者だからである．同じように，本来の所有者が患者であれば，どの医療施設で作成されたカルテや看護記録も他施設で使えなければならないはずである．政府は平成28年度より社会保障や税番号として用いる1人1番号のマイナンバー制度の運用を計画しており，国民の情報を個人に名寄せして，個人が管理する体制が整いつつある．医療分野で使われる1人1番号も，医療等分野における番号制度の活用等に関する研究会　中間まとめ（平成24年）　http://www.mhlw.go.jp/stf/shingi2/0000067915.html　で検討されており，すべての看護スタッフが常に患者中心に考えて，その大切な物を預かっていることを意識しつつ業務する必要性が高まっている．

③ 個人情報保護法の成り立ち

　個人情報を商業的に安全に運用するための世界共通の原則として，**OECD（経済協力開発機構）の8原則**がある．OECD加盟国である日本は，国としてこの原則を批准している．国内の個人情報取り扱い事業者がこの原則を守る上で必要な義務を示すため，個人情報保護に関する法律（いわゆる個人情報保護法）が制定された．

　それぞれの条文の対応を見ると（**表2**），必ずしも1対1の対応ではないが，OECDの8原則が元となっていることは明白である．また，OECDの8原則の内，目的明確化と利用制限の原則，収集制限の原則，データ内容の原則は，データ保護の下位概念である使途保全性と完全性に対応していることも確認される．

　学生時代に親から金銭援助してもらった場合を例として，これらの原則を理解しよう．親に

表2　OECD8原則と個人情報取扱事業者の義務規定の対応

OECD8原則と個人情報取扱事業者の義務規定の対応

OECD8原則	個人情報取扱事業者の義務
○ 目的明確化の原則 収集目的を明確にし，データ利用は収集目的に合致するべき ○ 利用制限の原則 データ主体の同意がある場合，法律の規定による場合以外は目的以外に利用使用してはならない	○ 利用目的をできる限り特定しなければならない（第15条） ○ 利用目的の達成に必要な範囲を超えて取り扱ってはならない（第16条） ○ 本人の同意を得ずに第三者に提供してはならない（第23条）
○ 収集制限の原則 適法・公正な手段により，かつ情報主体に通知又は同意を得て収集されるべき	○ 偽りその他不正の手段により取得してはならない（第17条）
○ データ内容の原則 利用目的に沿ったもので，かつ，正確，完全，最新であるべき	○ 正確かつ最新の内容に保つよう努めなければならない（第19条）
○ 安全保護の原則 合理的安全保障措置により，紛失・破壊・使用・修正・開示等から保護するべき	○ 安全管理のために必要な措置を講じなければならない（第20条） ○ 従業者・委託先に対する必要な監督を行わなければならない（第21，22条）
○ 公開の原則 データ収集の実施方針等を公開し，データの存在，利用目的，管理者等を明示するべき ○ 個人参加の原則 自己に関するデータの所在及び内容を確認させ，又は意義申し立てを保証すべき	○ 取得したときは利用目的を通知又は公表しなければならない（第18条） ○ 利用目的等を本人の知り得る状態に置かなければならない（第24条） ○ 本人の求めに応じて保有個人データを開示しなければならない（第25条） ○ 本人の求めに応じて訂正等を行わなければならない（第26条） ○ 本人の求めに応じて利用停止等を行わなければならない（第27条）
○ 責任の原則 管理者は諸原則実施の責任を有する	○ 苦情の適切かつ迅速な処理に努めなければならない（第31条）

＊各義務規定には適宜除外事由あり．

（http://www.kantei.go.jp/jp/it/privacy/houseika/hourituan/pdfs/03.pdf　より一部改変）

　お金の援助を頼み，何のために使うのだと問われて，「参考書を買うため」だと言うことが目的明確化の原則にあたる．また，参考書を買う目的でもらったお金で，遊びに行ってしまってはいけないというのが，利用制限の原則[*3]である．収集制限の原則は，ほしいからと勝手に親の財布から金を抜き取ってはいけないという原則である．500円の本を買うために，1000円を親の財布から持っていってはいけないというのがデータ内容の原則である．もらったお金をなくしてはいけないというのが安全保護の原則である．

　これらはすべて，他人の大切な物を受け取った場合，誰でも昔から行ってきた常識であり，自分が患者の大切なものを預かって業務を行っているという自覚さえあれば，自然と遂行できる原則ばかりである．

　新たに理解しておかなければならない原則は，公開と個人参加の原則である．カルテ公開を想像するかもしれないが，この公開とは個人に対するものではなく社会一般に対して，その医療施設がどのように個人情報を保護しているかを知らしめることである．カルテ公開は次の個人参加の原則に該当する．

　また，責任の原則は対応関係の矢印がないことにも着目してほしい．国内法での対応条文は

[*3] ある難病の患者を担当していた看護師が，本人に良かれと思って難病友の会に患者のことを知らせた場合でも，本人に確認せずに行った行為であれば利用制限の原則に反したことになる．

苦情処理しかなく，ここに国内法の法律上の弱点がある．各医療施設は個人情報保護対応の責任者をしっかりと決め，「医療・介護関係事業者における個人情報の適切な取扱いのためのガイドライン」に関するＱ＆Ａ（事例集）[3]に沿って迅速に正しく対応できる体制を作っておかないと，後々医療安全上大きな問題が生じることが危惧される．

④ 患者情報漏洩防止のための基礎技術

2013（平成25）年6月，政府は，「世界最先端 IT 国家創造宣言」を策定した．その重点項目の1つとして，ITを利活用した医療情報連携ネットワークを全国に展開し，すべての国民が必要な時に適切な医療・介護を受けられるユニバーサルな社会を構築することがあげられている．

A．ユーザー認証

正当なユーザーが，正当な手続きを経て使用していることを証明することを，ユーザー認証と言う．患者のプライバシーデータが保存されている保健医療情報システムを安全に運用管理するには，不正使用できないようにユーザー認証する必要がある．そのための仕組みがIDとパスワードの使用である．IDとは，正当なユーザーであることをシステムに知らせるためのキーワードのことであり，自分がそのIDの張本人であることを証明するための鍵がパスワードである．個人を認証する技術には，この他指紋など個人が一意的に識別される生体情報を使う方法もある

なお，ユーザー認証を受けてシステムを使い始める操作をログイン，そしてその利用状態を終了させる操作をログオフという．一旦作業を止めてコンピュータを離れるときには，忙しくともログオフを省略することは許されない．ログオフは便所の扉を閉めるのと同じと覚えておくとよい．便所の扉を閉めるのは，自分のプライバシーを守るためである．どんなに忙しくてドアを開け放ったままの方はいない．自分のためならできることを，看護師が守るべき守秘のためにできない理由はない．

B．暗号化

患者データを職場外に持ち出すことは禁止されているものの，研究目的などで，USBメモリーに複数の患者データを入れ，それを紛失する事件が絶えない．何らかの正統な理由で，患者データを保健医療情報システム外で持ち運ばなければならない場合は，紛失する最悪の場合も想定し，ファイル内容を暗号化しておくことが医療安全上必須条件となる．

暗号化とは，読めないように一定の規則で文字や記号を置き換えることであり，元の文字列を暗号化する過程と，暗号化された文字列を元に戻す過程の2つがある．前者に用いられる文字列またはアルゴリズムを暗号鍵，後者を復号鍵と呼ぶ．暗号鍵と復号鍵が同じ場合が共通鍵暗号方式という．公開鍵には，それが本物であることを証明する機構が必要であり，その役割を担うのが認証局である．現在，保健医療分野にはMEDIS-DCや日本医師会などの認証局がある．

なお，暗号化された文書の受け渡し方式には，暗号鍵と復号鍵を文書発信側と受け取り側で共有する共通鍵暗号方式と，両鍵の一方を一般に公開し，他方を秘密にしておく公開鍵暗号方

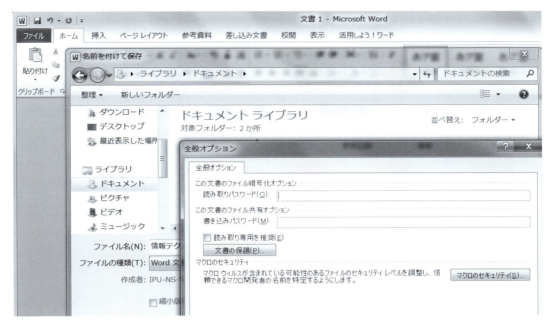

図14　ワードファイルの暗号化

式，両方式を組み合わせて用いるハイブリッド暗号方式の3通りがある．

　暗号化の簡単な例として，ワード文書に読み取り用パスワードを付加して暗号化する方法を示す．エクセルやパワーポイントでも同様にパスワードを設定することができる．

　ファイルの保存時に「名前を付けて保存」を選択し，下の保存ボタンの左の「ツール（L）」を選択し，メニューの中から「全般オプション（G）」を選択し，読み込みパスワード欄に任意のパスワードを書き込んでOKボタンを押し，確認のため再度パスワードを入力して，最後に「保存」ボタンを押して保存すると，次の読み込みからパスワードを要求されるようになり，パスワードを入力しないと文書が暗号化されているため内容を表示することができなくなる（図14）．

C．施設としての防止対策

　厚生労働省は，医療情報システムを導入した医療施設が，安全にシステムを運用するために取り組むべき対策を，「医療情報システムの安全管理に関するガイドライン」[4]として示している．以下にその基本事項を解説する．

（1）取り扱うデータの把握と評価

　防止策の基本は，漏洩が起こることを前提に，起こったときに損害を最小にする対処を考えることである．そのためには，予め施設で扱うすべてのデータに対して，漏洩が生じた場合の影響の大きさに応じて分類しておく重要度分類と，分類されたデータ毎に管理上の過誤，機器の故障，外部からの侵入，利用者の悪意，利用者の過誤等の起こりうるすべての脅威を列挙しておくリスク分析が必要になる．

（2）安全対策の種類

重要度分類とリスク分析を終えたデータに施す安全対策には，組織的対策，物理的対策，技術的対策，人的対策の4種類がある．これらすべてが整って初めてシステムの安全が図られる．

　a．組織的対策

　　従業者の責任と権限を明確に定めて，安全管理に関する規程や手順書を整備運用し，その実施状況を日常の自己点検等によって確認する対策である．国内の医療施設では，この方面の対策が不足している．

　b．物理的対策

　　保持しているデータの種別，重要性と利用形態に応じて幾つかのセキュリティ区画を定義し，それぞれの場所への入退館（室）の管理，盗難や紛失防止も含めた物理的な保護および隔離措置を行う対策である．

　c．技術的対策

　　IDやパスワードなどによる利用者の識別および認証，データの区分管理とアクセス権限の管理，アクセス履歴の記録（アクセスログ），不正ソフトウェア対策，ネットワーク上からの不正アクセス遮断などネットワーク技術を用いた対策である．

　d．人的対策

　　人による誤りの防止を目的とした罰則規定作成や正しい知識の教育，訓練を施すことである．看護師は，緊急の場合，担当外の患者のケアを担当しなければならないので，常に全患者へのデータへアクセスが保障されている必要がある．そのため，不必要なデータの覗き見防止は，心に鍵を掛けるしか方法がない．そこで，個人情報保護法に関する正しい知識が必要で，そのための教育の徹底が必須である．一般的に保健医療情報システム導入の際に，講習会が事前に1回開かれるだけが多いようだが，教育とは教わった者に教育効果が生じて初めて完了するものなので，講習後の効果測定と効果が目標に達しなかった者の再教育は，全員に効果があるまで続けなければならない．なお，現在の医療施設では，患者の個人情報に触れる機会がある者は，守秘義務のある医療関係者や施設の事務員ばかりでなく，雇用契約を結ばずに医療機関等の業務に携わる者（システム保守業者）や第三者（見舞い客など），外部委託業者なども含まれる．これらの者からの漏洩も医療施設の責任となるので，雇用契約などで対策を立てる必要がある．

（3）情報セキュリティマネージメントシステム（ISMS）

保健医療情報システムを安全に管理するためには，PDCAサイクルモデルによる情報セキュリティマネージメントシステム（ISO/IEC 27001:2005，JIS Q 27001:2006）を構築し，組織的な安全対策を立て，それを継続的に改善していくことが求められている．PDCAの4つのステップは以下のように規定されている．

①Plan:計画（ISMSの確立）

　医療施設の全般的方針および目的に従って，リスクマネジメントおよび情報セキュリティを

改善するため，新しいISMSの基本方針，目的，プロセスおよび手順を確立する．なお，このステップでは，全スタッフが新しい基本方針とその目的を十分に理解し，抵抗感なくプロセスや手順の変更を受け入れられる心の準備をしておく必要がある．

②Do：実施（ISMSの導入および運用）

ISMSの新しい基本方針に従って管理対策を実施する．その際，全スタッフが新しいプロセスおよび手順を徹底して実施する必要がある．

③Check：点検（ISMSの監視および見直し）

ISMSが適切に運用されたかを内部監視し見直しを図るとともに，決められた基本方針，目的に照らして，管理対策の実施結果が有効であったかを評価し，その結果を見直す．このステップでは，スタッフは管理対策実施上の不都合や生じたミスなどをすべて報告する必要があり，その集計作業は専門のスタッフが行う．

④Act：処置（ISMSの維持および改善）

継続的な改善のため，内部監視結果およびマネジメントレビューの結果などの情報に基づいて，専門のスタッフが不都合の原因を分析して是正策や予防策を立案する．なお，これらの分析結果と改善策は，全スタッフにもフィードバックされる必要がある．PDCAサイクルは，一度回しただけでよくなる保証はなく，回り続けることに意義があるので，持続を保証する体制作りや制度の完備が不可欠である．

（4）災害時の対策

災害時には，医療施設の通常の機能や人的資源に大幅な変化が生じる．このような時こそ医療が求められるので，想定される事態をすべて列挙して対策を立て，それを文書化し，日頃から全スタッフに対処法を訓練しておく必要がある．そのための計画を事業継続計画（BCP: Business Continuity Plan）という．医療施設におけるBCPでは，非常事態で適切な意思決定が望み薄なので，予め多くの意思決定を準備しておくことが望まれる．その中で，スタッフとして知っておくべき事項は，何が非常事態なのかという定義，故障や災害が発生したという情報を確認する手段，代替え体制または手段（紙カルテへの移行など）による業務再開の連絡手段と対策マニュアル，正常運用への復帰の連絡手段と手続きである．紙カルテからの電子カルテへの復帰では，紙のデータを電子カルテに移す作業も含まれることを覚えておく必要がある．なお，正常に復帰した後には，実施したBCPの問題点や見直しを検討し，次の非常時に備えて改善を図ることも必要である．

● **文献**

1）「スマートフォンを安心・安全に使うために　情報セキュリティ対策をしましょう」
　　http://www.gov-online.go.jp/useful/article/201207/2.html
2）ICN 所信声明「看護師とソーシャルメディア」
　　https://www.nurse.or.jp/nursing/international/icn/definition/pdf/shakai-10-1.pdf
3）「医療・介護関係事業者における個人情報の適切な取扱いのためのガイドライン」に関するQ＆A（事例集）
　　http://www.mhlw.go.jp/topics/bukyoku/seisaku/kojin/dl/170805iryou-kaigoqa.pdf
4）「医療情報システムの安全管理に関するガイドライン」
　　http://www.mhlw.go.jp/file/06-Seisakujouhou-12600000-Seisakutoukatsukan/0000053340.pdf

参考資料

■**別表 a　看護師等のコメディカルの医療行為に伴う守秘義務と罰則等の規定**
（医師・薬剤師・助産師は刑法134条規定）

法規制	守秘義務	罰則
保健師助産師看護師法（平成13年）	守秘義務：第42条の2	罰則：第44条の3　6か月以下の懲役又は10万円以下の罰金
理学療法士及び作業療法士法	守秘義務：第16条	罰則：21条　50万以下の罰金
救急救命士法	守秘義務：第47条	罰則：第54条　50万円以下の罰金
診療放射線技師法	守秘義務：第29条	罰則：第35条　50万円以下の罰金
臨床検査技師等に関する法律	守秘義務：第19条	罰則：23条　50万円以下の罰金 注）保助看法の第31条第1項及び第32条の規定にかかわらず，診療の補助として採血，検体採取，並びに第2条の厚生労働省令で定める生理学的検査を業として行う．
視能訓練士法	守秘義務：第19条	罰則：第23条　50万以下の罰金 注）保助看法31，32の規定にかかわらず診療の補助として両眼視機能の回復のための矯正訓練及びこれに必要な検査並びに眼科検査を行う．
言語聴覚士法	守秘義務：第44条	罰則：第50条　50万円以下の罰金 注）保助看法の規定にかかわらず診療の補助として医師又は歯科医師の指示の下に，嚥下訓練及び人工内耳の調整等を行う
臨床工学技士法	守秘義務：第40条	罰則第47条　50万円以下の罰金 注）保助看法の規定にかかわらず，診療の補助として医師又は歯科医師の指示の下に生命維持管理装置の操作を行う
義肢装具士法	守秘義務：第40条	罰則：47条　50万円以下の罰金
歯科衛生士法	守秘義務：第13条の6	罰則：第14条　1年以下の懲役若しくは50万円以下の罰金に処し，又はこれを併科する
歯科技工士法	守秘義務：第20条の2	罰則：第31条　50万円以下の罰金

備考：「Xは正当な理由がなく，その業務上知り得たる秘密を漏らしてはならない．Xでなくなった後においても同様とする」（X＝職種名）

■別表b　医療法の改正に伴い，医師はじめ医療に従事する24職種の業務等の一覧

職種		業務独占		名称独占	国家試験
医師	医師法 制定：昭和23年7月30日号外法律第201号	〔医師の任務〕 第一条　医師は，医療及び保健指導を掌ることによつて公衆衛生の向上及び増進に寄与し，もつて国民の健康な生活を確保するものとする．	〔医師でない者の医業禁止〕 第十七条　医師でなければ，医業をなしてはならない．	〔名称の使用制限〕 第十八条　医師でなければ，医師又はこれに紛らわしい名称を用いてはならない．	○
歯科医師	歯科医師法 制定：昭和23年7月30日号外法律第202号	〔歯科医師の任務〕 第一条　歯科医師は，歯科医療及び保健指導を掌ることによつて，公衆衛生の向上及び増進に寄与し，もつて国民の健康な生活を確保するものとする．	〔歯科医師でない者の歯科医業の禁止〕 第十七条　歯科医師でなければ，歯科医業をなしてはならない．	〔名称の使用制限〕 第十八条　歯科医師でなければ，歯科医師又はこれに紛らわしい名称を用いてはならない．	○
薬剤師	薬剤師法 制定：昭和35年8月10日法律第146号	(薬剤師の任務) 第一条　薬剤師は，調剤，医薬品の供給その他薬事衛生をつかさどることによつて，公衆衛生の向上及び増進に寄与し，もつて国民の健康な生活を確保するものとする．	(調剤) 第十九条　薬剤師でない者は，販売又は授与の目的で調剤してはならない．ただし，医師若しくは歯科医師が次に掲げる場合において自己の処方せんにより自ら調剤するとき，又は獣医師が自己の処方せんにより自ら調剤するときは，この限りでない． 一　患者又は現にその看護に当たつている者が特にその医師又は歯科医師から薬剤の交付を受けることを希望する旨を申し出た場合 二　医師法（昭和二十三年法律第二百一号）第二十二条各号の場合又は歯科医師法（昭和二十三年法律第二百二号）第二十一条各号の場合	(名称の使用制限) 第二十条　薬剤師でなければ，薬剤師又はこれにまぎらわしい名称を用いてはならない．	○
保健師	保健師助産師看護師法 制定：昭和23年7月30日号外法律第203号	〔保健師の定義〕 第二条　この法律において「保健師」とは，厚生労働大臣の免許を受けて，保健師の名称を用いて，保健指導に従事することを業とする者をいう．	〔保健師業務の制限〕 第二十九条　保健師でない者は，保健師又はこれに類似する名称を用いて，第二条に規定する業をしてはならない．	〔名称の使用の制限〕 第四十二条の三　保健師でない者は，保健師又はこれに紛らわしい名称を使用してはならない．	○
助産師	同上	〔助産師の定義〕 第三条　この法律において「助産師」とは，厚生労働大臣の免許を受けて，助産又は妊婦，じよく婦若しくは新生児の保健指導を行うことを業とする女子をいう．	〔助産師業務の制限〕 第三十条　助産師でない者は，第三条に規定する業をしてはならない．ただし，医師法（昭和二十三年法律第二百一号）の規定に基づいて行う場合は，この限りでない．	〔名称の使用の制限〕 第四十二条の三 2　助産師でない者は，助産師又はこれに紛らわしい名称を使用してはならない．	○
看護師	同上	〔看護師の定義〕 第五条　この法律において「看護師」とは，厚生労働大臣の免許を受けて，傷病者若しくはじよく婦に対する療養上の世話又は診療の補助を行うことを業とする者をいう．	〔看護師業務の制限〕 第三十一条　看護師でない者は，第五条に規定する業をしてはならない．ただし，医師法又は歯科医師法（昭和二十三年法律第二百二号）の規定に基づいて行う場合は，この限りでない． 2　保健師及び助産師は，前項の規定にかかわらず，第五条に規定する業を行うことができる．	〔名称の使用の制限〕 第四十二条の三 3　看護師でない者は，看護師又はこれに紛らわしい名称を使用してはならない．	○
准看護師	同上	〔准看護師の定義〕 第六条　この法律において「准看護師」とは，都道府県知事の免許を受けて，医師，歯科医師又は看護師の指示を受けて，前条に規定することを行うことを業とする者をいう．	〔准看護師業務の制限〕 第三十二条　准看護師でない者は，第六条に規定する業をしてはならない．ただし，医師法又は歯科医師法の規定に基づいて行う場合は，この限りでない．	〔名称の使用の制限〕 第四十二条の三 4　准看護師でない者は，准看護師又はこれに紛らわしい名称を使用してはならない．	/

職種		業務独占		名称独占	国家試験
理学療法士	理学療法士及び作業療法士法 制定：昭和40年6月29日法律第137号	（定義） 第二条　この法律で「理学療法」とは、身体に障害のある者に対し、主としてその基本的動作能力の回復を図るため、治療体操その他の運動を行なわせ、及び電気刺激、マッサージ、温熱その他の物理的手段を加えることをいう． 2　この法律で「作業療法」とは、身体又は精神に障害のある者に対し、主としてその応用的動作能力又は社会的適応能力の回復を図るため、手芸、工作その他の作業を行なわせることをいう． 3　この法律で「理学療法士」とは、厚生労働大臣の免許を受けて、理学療法士の名称を用いて、医師の指示の下に、理学療法を行なうことを業とする者をいう．	第十五条　理学療法士又は作業療法士は、保健師助産師看護師法（昭和二十三年法律第二百三号）第三十一条第一項及び第三十二条の規定にかかわらず、診療の補助として理学療法又は作業療法を行なうことを業とすることができる． 2　理学療法士が、病院若しくは診療所において、又は医師の具体的な指示を受けて、理学療法として行なうマッサージについては、あん摩マッサージ指圧師、はり師、きゅう師等に関する法律（昭和二十二年法律第二百十七号）第一条の規定は、適用しない． 3　前二項の規定は、第七条第一項の規定により理学療法士又は作業療法士の名称の使用の停止を命ぜられている者については、適用しない．	（名称の使用制限） 第十七条　理学療法士でない者は、理学療法士という名称又は機能療法士その他理学療法士にまぎらわしい名称を使用してはならない． 2　作業療法士でない者は、作業療法士という名称又は職能療法士その他作業療法士にまぎらわしい名称を使用してはならない．	○
作業療法士	同上	第二条　2　この法律で「作業療法」とは、身体又は精神に障害のある者に対し、主としてその応用的動作能力又は社会的適応能力の回復を図るため、手芸、工作その他の作業を行なわせることをいう． 4　この法律で「作業療法士」とは、厚生労働大臣の免許を受けて、作業療法士の名称を用いて、医師の指示の下に、作業療法を行なうことを業とする者をいう．	同上	同上	○
介護福祉士	社会福祉士及び介護福祉士法 制定：昭和62年5月26日法律第30号	第二条　2　この法律において「介護福祉士」とは、第四十二条第一項の登録を受け、介護福祉士の名称を用いて、専門的知識及び技術をもって、身体上又は精神上の障害があることにより日常生活を営むのに支障がある者につき心身の状況に応じた介護（喀（かく）痰（たん）吸引その他のその者が日常生活を営むのに必要な行為であつて、医師の指示の下に行われるもの（厚生労働省令で定めるものに限る．以下「喀痰吸引等」という．）を含む．）を行い、並びにその者及びその介護者に対して介護に関する指導を行うこと（以下「介護等」という．）を業とする者をいう．	介護福祉士は、その業務を行うに当たつては、その担当する者に、認知症（介護保険法（平成九年法律第百二十三号）第五条の二に規定する認知症をいう．）であること等の心身の状況その他の状況に応じて、福祉サービス等が総合的かつ適切に提供されるよう、福祉サービス関係者等との連携を保たなければならない．（第四十七条第2項）	（名称の使用制限） 第四十八条　介護福祉士でない者は、社会福祉士という名称を使用してはならない． 2　介護福祉士でない者は、介護福祉士という名称を使用してはならない．	△注試験の義務付けはなし
社会福祉士	同上	第二条　この法律において「社会福祉士」とは、第二十八条の登録を受け、社会福祉士の名称を用いて、専門的知識及び技術をもつて、身体上若しくは精神上の障害があること又は環境上の理由により日常生活を営むのに支障がある者の福祉に関する相談に応じ、助言、指導、福祉サービスを提供する者又は医師その他の保健医療サービスを提供する者その他の関係者（第四十七条において「福祉サービス関係者等」という．）との連絡及び調整その他の援助を行うこと（第七条及び第四十七条の二において「相談援助」という．）を業とする者をいう．	社会福祉士は、その業務を行うに当たつては、その担当する者に、福祉サービス及びこれに関連する保健医療サービスその他のサービス（次項において「福祉サービス等」という．）が総合的かつ適切に提供されるよう、地域に即した創意と工夫を行いつつ、福祉サービス関係者等との連携を保たなければならない．（第四十七条第1項）	同上	○

（別表bつづき）

職種		業務独占		名称独占	国家試験
介護支援専門員	介護保険法 制定：平成9年12月17日号外法律第123号	（定義） 第七条　5　この法律において「介護支援専門員」とは、要介護者又は要支援者（以下「要介護者等」という。）からの相談に応じ、及び要介護者等がその心身の状況等に応じ適切な居宅サービス、地域密着型サービス、施設サービス、介護予防サービス又は地域密着型介護予防サービスを利用できるよう市町村、居宅サービス事業を行う者、地域密着型サービス事業を行う者、介護保険施設、介護予防サービス事業を行う者、地域密着型介護予防サービス事業を行う者等との連絡調整等を行う者であって、要介護者等が自立した日常生活を営むのに必要な援助に関する専門的知識及び技術を有するものとして第六十九条の七第一項の介護支援専門員証の交付を受けたものをいう．	（介護支援専門員の義務） 第六十九条の三十四　介護支援専門員は、その担当する要介護者等の人格を尊重し、常に当該要介護者等の立場に立って、当該要介護者等に提供される居宅サービス、地域密着型サービス、施設サービス、介護予防サービス又は地域密着型介護予防サービスが特定の種類又は特定の事業者若しくは施設に不当に偏ることのないよう、公正かつ誠実にその業務を行わなければならない． 2　介護支援専門員は、厚生労働省令で定める基準に従って、介護支援専門員の業務を行わなければならない．	（名義貸しの禁止等） 第六十九条の三十五　介護支援専門員は、介護支援専門員証を不正に使用し、又はその名義を他人に介護支援専門員の業務のため使用させてはならない．	○
精神保健福祉士	精神保健福祉士法 制定：平成9年12月19日号外法律第131号	（定義） 第二条　この法律において「精神保健福祉士」とは、第二十八条の登録を受け、精神保健福祉士の名称を用いて、精神障害者の保健及び福祉に関する専門的知識及び技術をもって、精神科病院その他の医療施設において精神障害の医療を受け、又は精神障害者の社会復帰の促進を図ることを目的とする施設を利用している者の地域相談支援（障害者の日常生活及び社会生活を総合的に支援するための法律（平成十七年法律第百二十三号）第五条第十六項に規定する地域相談支援をいう．第四十一条第一項において同じ．）の利用に関する相談その他の社会復帰に関する相談に応じ、助言、指導、日常生活への適応のために必要な訓練その他の援助を行うこと（以下「相談援助」という．）を業とする者をいう．		（名称の使用制限） 第四十二条　精神保健福祉士でない者は、精神保健福祉士という名称を使用してはならない．	○
管理栄養士	栄養士法 制定：昭和22年12月29日法律第245号	第一条　②　この法律で管理栄養士とは、厚生労働大臣の免許を受けて、管理栄養士の名称を用いて、傷病者に対する療養のため必要な栄養の指導、個人の身体の状況、栄養状態等に応じた高度の専門的知識及び技術を要する健康の保持増進のための栄養の指導並びに特定多数人に対して継続的に食事を供給する施設における利用者の身体の状況、栄養状態、利用の状況等に応じた特別の配慮を必要とする給食管理及びこれらの施設に対する栄養改善上必要な指導等を行うことを業とする者をいう．		〔名称の使用制限〕 第六条　②　管理栄養士でなければ、管理栄養士又はこれに類似する名称を用いて第一条第二項に規定する業務を行つてはならない．	○
栄養士	栄養士法 制定：昭和22年12月29日法律第245号	〔栄養士及び管理栄養士の定義〕 第一条　この法律で栄養士とは、都道府県知事の免許を受けて、栄養士の名称を用いて栄養の指導に従事することを業とする者をいう．		〔名称の使用制限〕 第六条　栄養士でなければ、栄養士又はこれに類似する名称を用いて第一条第一項に規定する業務を行つてはならない．	/
言語聴覚士	言語聴覚士法 制定：平成9年12月19日号外法律第132号	（定義） 第二条　この法律で「言語聴覚士」とは、厚生労働大臣の免許を受けて、言語聴覚士の名称を用いて、音声機能、言語機能又は聴覚に障害のある者についてその機能の維持向上を図るため、言語訓練その他の訓練、これに必要な検査及び助言、指導その他の援助を行うことを業とする者をいう．	（業務） 第四十二条　言語聴覚士は、保健師助産師看護師法（昭和二十三年法律第二百三号）第三十一条第一項及び第三十二条の規定にかかわらず、診療の補助として、医師又は歯科医師の指示の下に、嚥（えん）下訓練、人工内耳の調整その他厚生労働省令で定める行為を行うことを業とすることができる．	（名称の使用制限） 第四十五条　言語聴覚士でない者は、言語聴覚士又はこれに紛らわしい名称を使用してはならない．	○

（別表bつづき）

職種		業務独占		名称独占	国家試験
臨床工学技士	臨床工学技士法 制定：昭和62年6月2日号外法律第60号	（定義） 第二条　この法律で「生命維持管理装置」とは、人の呼吸、循環又は代謝の機能の一部を代替し、又は補助することが目的とされている装置をいう． 2　この法律で「臨床工学技士」とは、厚生労働大臣の免許を受けて、臨床工学技士の名称を用いて、医師の指示の下に、生命維持管理装置の操作（生命維持管理装置の先端部の身体への接続又は身体からの除去であつて政令で定めるものを含む．以下同じ．）及び保守点検を行うことを業とする者をいう．	（業務） 第三十七条　臨床工学技士は、保健師助産師看護師法（昭和二十三年法律第二百三号）第三十一条第一項及び第三十二条の規定にかかわらず、診療の補助として生命維持管理装置の操作を行うことを業とすることができる．	（名称の使用制限） 第四十一条　臨床工学技士でない者は、臨床工学技士又はこれに紛らわしい名称を使用してはならない．	○
救急救命士	救急救命士法 制定：平成3年4月23日号外法律第36号	（定義） 第二条　この法律で「救急救命処置」とは、その症状が著しく悪化するおそれがあり、又はその生命が危険な状態にある傷病者（以下この項及び第四十四条第二項において「重度傷病者」という．）が病院又は診療所に搬送されるまでの間に、当該重度傷病者に対して行われる気道の確保、心拍の回復その他の処置であって、当該重度傷病者の症状の著しい悪化を防止し、又はその生命の危険を回避するために緊急に必要なものをいう． 2　この法律で「救急救命士」とは、厚生労働大臣の免許を受けて、救急救命士の名称を用いて、医師の指示の下に、救急救命処置を行うことを業とする者をいう．	（業務） 第四十三条　救急救命士は、保健師助産師看護師法（昭和二十三年法律第二百三号）第三十一条第一項及び第三十二条の規定にかかわらず、診療の補助として救急救命処置を行うことを業とすることができる．	（名称の使用制限） 第四十八条　救急救命士でない者は、救急救命士又はこれに紛らわしい名称を使用してはならない．	○
診療放射線技師	診療放射線技師法 制定：昭和26年6月11日法律第226号	（定義） 第二条　この法律で「放射線」とは、次に掲げる電磁波又は粒子線をいう． 一　アルファ線及びベータ線 二　ガンマ線 三　百万電子ボルト以上のエネルギーを有する電子線 四　エックス線 五　その他政令で定める電磁波又は粒子線 2　この法律で「診療放射線技師」とは、厚生労働大臣の免許を受けて、医師又は歯科医師の指示の下に、放射線を人体に対して照射（撮影を含み、照射機器又は放射性同位元素（その化合物及び放射性同位元素又はその化合物の含有物を含む．）を人体内にそう入して行なうものを除く．以下同じ．）することを業とする者をいう．	（業務上の制限） 第二十六条　診療放射線技師は、医師又は歯科医師の具体的な指示を受けなければ、放射線を人体に対して照射してはならない．	（名称の禁止） 第二十五条　診療放射線技師でなければ、診療放射線技師という名称又はこれに紛らわしい名称を用いてはならない．	○
歯科衛生士	歯科衛生士法 制定：昭和23年7月30日号外法律第204号	〔歯科衛生士の定義〕 第二条　この法律において「歯科衛生士」とは、厚生労働大臣の免許を受けて、歯科医師（歯科医業をなすことのできる医師を含む．以下同じ．）の指導の下に、歯牙及び口腔（くう）の疾患の予防処置として次に掲げる行為を行うことを業とする者をいう． 一　歯牙露出面及び正常な歯茎の遊離縁下の付着物及び沈着物を機械的操作によつて除去すること． 二　歯牙及び口腔（くう）に対して薬物を塗布すること． 2　歯科衛生士は、保健師助産師看護師法（昭和二十三年法律第二百三号）第三十一条第一項及び第三十二条の規定にかかわらず、歯科診療の補助をなすことを業とすることができる． 3　歯科衛生士は、前二項に規定する業務のほか、歯科衛生士の名称を用いて、歯科保健指導をなすことを業とすることができる．	〔歯科衛生業務の制限〕 第十三条　歯科衛生士でなければ、第二条第一項に規定する業をしてはならない．但し、歯科医師法（昭和二十三年法律第二百二号）の規定に基いてなす場合は、この限りでない．	〔名称の使用制限〕 第十三条の七　歯科衛生士でない者は、歯科衛生士又はこれに紛らわしい名称を使用してはならない．	○

（別表 b つづき）

職種		業務独占		名称独占	国家試験
歯科技工士	歯科技工士法 制定：昭和30年8月16日法律第168号	第二条　この法律において，「歯科技工」とは，特定人に対する歯科医療の用に供する補てつ物，充てん物又は矯正装置を作成し，修理し，又は加工することをいう．ただし，歯科医師（歯科医業を行うことができる医師を含む．以下同じ．）がその診療中の患者のために自ら行う行為を除く． 2　この法律において，「歯科技工士」とは，厚生労働大臣の免許を受けて，歯科技工を業とする者をいう． 3　この法律において，「歯科技工所」とは，歯科医師又は歯科技工士が業として歯科技工を行う場所をいう．ただし，病院又は診療所内の場所であつて，当該病院又は診療所において診療中の患者以外の者のための歯科技工が行われないものを除く．	（禁止行為） 第十七条　歯科医師又は歯科技工士でなければ，業として歯科技工を行つてはならない． （歯科技工指示書） 第十八条　歯科医師又は歯科技工士は，厚生労働省令で定める事項を記載した歯科医師の指示書によらなければ，業として歯科技工を行つてはならない．ただし，病院又は診療所内の場所であつて，かつ，患者の治療を担当する歯科医師の直接の指示に基いて行う場合は，この限りでない．		○
視能訓練士	視能訓練士法 制定：昭和46年5月20日法律第64号	（定義） 第二条　この法律で「視能訓練士」とは，厚生労働大臣の免許を受けて，視能訓練士の名称を用いて，医師の指示の下に，両眼視機能に障害のある者に対するその両眼視機能の回復のための矯正訓練及びこれに必要な検査を行なうことを業とする者をいう．	（業務） 第十七条　視能訓練士は，第二条に規定する業務のほか，視能訓練士の名称を用いて，医師の指示の下に，眼科に係る検査（人体に影響を及ぼす程度が高い検査として厚生労働省令で定めるものを除く．次項において「眼科検査」という．）を行うことを業とすることができる． 2　視能訓練士は，保健師助産師看護師法（昭和二十三年法律第二百三号）第三十一条第一項及び第三十二条の規定にかかわらず，診療の補助として両眼視機能の回復のための矯正訓練及びこれに必要な検査並びに眼科検査を行うことを業とすることができる．	（名称の使用制限） 第二十条　視能訓練士でない者は，視能訓練士という名称又はこれに紛らわしい名称を使用してはならない	○
義肢装具士	義肢装具士法 制定：昭和62年6月2日号外法律第61号	（定義） 第二条　この法律で「義肢」とは，上肢又は下肢の全部又は一部に欠損のある者に装着して，その欠損を補てんし，又はその欠損により失われた機能を代替するための器具器械をいう． 2　この法律で「装具」とは，上肢若しくは下肢の全部若しくは一部又は体幹の機能に障害のある者に装着して，当該機能を回復させ，若しくはその低下を抑制し，又は当該機能を補完するための器具器械をいう． 3　この法律で「義肢装具士」とは，厚生労働大臣の免許を受けて，義肢装具士の名称を用いて，医師の指示の下に，義肢及び装具の装着部位の採型並びに義肢及び装具の製作及び身体への適合（以下「義肢装具の製作適合等」という．）を行うことを業とする者をいう．	（業務） 第三十七条　義肢装具士は，保健師助産師看護師法（昭和二十三年法律第二百三号）第三十一条第一項及び第三十二条の規定にかかわらず，診療の補助として義肢及び装具の装着部位の採型並びに義肢及び装具の身体への適合を行うことを業とすることができる． （特定行為の制限） 第三十八条　義肢装具士は，医師の具体的な指示を受けなければ，厚生労働省令で定める義肢及び装具の装着部位の採型並びに義肢及び装具の身体への適合を行つてはならない．	（名称の使用制限） 第四十一条　義肢装具士でない者は，義肢装具士又はこれに紛らわしい名称を使用してはならない．	○

（別表bつづき）

職種		業務独占		名称独占	国家試験
臨床検査技師	臨床検査技師等に関する法律 制定：昭和33年4月23日法律第76号	（定義） 第二条　この法律で「臨床検査技師」とは，厚生労働大臣の免許を受けて，臨床検査技師の名称を用いて，医師又は歯科医師の指示の下に，微生物学的検査，血清学的検査，血液学的検査，病理学的検査，寄生虫学的検査，生化学的検査及び厚生労働省令で定める生理学的検査を行うことを業とする者をいう．	（保健師助産師看護師法との関係） 第二十条の二　臨床検査技師は，保健師助産師看護師法（昭和二十三年法律第二百三号）第三十一条第一項及び第三十二条の規定にかかわらず，診療の補助として採血及び検体採取（医師又は歯科医師の具体的な指示を受けて行うものに限る．）並びに第二条の厚生労働省令で定める生理学的検査を行うことを業とすることができる．	（名称の使用禁止） 第二十条　臨床検査技師でない者は，臨床検査技師という名称又はこれに紛らわしい名称を使用してはならない．	○

（石井作成）

■ 新千年紀の医療プロフェッション：医師の憲章

　医師の憲章は，21世紀版の「ヒポクラテスの誓い」とも言われている．医療の専門職として看護師にも参考になるので，資料として示した．
　3つの基本原則と，10項目の医師のプロフェッションとしての責務からなりたっている．資料は，前文と基本原則①患者福利の至高性，②患者の自己決定，③社会正義の内容を示した．10項目の責務はタイトルのみ示したが，特に「医療の質」には注目し内容を記した．
　米本は，「新千年紀の医療プロフェッション：医師の憲章」は重大な意味を有している．その概略を述べる．医療プロフェッションは社会的機能の歴史的な変遷を反映している．基本原則である「患者福利の至高性」はギリシャ時代の「ヒポクラテスの誓い」の再確認であり，「患者の利益になると思うことのみ行う」に疑問を呈したのが，20世紀中期におきたバイオエシックスであり，それ以降に確立したのが「患者の自己決定」である．
　そして，今新たに重要視されているのは「社会正義」の実現である．
　21世紀の世界は経済の停滞と貧富拡大によって患者の救命，治療という医療プロフェッション本来の価値実現が脅かされていることに鑑み，その是正が職能集団の基本原則に含まれたことを意味する．これによって，医療プロフェッションには，狭義のギルド自治から，社会の変革までもがその行動規範に含まれることになった．このことは，国際的に注目され，この基本原則の議論が進行中であるという．序文にあるように，医師は医療提供システムの変化によって医療プロフェッションの本質と価値が脅威にさらされる抑圧を体験している．本憲章の意義に対して日本の困難は，医療プロフェッションの法的制度の欠落にあると指摘している．

●医師憲章

　2002年2月，アメリカ内科専門医会・アメリカ内科学会・ヨーロッパ内科学会の3つの団体が共同で作成した新たな医療憲章が発表された．本憲章は医師のあるべき姿として真理を追求しており，第2のヒポクラテスの誓いともいわれている．日本では2007年に翻訳され，一般に公表された[1]．

新ミレニアムにおける医のプロフェッショナリズム：医師憲章[1]
序文（Preamble）
　プロフェッショナリズムは，医学の社会との相互契約の根底をなす．プロフェッショナリズムは，医師の利益よりも患者の利益に重きを置くこと，高い水準の能力と誠実さを有し続けること，健康に関して社会に専門的助言を与えること，を要求する．医のプロフェッショナリズムの原則と責任は，医師と社会の双方から明瞭に理解されるものでなくてはならない．この契約にとって根底をなすものは，個々の医師および医師全体としての誠実さ次第で決まる公衆の医師への信頼である．

現在医師は，テクノロジーの爆発的発展，市場原理に基づく圧力，ヘルスケア供給の問題点，バイオテロリズム，そしてグローバル化に直面している．この結果，医師は患者と社会に対する責務を果たすことが困難となりつつあることを認識している．これらの環境においては，すべての医師により追求されるべき理想であり続ける医のプロフェッショナリズムの基本的，普遍的原則とプロフェッショナリズムの立場から尊重される事柄を再確認することが，尚一層重要となる．

　医師は，至る所で多様な文化と国家的伝統の中にいるが，彼らはヒポクラテスまでルーツをさかのぼる治療者（healer）としての役割を共有している．実に医師は，複雑な政治的，法的，そして市場原理に基づく圧力と戦わなくてはならないのだ．さらに，医の供給と実践には大きいバリエーションが存在し，一般的原則は複雑な形あるいは微妙な形で具現されるのである．これらの相違にも関わらず共通のテーマが浮かび上がり，3つの基本的原則および一連の明確な職業的責務としてこの憲章の基礎が形づくられている．

基本原則（Fundamental Principles）

- 患者の福利優先の原則
　この原則は患者の利益への奉仕に身を捧げることを基本としている．利他主義（altruism）は，医師患者関係の中心と鳴る信頼性に寄与する．この原則は，市場原理に基づく圧力，社会的圧力，管理上の強い要求によって動じてはならない．

- 患者の自律性（autonomy）に関する権利
　医師は患者の自律性を尊重せねばならない．医師は患者に対して正直であり，且つ患者が治療に関して十分に説明されたうえで決断できるようにしなければならない．患者自身のケアに関する自らの決断は，倫理的実践に従っており，不適当なケアへの要求とならない限りにおいて，最も重要でなくてはならない．

- 社会正義（social justice, 公平性）の原則
　医師は医療資源の公平な分配を含めて医療システムの公平性を促進せねばならない．医師は，人種，性別，社会経済状態，民族，宗教，その他の社会的カテゴリーに基づく医療上の差別を排除するために，積極的に活動せねばならない．

プロフェッショナルとしての一連の責務（A Set of professional responsibilities）

- プロフェッショナルとしての能力に関する責務
- 患者に対して正直である責務（commitment）
- 患者情報を守秘する責務
- 患者との適切な関係を維持する責務
- **医療の質を向上させる責務**
- 医療へのアクセスを向上させる責務
- 有限の医療資源の適正配置に関する責務
- 科学的な知識に関する責務（科学的根拠に基づいた医療を行う責務）

・利害衝突に適切に対処して信頼を維持する責務
・プロフェッショナル（専門職）の責任を果たす責務

●**医療の質を向上させる責務**に注目し，内容を記載する．

> 医師は，医療の質の継続的な向上のために献身せねばならない．この責務は，臨床的能力を維持することを課すのみならず，医療過誤減少，患者の安全性向上，医療費の過剰利用（過剰診療）の最小化，そして治療成果（アウトカム）を最も高めるために，コ・メディカルと協力することを要求する．すべての医師，機関，そして医療供給システムの働きを日常的に評価するために，医師は医療の質をより向上させる測定方法の開発とその応用に積極的に参加せねばならない．医師は，個人的におよび職業団体を介して両方で，医療の質の継続的向上に向けた仕組みを形成し遂行する責務を果たさねばならない．

● **文 献**

1) 新ミレニアムにおける医のプロフェッショナリズム：医師憲章　欧米合同医師憲章／邦訳　認定内科専門医会会長諮問委員会（プロフェッショナリズム委員会）訳，医療の質・安全学会誌，2（2）：220-222，2007．

2) 米本昌平：新ミレニアム医師憲章と日本の医師職能集団．医療の質・安全学会誌，4（2）：259-261，2009．

3) 日本医師会第XI次生命倫理懇談会：「高度情報社会における生命倫理」についての報告，2010年2月．

索　引

〈ア〉

アサーティブな権利　137
アサーティブコミュニケーション　122
アサーティブトレーニング　135
アサーティブネス　135
　　──の4つの心の柱　137
アドボカシー　199
悪しき慣行　206
安全教育の視点　115
安全性の責任　49
安楽死　110
暗号化　224
暗黙の知を知る手順　198

〈イ〉

インシデント事例　150
インシデント事例分析　155
インフォームド・コンセント（IC）　112
　　──のあり方　128
医学水準　204
医師の指示　183
医師や看護師らが負うべき法的責任　15
医道審議会　173
医道審議会保健師助産師看護師分科会看護倫理部会　174
医療ガバナンス　130
医療安全　1
　　──に関するコミュニケーションの重要性　134
　　──関連の経緯　6
　　──元年　4
　　──支援センター　12
　　──情報提供事業　10
医療過誤　1, 174
医療事故　1
　　──に係る調査の流れ　14
　　──発生時の記録　150
　　──発生時の対応　162
医療事故情報収集等事業　8, 9, 57
医療事故調査の対象施設　187
医療事故調査・支援センター　13

医療事故調査制度の目的　187
「医療情報システムの安全管理に関するガイドライン」　225
医療水準　204
医療訴訟の現状　21
医療文献　166
医療法第6条の12　4
医療法第6条の13　12
医療法第6条の9　4
異常事態　87
　　──の対人的，集団的特徴　90
異物による中毒事故　63
意図の問題　80
違反に対する意識　118
一般的基準（客観的基準）　203
因果関係　16
印象管理　32, 93
院内事故調査　13

〈エ〉

延命治療の中止　110

〈オ〉

オーダーメイドケア　197

〈カ〉

カンガルーケア　46, 47
科学コミュニケーション　131
過失　16
介護事故　61
介護老人保健施設　55
回避行為　56
外部帰属　95
学生の臨床実習　193
構え（set）　79
看護学水準　203, 205
看護管理者のリスクマネジメント　149
看護記録　165
看護師に対する行政処分　172
看護師の業務　190
看護師の経験知　125
看護師の裁量　200
看護師の注意義務　56, 203
看護情報学　207

看護職に対する行政処分　176
看護職の定義　180
看護水準　203, 205
患者が望むコミュニケーションの4要素　121
患者・家族への対応　150, 162
患者情報漏洩防止　224
感覚知覚のレベル　78
感情的な状態　87
感情的心理的処理　89
感染　64
慣行　205

〈キ〉

記憶の問題　80
記録（ログ）　221
規範の顕出　65, 93
行政処分と法的支援　176
行政処分の対象　172
行政処分の内容　176
行政上の責任　17
緊急事態　82
　　──の心理　93

〈ク〉

グリセリン浣腸等の穿孔　57
グループコーチング　144
具体的基準　204

〈ケ〉

ケアリング　198
刑事事件における法的支援　169
刑事事件の流れ　169
刑事上の責任　16
刑事訴訟法　17
傾聴のスキル　141

〈コ〉

コーチングスキルの基本トレーニング　144
コーチング（医療安全コーチング）　140
コミュニケーション　30, 119
　　──が困難な相手への対応　123
　　──に関する私たちの権利　136

個人情報保護　221
誤嚥による肺炎　62
公益財団法人日本医療機能評価機構　8, 11
拘束の利用に関するエビデンス　73
拘束・抑制　68
高度実践看護師（APN）　183
高齢者に起こりやすい事故　61
高齢者の誤飲・誤食　64
高齢者の事故防止　61
高齢者の中毒事故　63
高齢者の転倒　62
高齢者の特性　56, 61
高齢者虐待　64
骨折　62
異なる組織の調整　65

〈サ〉

左右間違い　75
再教育研修　176
　　――制度　17
災害時の対策　227
埼玉医大抗がん剤過剰投与事件　120
裁判外紛争解決手続（ADR）　20, 163
産科医療における事故防止　44
産科医療補償制度　11

〈シ〉

システムとしての失敗につながる複数の要因　117
しろうと理論　89
刺激特性　80
自我関与　93
自己開示　93
自己提示　93
事故責任の追及　66
事故多発傾向　85, 94
事故当事者へのサポート　150, 162
事故発生事例分析　157
事故発生時　150
　　――の対応　150
事例分析　151
時系列分析手法　153
質問のスキル　142
社会的促進・抑制　82
社会的手抜き　33, 82, 94
手術・処置部位の間違い　76
守秘義務　181

受精卵の取り違え事故　103
終末期医療に関するガイドライン　110
集団参加　84
集団浅慮　33, 84, 94
助産師　184
　　――と「医療事故調査制度」　187
　　――のクリニカルラダー　186
　　――の業務責任　42
　　――の業務独占　185
助産所内の事故　188
承認のスキル　143
情報　208
　　――セキュリティマネージメントシステム（ISMS）　226
　　――セキュリティ3か条　221
　　――収集　164
　　――通信技術（ICT）　207
　　――量　80
食事に伴う介助事故　62
褥瘡裁判　205
心理的過程　78
身体拘束と安全保持　70
信頼の原則　120
診療行為に関連した死亡の調査分析モデル事業　10
新ミレニアムにおける医のプロフェッショナリズム：医師憲章　230
新医療事故調査制度　13
　　――の概要　13
新出生前診断　108
新千年紀の医療プロフェッション：医師の憲章　230
慎重の側へのシフト（Cautious Shift）　89
「出自を知る権利」　104
「身体拘束ゼロの手引き（2001年）」　72

〈ス〉

図式（スキーマ）　79

〈セ〉

世界人権宣言　3
正常性バイアス　33, 88, 94
正統的周辺参加論　135
生殖補助医療　102
　　――を受ける条件　104

成員のインフォーマルな動き　84
成員の限定性，境界性　84
制度で対象となる「医療事故」　14
製造物責任法（PL法）　37
責任の分散　33, 82, 83, 94
説明義務　49
絶対的医行為　190
絶対的看護行為　36, 190, 192
専門看護師　193
専門職（Profession）　197
専門職（Professional）　178
前例重視　84

〈ソ〉

早期皮膚接触（ESTS）　47
早期母子接触　47
　　――とカンガルーケア　49
相対的医行為　190
相対的看護行為　191
損害賠償金　16
損害賠償責任のルール　16

〈タ〉

ダブルチェック　77
ただ乗り　91
他者，集団，組織の問題性　81
他者の判断　33
多元的無知　82, 95
対人的社会的レベル　79
態度　53, 95
大腿骨頸部骨折　62
代理懐胎　106

〈チ〉

知覚の恒常性・構造性・選択性　95
知覚者側の要件　80
治療の中止　112
窒息事故　62
中毒症状　63
注意義務　55, 56
調停　163, 167

〈テ〉

データ　208
添付文書の厳守　56
転倒・転落事故　61
電子カルテ　207

〈ト〉

東海大学「安楽死」事件　110, 119
同調行動　83, 95
特定看護師　195
特定行為　195
　——38行為　196

〈ナ〉

ナース・プラクティショナー（NP）
　　191
なぜなぜ分析　118, 152
内部帰属　95

〈ニ〉

日本医療機能評価機構　57
日本看護協会「緊急安全情報および安
　　全情報」　57
日本国憲法13条　3
日本国憲法25条　3
日常で遭遇する倫理　102
妊産婦死亡　40
認知の構え（set）　96
認知の図式（スキーマ；schema）　96
認知バイアス　79
認知過程　96
　——のレベル　78
認知的不協和　33, 96
認知者の枠組み　80
認定看護管理者　195
認定看護師　194
認容　22

〈ハ〉

パーソナリティのレベル　79
パニック　96
場依存性　96
場独立性　96
反省的実践家　197
判断過程　73

〈ヒ〉

ヒヤリハットへのコーチングの活用
　　144
ヒヤリ・ハット事例収集分析事業　9
ヒューマンエラー　78
ヒューリステックス　79, 97
ビッグ・ファイブ　98

非言語的コミュニケーション（NVC）
　　31, 97
非配偶者間人工授精　103
評価懸念　97

〈フ〉

フールプルーフ　65, 88, 97
フェイルセーフ　30, 65, 88, 97
フォーマル＝インフォーマル集団　97
プライバシーの保護　222
プライミング効果　81
不安　87
服従　98
紛争解決　20
紛争解決センター　20
分析ツール　151

〈ヘ〉

ヘルシンキ宣言　126
平成18年医療法改正　8
平成26年医療法改正　13

〈ホ〉

保健師　182
保健師・看護師・准看護師の秘密保持
　　義務　181
保健師助産師看護師法　17
保健師助産師看護師法上の行政処分の
　　流れ　173
保健師助産師看護師法制定の経緯
　　178
「保健師助産師看護師の行政処分の考
　　え方について」　17, 174
保助看法第37条　183
包括的指示　183
法的支援　163
北海道大学電気メス事件　37, 120

〈マ〉

マイクロカウンセリング　142
マイナンバー制度　222

〈ミ〉

民事裁判　163, 167
民事事件における法的支援　163
民事上の責任　15
民事調停　20
民法　16

〈ム〉

無侵襲的出生前遺伝学的検査（NIPT）
　　108

〈メ〉

メッセージ過程のミス　31
メラビアンの法則　141
命令と服従　84

〈ヤ〉

薬剤に関するインシデント事例の分析
　　と防止策　160
薬局ヒヤリ・ハット事例収集分析事業
　　9

〈ユ〉

ユーザー認証　224
ユマニチュード　123

〈ヨ〉

予見行為　56
横浜市立大学病院患者取り違え事故
　　4, 24
4M-5E　152

〈ラ〉

ラポール（信頼関係）　141
乱集状態（パニック）　91

〈リ〉

リーダー役割　92
リスクマネージャー　195
リスクマネジメント　60
療養上の世話　190
臨床研究・治験のインフォームド・コ
　　ンセント　124

〈ロ〉

ロールプレイ　139
論理　116

〈ワ〉

ワークフロー　219
　——の見える化　220
和解　22

〈数字,A〜Z〉

4M-5E 152
B.S.ブルーム 115
EBM 124
　──と生命倫理 125
「five Whys」法 117
GROWモデル 143
ISBAR 123
Medical SAFE 153
OECDの8原則 222
p-mSHELモデル 151, 155, 157
PTSD(心的外傷後ストレス症候群) 90
RCA Tools 根本原因分析ツール 153
SHELモデル 151
Team STEPPS(チームステップス) 122
WHOカリキュラム指針のトピック 115
『WHO患者安全カリキュラムガイド 多職種版』 115

医療安全
患者を護る看護プロフェッショナル　　ISBN 978-4-263-23674-1
2015年10月25日　第1版第1刷発行

編著者　石　井　ト　ク
発行者　大　畑　秀　穂
発行所　医歯薬出版株式会社
〒113-8612　東京都文京区本駒込1-7-10
TEL. (03) 5395-7618（編集）・7616（販売）
FAX. (03) 5395-7609（編集）・8563（販売）
　　　http://www.ishiyaku.co.jp/
郵便振替番号　00190-5-13816

乱丁，落丁の際はお取り替えいたします　　　　印刷・第一印刷所／製本・皆川製本所
© Ishiyaku Publishers, Inc., 2015. Printed in Japan

本書の複製権・翻訳権・翻案権・上映権・譲渡権・貸与権・公衆送信権（送信可能化権を含む）・口述権は，医歯薬出版㈱が保有します．
本書を無断で複製する行為（コピー，スキャン，デジタルデータ化など）は，「私的使用のための複製」などの著作権法上の限られた例外を除き禁じられています．また私的使用に該当する場合であっても，請負業者等の第三者に依頼し上記の行為を行うことは違法となります．

JCOPY <(社)出版者著作権管理機構　委託出版物>
本書をコピーやスキャン等により複製される場合は，そのつど事前に(社)出版者著作権管理機構（電話 03-3513-6969，FAX 03-3513-6979，e-mail: info@jcopy.or.jp）の許諾を得てください．